眩晕中西医结合诊疗学

主编 贾如意 秦 英 董桂英

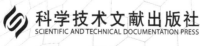

科学技术文献出版社
SCIENTIFIC AND TECHNICAL DOCUMENTATION PRESS
·北京·

图书在版编目（CIP）数据

眩晕中西医结合诊疗学 / 贾如意，秦英，董桂英主编. —北京：科学技术文献出版社，2023.7

ISBN 978-7-5235-0340-9

Ⅰ.①眩… Ⅱ.①贾… ②秦… ③董… Ⅲ.①眩晕—中西医结合疗法 Ⅳ.① R764.340.5

中国国家版本馆 CIP 数据核字（2023）第 107780 号

眩晕中西医结合诊疗学

策划编辑：薛士滨　责任编辑：刘英杰　张雪峰　责任校对：张吲哚　责任出版：张志平

出　版　者	科学技术文献出版社	
地　　　址	北京市复兴路15号　邮编 100038	
编　务　部	(010) 58882938，58882087（传真）	
发　行　部	(010) 58882868，58882870（传真）	
邮　购　部	(010) 58882873	
官 方 网 址	www.stdp.com.cn	
发　行　者	科学技术文献出版社发行　全国各地新华书店经销	
印　刷　者	北京虎彩文化传播有限公司	
版　　　次	2023 年 7 月第 1 版　2023 年 7 月第 1 次印刷	
开　　　本	787×1092　1/16	
字　　　数	320千	
印　　　张	14.25	
书　　　号	ISBN 978-7-5235-0340-9	
定　　　价	58.00元	

编　委　会

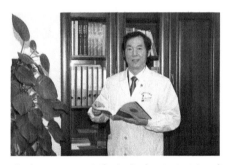

贾如意，毕业于上海医科大学（现为复旦大学上海医学院），医学博士，享受国务院政府特殊津贴专家，主任医师（二级）、教授、研究生导师、济南终身专业技术拔尖人才、山东省杰出介入专家、泉城十大名医。历任济南市第四人民医院院长、党委书记兼院长，济南市中医医院党委书记、院长，广安门医院（济南市中医医院）党委副书记、院长。

从事临床工作35年来，在高血压病、冠心病、心力衰竭、心律失常等的诊治与临床研究方面积累了丰富的经验。在山东省率先开展了血管腔内超声诊断及其在经皮冠状动脉介入术（PCI）中的应用工作，专业技术水平达到国内先进水平。

兼任山东中医药学会副会长、济南中医药学会理事长、山东中医药学会心律失常专业委员会主任委员、山东省医师协会高血压病专业委员会副主任委员、山东省高血压联盟副主席、山东省医学会介入心脏病学分会副主任委员、省医师协会心律失常专业委员会副主任委员、济南医学会心血管病专委会主任委员、济南中医药学会中西医结合心血管病专委会主任委员等职务。

首位获得山东省科技进步三等奖1项、济南市科技进步二等奖3项、三等奖6项。开展新技术30余项，完成科研课题12项。在国际性及国家级学术期刊上发表学术论文近100篇。主编《中西医结合心力衰竭诊疗学》《中西医结合冠心病诊疗学》《高血压及其相关疾病诊疗学》《实用冠心病治疗学》《内科急症学》《实用冠心病诊疗学》等著作。

在贾如意教授的带领下，济南市第四人民医院心血管病专业被评为山东省医药卫生重点学科、济南市A级重点专业、省著名医疗专科；济南市中医医院高血压科获评济南市临床精品特色专科、心血管科获评济南市中西医结合心血管疾病临床医学研究中心。牵头成立济南市高血压专科联盟。学科专业技术水平达到国内先进水平。

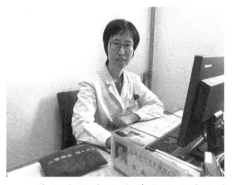

秦英，毕业于山东中医药大学，硕士研究生，副主任医师，山东省高层次人才中医药学科带头人，济南市青年名中医，济南市优秀青年技术骨干，济南市科技创新先进个人，山东省中医临床优秀人才后备培养对象，济南市市中区"经纬人才"，济南市第二批名中医薪火传承工程继承人，国家健康管理师。

兼任中华中医药学会亚健康分会委员、山东省研究型医院协会高血压分会副主任委员、济南中医药学会高血压专业委员会主任委员等职务。

长期在中医临床一线工作，医疗技术精湛，临床经验丰富，在中西医结合治疗内科常见病、多发病，尤其在高血压及其并发症的中西医治疗和心脑血管病的防治及危重症抢救方面积累了较丰富的临床经验。擅长用经方、验方治疗眩晕、头痛、失眠、偏瘫、心悸等疑难杂症，提倡"针药结合"，建立"高血压综合康复体系"，取得很好的临床疗效。

主持课题4项；发表中文核心论文3篇，其他省级以上论文6篇；论著4部，其中主编2部。

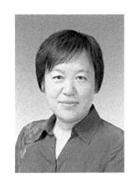

董桂英，济南市中医医院高血压科主任兼康复科主任，山东中医药大学兼职教授，硕士研究生指导教师，国家临床重点专科及国家中医药管理局"十一五"重点专科康复科学科带头人。中国民族医药学会康复专业委员会副会长，山东省健康管理协会高血压健康管理分会副主任委员，国家高血压实践指南专业委员会常务委员，山东中西医结合学会康复专业委员会副主任委员，中国中西医结合学会康复专业委员会委员，为全国优秀中医临床人才。

从事临床、教学、科研工作近 30 年。擅长中西医结合治疗高血压及其相关心、脑、肾等疾病、各类眩晕的鉴别诊断与治疗、中风病防治与康复等。在中西医结合防治心脑血管病方面积累了较丰富的临床经验，成立了中医眩晕康复工作室，创建《中医特色眩晕综合诊疗康复体系》入选 2017 年度山东省医务职工科技创新项目。精通中医药理论，有独到的中医药学术见解，创立了平肝息风化痰通络法治疗高血压、清脑化痰通络法治疗老年性痴呆及中风病一体化中医综合康复疗法等学术观点。在原发性高血压中医诊疗方面经验丰富。运用中医药诊治高血压及其并发症方面有独特的学术思想和技术，如通瘀化浊法治疗肥胖型高血压，开展了痰湿体质与 H 型高血压相关性研究，创立了以滋水清肝饮为代表方的滋肾疏肝法治疗围绝经期高血压，疗效突出。

先后获得济南市青年岗位能手、山东省优秀青年知识分子、济南市优秀名中医、全国优秀中医临床人才、全国卫生计生系统先进工作者等荣誉称号。在国家级及省级学术刊物发表学术论文 30 余篇，主编《现代中医诊断治疗学》等著作 4 部，主持研究省市级科研课题 6 项，其中 3 项获科技进步奖。

前　言

　　眩晕（vertigo）并非指某一种特定的疾病，而是一种临床综合征，为当今临床上的常见症状之一。根据上海医科大学史玉泉教授统计，中年人当中有20%~30% 的人经历过眩晕，60 岁以上的老年人中，20% 以上经历过严重的眩晕，65 岁以上老人眩晕发病率女性占57%，男性占39%。眩晕的患病率随着年龄的增长而上升。

　　眩晕发作常呈反复突发性，严重者迁延不愈，对日常生活、工作、学习和社交的影响较大，甚至日常生活难以自理。故提高眩晕疾病的诊疗水平，对提高人民的身体健康水平和生活质量具有重要意义。

　　眩晕的病因复杂，可以见于多种疾病，有 2000 多种原发性或继发性的因素能导致眩晕，临床与之相关的综合征可达 800 多种，涉及多个学科，如神经内科、耳鼻喉科、心理卫生科等，针对不同的病因治疗方法也不尽相同，眩晕患者往往凭主观印象就诊于多个科室，做了一系列的检查仍很难明确诊断，这也给后续的诊治带来了困难，疗效也不甚满意。

　　中医药学有 3000 多年的历史，源远流长，为中华民族的繁衍昌盛做出了重要贡献。眩晕，早在《黄帝内经》中就有记载，为"眩""眩冒""头风眩"，历代医家各有论述，现眩晕已被各版《中医内科学》教材列为单独疾病。基于中医辨证论治、治未病理论，通过中医多种预防与治疗措施，可以有效防治眩晕的发作，改善人民的生活质量。

　　习近平总书记多次对中医药工作做出重要指示，中医药学是中华文明的瑰宝，要深入发掘中医药宝库中的精华，充分发挥中医药的独特优势，切实把中医药这一祖先留给我们的宝贵财富继承好、发展好、利用好；要遵循中医药发展规律，传承精华，守正创新，加快推进中医药现代化、产业化，坚持中西医并重，推动中医药和西医药相互补充、协调发展，推动中医药事业和产业高质量发展，推动中医药走向世界，充分发挥中医药防病治病的独特优势和作用，为建设健康中国、实现中华民族伟大复兴的中国梦贡献力量。

本书作者围绕充分发挥中医药和西医药各自的优势、取长补短、加强眩晕的诊疗与康复、不断提高全民健康水平为目的，编写了这部《眩晕中西医结合诊疗学》。本书作者长期从事眩晕的诊断、治疗与康复预防，积累了丰富的临床经验。本书是作者综合了近几年国内外最新研究进展、大量的临床研究资料和国内外有关诊疗指南、专家共识等，结合自己的临床实践，从中西医的角度进行了全面的论述，突出理论与实践相结合、中医与西医互补，是一部系统而又重点突出的中西医结合诊疗学专著，具有较高的学术水平。

本书可为广大临床医师、基础医学研究人员、各健康管理中心及中医治未病中心人员、医学院校师生提供眩晕基础理论、中西医诊断与治疗防护知识，对提高眩晕的诊疗水平意义重大。

医学的发展和知识的更新日新月异，眩晕涉及医学领域广泛，由于编者自身知识的局限性，且中西医结合研究尚需进一步深入，书中难免存在不少缺点与疏漏，诚请各位同人与读者批评指正。

目 录

第一章 眩晕的中医概述

第一节 眩晕的定义

　　眩晕,《中医辞海》又称眩运,表现为头旋眼花,是目眩与头晕的总称。目眩即眼花或眼前发黑,视物模糊;头晕是感觉自身或外界事物旋转,站立不定,二者常并见,故统称为眩晕。宋代陈无择提出致病因素有3种,外因、内因、不内外因,但历代医家对眩晕病因病机的认识总以内外二因为主。《黄帝内经》(简称《内经》)中有记载为"眩""眩冒""头风眩",现眩晕已被各版《中医内科学》教材列为单独疾病。临床中亦是多发病、常见病,尤以神经内科较多见,如脑梗死、脑出血、后循环缺血、高血压、脑肿瘤等均可以"眩晕"为主症就诊;其他系统疾病如颈椎病、贫血、糖尿病、耳石症等也可有眩晕为主症者。对于眩晕病的病因病机,历代医家各有论述,笔者将从纵向角度总结其病因病机,以期为临床诊疗提供更多的思路。

第二节 眩晕的中医沿革

一、总论

(一)春秋战国时期

1. 外邪致眩

　　《内经》作为中医经典之作,最早论述了眩晕的病因病机。其中运气七篇从五运六气角度阐释了风邪、湿邪对于眩晕发病的影响,如《素问·气交变大论》云:"岁木太过,风气流行,脾土受邪,民病飧泄,食减……甚则忽忽善怒,眩冒巅疾。"《素问·六元正纪大论》云:"太阳、太角、太阴、壬辰、壬戌,其运风,其化鸣紊启拆,其变振拉摧拔,其病眩掉目瞑。"从运气特点说明眩晕易发生于木运太过之壬年,风气太过而风淫肆乱,因而扰乱清窍发为眩晕。《素问·至真要大论》云:"太阴司天,湿淫所胜,则沉阴且布,雨变枯槁;丑未岁也。胕肿,骨痛,阴痹,阴痹者,按之不得,腰脊头项痛,时眩……"从五运六气主时特点论述眩晕易发于丑未之年,太阴湿土司天之时。《素问·气交变大论》云:"岁水太过,寒气流行,邪害心火……上临太阳,雨冰雪,霜不时降,湿气变物,病反腹满肠鸣溏泄,食不化,渴而妄冒……"从五运主气特点说明眩晕也易发生于水运太过之年,尤其"上临太阳"之时,是说水运太过之丙年若遇辰戌太阳寒水司天之气加临于上,即丙辰年或丙戌年则运气之两寒相加而寒气尤胜，雨、冰、雪、霜非时而下变为湿气，湿蒙清窍引发眩晕。除风、湿之邪外，《内经》亦论述了寒邪对于眩晕发病的影响，如《素问·刺热》云："热病先眩冒而热，胸胁满，刺足少阴少阳。"说明"热病"可以出现眩晕，然此"热病"非一般意义上的热邪致病。如《素问·热论》云："黄帝问曰：今夫热病者，皆伤寒之类也……人之伤于寒也，则为病热，热虽甚不死；其两感于寒而病者，必不免于死。"根据《内经》标本中气理论，清代张志聪认为太阳寒水标阳本寒，同气相求而太阳感寒，然寒得太阳标阳之化而为热病。正如人感冒后所见的恶寒发热，甚则小儿感寒后的高热抽搐，实则皆为外寒所致。太阳主表，因此热病之眩晕，应为寒邪袭表所致。

2. 内伤致眩

《内经》对内伤眩晕病机多从虚、风论述，如《灵枢·海论》云："髓海不足，则脑转耳鸣。"《灵枢·口问》曰："上气不足，脑为之不满，耳为之苦鸣，头为之苦倾，目为之眩。"若单纯从髓虚、气虚理解眩晕的病因病机则是片面的，《内经》蕴含了雄厚的中医理论，如《灵枢·经脉》云："人始生，先成精，精成而脑髓生。"其中精髓同源，同时又有精血同源、乙癸同源，因此伤精耗血均是眩晕发病的病因基础；且当代吴小明教授从发生学角度亦提出了"精血并属于水""精血取汁于谷"的认识，精血互化亦为现代医家所肯定。有学者认为《内经》所述"上气不足"为"脑气虚"，然笔者认为脑气虚之根本归于元气亏虚或脾胃气虚，气为阳、主上升，无论何脏何腑之气虚均可使气不能上养于脑窍而发为眩晕，如李东垣的《脾胃论·卷上·脾胃虚实传变论》中云："元气之充足，皆由脾胃之气无所伤，而后能滋养元气。"其《内外伤辨惑论·卷上·辨阴证阳证》中又进一步提到："元气、谷气、荣气、清气、卫气、生发诸阳上升之气，此六者，皆饮食入胃，谷气上行，胃气之异名，其实一也。"可见，人身之气包括元气均来源于脾胃，脾胃气虚为气虚致眩晕之根本。也正如明代著名医家李中梓提出的"脾胃为气血生化之源"所言，一旦脾胃功能失调，或气虚或血虚或气血两虚均可发为眩晕。《素问·至真要大论》云："诸风掉眩，皆属于肝"，作为病机十九条之首，首倡内风致眩晕理论，对后世的影响亦是深远，笔者不过多赘述。

3. 其他

有学者认为《灵枢·大惑论》："余尝上于清冷之台，中阶而顾，匍匐而前，则惑。……独转独眩，披发长跪，俯而视之，后久之不已也。"描述的是登高导致的眩晕。其中"惑"解释为"眩乱"。

（二）汉朝时期

此时期主要以东汉仲景之《伤寒论》为代表，其中对眩晕的描述见于太阳、阳明、少阳及少阴病篇，对眩晕病因病机的认识分经论述的同时亦分虚实，然多以虚实夹杂多见。如《伤寒论》第82条曰："太阳病发汗，汗出不解，其人仍发热，心下悸，头眩，身瞤动，振振欲擗地者，真武汤主之。"此太阳病发汗后表邪未解而汗出伤阳，太阳少阴互为表里，太阳表邪入于少阴，肾阳受伤而阳不化气，水气泛滥，上干清窍而发为眩晕，后世医家多依此而从阳虚水饮论治眩晕。且《金匮要略》亦有"心下有痰饮，胸胁支满，目眩"之说，此仲景开创了"痰饮致眩晕"的先河。《伤寒论》第93条曰："太阳病，先下而不愈，因复发汗，以此表里俱虚，其人因致冒，冒家汗出自愈。所以然者，汗出表和故也。里未和，然后复下之。"其中"冒"解释为"头晕目眩"。此条论述了太阳病治疗失序，本应汗法而误用下法导致眩晕，且其治法为发汗，则此处眩晕机制必为正虚而感邪，正虚则脑窍失养，邪犯则上扰于脑发为眩晕，将内伤与外感相结合。

《伤寒论》第242条曰："病人小便不利，大便乍难乍易，时有微热，喘冒不能卧者，有燥屎也，宜大承气汤。"大承气汤是阳明腑实热证之代表方，阳明之热灼伤津液形成燥屎，燥屎又进一步耗伤津液使阳热更盛，大肠浊热上攻于脑而引发眩晕，同时肺与大肠表里互用，腑气不通可使肺宣降失常，气机逆乱上攻于脑亦导致眩晕。《伤寒论》第198条曰："阳明病，但头眩，不恶寒，故能食而咳，其人咽必痛。若不咳者，咽不痛。"可见仲景对阳明病每一症状研究都很细致深刻，阳明热病可导致眩晕也是毋庸置疑。仲景在阳明病变证之发黄证中也提到了眩晕一症。如《伤寒论》第195条："阳明病，脉迟，食难用饱，饱则微烦头眩，必小便难，此欲作谷瘅。虽下之，腹满如故，所以然者，脉迟故也。"此条文所论为寒湿黄疸。寒湿困脾，脾之清阳不升可头眩；寒湿阻滞影响气机升降，气机逆乱亦可头眩。少阳病提纲（第263条）："少阳之为病，口苦，咽干，目眩也。"该条文病机实为少阳枢机不利、胆火上炎而引动胆汁上泛。此条文所论虽为少阳之胆火，然肝胆相照，互为表里，胆火引动肝火，肝火引动胆火，肝升胆降，气机相通，因此肝胆郁火可以导致眩晕。《伤寒论》第142条："太阳与少阳并病，头项强痛，或眩冒，时如结胸，心下痞硬者，当刺大椎第一间……慎不可发汗……"此并病是指太阳经邪气未尽又传入少阳，实则为外邪由表入里侵犯少阳而邪在半表半里，经气不利发为眩晕。在少阴病篇，仲景论述了6条少阴病死证，均是阴竭阳亡之时所见，其中有涉及眩晕一症，如第297条："少阴病，下利止而头眩，时时自冒者死。"这是少阴阴液枯涸，阴不恋阳而阳脱于上，虚阳扰动清窍而头晕昏蒙。

（三）隋唐时期

此时期各医家对于眩晕病因病机的观点主要基于《黄帝内经》和《伤寒论》的理论，较为注重正虚外感，如隋·巢元方《诸病源候论》提出了"风头眩者，由血气虚，风邪入脑"。根据王鹏教授对汉唐时期有明确记载的治疗眩晕药物的统计，发现汉唐医家治疗眩晕以益气养血、滋阴生精为主，同时也注重外邪致眩。此外，唐代孙思邈在《内经》之肝风内动致眩及《伤寒论》之痰饮致眩基础上提出了痰热动风说，中医有热极而生风、单独之火热可以导致眩晕、单独之痰饮亦可发为眩晕等观点，然孙思邈认为痰热动风亦是眩晕发生的重要机制，如《备急千金要方》言"痰热相感而动风，风心相乱则闷瞀，故谓之风眩"，王焘的《外台秘要》中亦论述了此观点。唐代蔺道人则从"风痰虚"论治眩晕。

（四）两宋时期

此时期医家在继承前人观点的同时，更加完善了对病因学的认识，主要为陈无择提出了内因、外因和不内外因之三因学说，并首次提出了"眩晕"病名，其书《三因极一病证方论》中有"方书所谓头面风者，即眩晕是也"，又有"眩晕既涉三因，不可专为头面风之说"，使眩晕之病因更加完善。对于外因，为六淫之感，《内经》对外感所致眩晕已有相关论述；对于内因，在《内经》情志致病基础上更加强调了七情内伤致眩，认为五脏七情太过或不及均可引起人体气机升降失常，如《三因极一病证方论》中曰："夫五脏六腑，阴阳升降，非气不生。神静则宁，情动则乱。故有喜、怒、忧、思、悲、恐、惊，七者不同。"对于不内外因则是从饮食、房劳、吐衄、便利等方面考虑，饮食伤脾、房劳伤精、吐衄耗血、便利伤津耗液，这些病因在宋以前已被认识但并未明确总结归纳。严用和对眩晕病因病机的认识则只强调内外二因，认为外因为外感六淫之邪，内因为情志太过或不及而伤肝，肝风上扰而发为眩晕。可见情志异常所发眩晕得到这一时期医家的充分重视。

（五）金元时期

此时期形成了以金元四大家为代表的理论派别，对眩晕病因病机的认识主要偏于风火痰湿，并各自形成独特的理论和治疗原则。如李东垣为补土派代表，治疗眩晕多从脾胃着手，认为眩晕的形成多为脾虚生湿、湿浊蒙蔽清窍而发为眩晕。朱丹溪对于眩晕病因病机的认识则偏于痰，他提出"无痰不作眩"，这也为后世医家从痰论治眩晕提供了依据。攻邪派的张从正则遵《内经》之旨将眩晕之病因归为"肝风"，他提到"诸风掉眩，皆属肝木，掉摇眩运，非风木之象乎"，然张氏更加注重五脏的生克关系，认为肝木动摇之根本除本身之风动外，心火亢旺亦可导致肝风内动，如他在《儒门事亲·指风痹痿厥近世差玄说》中提到："故善行而数变者，皆是厥阴肝之用也。夫肝木所以自甚而至此者，非独风为然，盖肺金为心火所制，不能胜木故也"；而金代刘完素则更加重视运气与人体发病的关系，将风与火相联系，以风火立论，此风既可为外风又可为内风，此火既可为外火又可为内火，风与火属性皆为阳，阳主动，同性相求，两动相搏、风火相煽发为眩晕，则外风外火、内风内火、外风内火、内风外火皆可使两动相搏而发为眩晕，如其《素问玄机原病式·五运主病》曰："掉，摇也，眩，昏乱旋运也，风主动故也。所谓风气甚而头目眩运者，由风木旺，必是金衰不能制木，而木复生火，风火皆属阳，多为兼化，阳主乎动，两动相搏，则为之旋转。"

（六）明清时期

此时期眩晕病因病机的发展趋于成熟，各医家已认识外感、内伤致眩之重要性，对眩晕之虚实、阴阳、气血之区分也更加明确，如明代张景岳提出"无虚不作眩"之观点，在《黄帝内经》"上虚则眩"的基础上又强调了"下虚致眩"说，同时提到了"阳虚致眩"，如《景岳全书·眩运》中云："头眩虽属上虚，然不能无涉于下。盖上虚者，阳中之阳虚也；下虚者，阴中之阳虚也……阳中之阳虚者，宜治其气……阴中之阳虚者，宜补其精。"明末清初的秦景明在《症因脉治》中亦较为重视"阳虚致眩"，认为阳虚是所有眩晕发病的病因或病理环节。明代王绍隆在《医灯续焰》中则较为强调气虚致眩的重要性。而清代江笔花则认为眩晕病因多为肝肾阴虚、阴虚风动、扰乱脑窍而致眩。明代李时珍在《本草纲目》中提到眩晕"皆是气血虚弱，夹痰、夹火、夹风，或兼外感四气"所致。可见，明清时期医家对于眩晕病因病机的认识更加强调"虚"，气、血、阴、阳之任一虚损均可导致眩晕，肾精不足亦是眩晕发病的根本，这与《内经》观点相同。明代医家周之干则另辟新意从五脏论治眩晕，认为五脏虚弱皆可导致眩晕。而清代陈修园将眩晕之病因归纳为风、火、痰、虚，并提出了"无风不作眩"之观点，以内风立论，再次肯定了刘完素之内生风火致眩理论。明代徐春甫则在当时虚致眩晕的大环境下强调了虚、实均可导致眩晕，并提出了"三审"，认为虚有气虚、血虚和阳虚之区别，实有风、寒、暑、湿之不同，较《内经》之外邪致眩增加了暑邪致晕。

　　明代虞抟则发先人之未发，首次提出了"瘀血致眩"，他认为很多因素均可形成瘀血，瘀血闭阻心络可以导致眩晕，如其在《医学正传》中说道："外有因呕血而眩冒者，胸中有死血迷闭心窍而然"，开创了瘀血致眩之理论。明代汪机亦提到了眩晕之瘀血致病，其《医读》中说道："瘀血停蓄，上冲作逆，亦作眩晕，桃红四物"，可见，瘀血致眩在此时期已被重视。而有学者认为汪机提到的瘀有两层含义：一者为病理产物，为外伤所致；二者为血液流动缓慢所致。此处笔者理解为气虚血瘀或气滞血瘀，因《内经》理论有"气为血之帅，气行则血行"，故认为无论气虚或气滞均可使血流缓慢而瘀滞。

（七）当今时代新认识

　　现代医家对眩晕的认识主要基于前人的观点，将各种病因相联系，使眩晕之证型分类更加具体，同时对眩晕的病机过程探查得更为细致，并结合现代医学及精准医学的发展，将中医之眩晕与多种现代疾病相结合，更加客观具体地认识到眩晕的发病因素及病机演变。先贤都认识到痰和瘀所致眩晕的重要性，而现代医家更加重视痰与瘀的相互关系，并认为痰瘀多互结为病。如李德新教授在《气血论》中提到："痰与瘀都是病理产物和致病因子，痰能转化为瘀，瘀能转化为痰，痰阻日久可致瘀，血瘀日久可致痰。痰浊阻滞气机，妨碍血液循环，则血滞成瘀。"除此之外，现代医家提出"毒"邪理论。如沈绍功教授提出了"痰瘀互结，毒损心络"理论，认为痰和瘀均为毒邪，二者既是病因又是病理产物，互结损伤心络而发为眩晕。正如现代医学的脑梗死所致眩晕，多数患者有高血压、高血脂或糖尿病病史，有不少研究认为该病的西医病理基础多为动脉粥样硬化，而现代学者多认为动脉粥样硬化的中医实质为痰瘀互结，并与中医络病学相联系，如贾海骅等认为："心脑血管病以血管病变为基础，由高血压、高血脂、高血糖及从血管内皮受损进展到动脉粥样硬化，再发展为脑血管病、冠心病的过程，体现了'久病入络'的病理演变过程。"这也将脑梗死与冠心病相联系，从另一层面解释了心脑相关，互为影响。河南中医药大学杨克勤教授则根据《内经》理论从相火论治眩晕，将相火异常的病机分为情志不遂，相火内郁；饮食不节，相火亢进；年高劳倦，相火妄动；寒邪内盛，相火虚衰。青海省中医院的沈永勤教授结合现代社会环境，在眩晕致病因素的风、火、痰、瘀、虚基础上又加了"郁"这一因素，认为当今人们生活节奏较快、工作压力大，因此肝郁气滞的人越来越多。可见，随着时代的发展，疾病的病因病机也在发生着变化。

二、《黄帝内经》对眩晕的认识

　　《黄帝内经》是我国现存最早的医学专著，其对眩晕病的病因、病机和治疗有了丰富的认识，并且重视外邪致病以及津血耗伤引起眩晕的致病因素，认为髓海不足、上焦气虚、气血逆乱是形成眩晕的病机，治疗有原则，有具体治法，在针刺治疗眩晕方面有着丰富的论述，并记载了四乌鲗骨一芦茹丸治疗血枯眩晕，指导着后世医家对眩晕的认识。

"眩"字在《内经》多篇中出现，其中《素问》见于《玉机真脏论》《刺热》《腹中论》《长刺节论》《标本病传论》《气交变大论》《五常政大论》《六元正纪大论》《本病论》《至真要大论》；《灵枢》见于《五邪》《寒热病》《厥论》《口问》《海论》《五乱》《病传》《卫气》《大惑论》。内容涉及眩晕病的病因、病位、临床表现、病机、治疗，现总结于下。

（一）眩晕的病因病机

在《内经》中，引起眩晕的原因主要有感受外邪、运气变化、脏腑内伤、经脉之气运行失常四大类。相关经脉主要为足太阳、足厥阴、足少阳等，相关脏腑主要为脑、肝等。

1. 外邪

外邪可见于风邪、湿邪，如《灵枢·五邪》："邪在肾，则病骨痛，阴痹。阴痹者，按之而不得，腹胀，腰痛，大便难，肩背颈项痛，时眩……邪在心，则病心痛，喜悲时眩仆。"指出外邪在心、肾可出现阵发性眩晕，但未能确定具体病邪性质，与《素问·至真要大论》相参见："太阴司天，湿淫所胜，则沉阴且布，雨变枯槁；丑未岁也。胕肿，骨痛，阴痹，阴痹者，按之不得，腰脊头项痛，时眩，大便难，阴气不用，饥不欲食，咳唾则有血，心如悬，病本于肾。太溪绝，死不治。"在肾之邪应为湿邪，亦有风邪为患，如《灵枢·厥论》："风痹淫泺，病不可已者，足如履冰，时如入汤中，股胫淫泺，烦心头痛，时呕时悗，眩已汗出，久则目眩，悲以喜恐，短气不乐，不出三年死。"

2. 运气变化

《内经》认为，天地五运六气的变化亦会影响人体，使人发生眩晕。天地运气变化中，风气偏盛是引起眩晕的最主要原因。导致风气偏盛的情况有两种：其一，五运之木运太过或郁发。木运太过之年容易风气偏盛，使人发生眩晕。《素问·气交变大论》曰："岁木太过，风气流行，脾土受邪。民病飧泄，食减，体重，烦冤，肠鸣腹支满，上应岁星。甚则忽忽善怒，眩冒巅疾。"或木运之气被抑制后，由于抑郁过极，产生郁发之气，亦会导致眩晕。如《素问·六元正纪大论》曰："木郁之发……甚则耳鸣眩转，目不识人，善暴僵仆。"其二，六气之厥阴风木偏胜或来复。厥阴风木司天时客气亦为厥阴风木，厥阴风木之气偏胜，人体容易发生眩晕。如《素问·六元正纪大论》曰："凡此厥阴司天之政……三之气，天政布，风乃时举，民病泣出耳鸣掉眩。"或湿气偏胜而风气来复时，亦会导致眩晕。如《素问·至真要大论》曰："厥阴之复……筋骨掉眩，清厥，甚则入脾，食痹而吐。"

需要指出的是，在《内经》"四时五脏阴阳"的天人大系统中，风气内通于肝。故《内经》认为，天地运气变化，风气偏盛引起眩晕的病机中，肝木起着至关重要的作用。《素问·至真要大论》曰："诸风掉眩，皆属于肝。"认为多种风气引起的眩晕病证大多与肝有关。这个认识为后世"肝风内动"理论的产生奠定了基础。

3. 脏腑内伤

脏腑内伤所致眩晕者，主要与肝、脑有关。在《素问》中，以肝病为主因。在《灵枢》

中，以"上虚"（头脑精气不足）为主因。《素问·标本病传论》曰："肝病头目眩胁支满。"认为肝脏疾病会引发眩晕。《素问·玉机真脏论》曰："帝曰：春脉太过与不及，其病皆何如？岐伯曰：太过则令人善忘，忽忽眩冒而巅疾。"认为肝气太旺，上升太过，则使人冒。《素问·腹中论》曰："帝曰：有病胸胁支满者，妨于食，病至则先闻腥臊臭，出清液，先唾血，四支清，目眩，时时前后血，病名为何，何以得之？岐伯曰：病名血枯，此得之年少时，有所大脱血，若醉入房中，气竭肝伤，故月事衰少不来也。"认为大失血或醉酒行房，容易使人气竭肝伤，发生血枯之疾，肝血枯，目无所养则会目眩。《灵枢·卫气》曰："上虚则眩。"《类经》注曰："上虚则眩，清阳不升也。"《灵枢·口问》将此"上"明确定位到头部，其曰："故上气不足，脑为之不满，耳为之苦鸣，头为之苦倾，目为之眩。"《太素》注曰："头为上也。"头中之气不足，就会发生眩晕。《灵枢·海论》亦曰："髓海不足，则脑转耳鸣，胫酸眩冒，目无所见，懈怠安卧。"认为头脑精气不足，会使人眩晕。

4. 经气运行失常

经脉之气运行失常导致眩晕的病机主要有经脉之气运行逆乱与经脉之气虚绝两个方面。人体内，气的运行当其位为正常，不当其位为异常。经脉之气运行逆乱，又有两种情况：其一，太阳经气逆上。《素问·厥论》曰："巨阳之厥，则肿首头重，足不能行，发为眴仆。"认为太阳经气逆上，上犯头部，会忽然眩晕而跌倒。其二，卫气运行逆乱。《灵枢·五乱》曰："清气在阴，浊气在阳，营气顺脉，卫气逆行，清浊相干……乱于头，则为厥逆，头重眩仆。"认为卫气运行逆乱，乱于头部，会发生眩晕欲仆。经脉之气虚者，如《素问·五藏生成》曰："徇蒙招尤，目冥耳聋，下实上虚，过在足少阳、厥阴，甚则入肝。"《太素》注曰："徇蒙，谓眩冒也……过者，少阳脉虚，厥阴实也。"认为足少阳脉气虚而足厥阴脉气实，会发生眩晕。经脉之气绝者，如《灵枢·经脉》曰："五阴气俱绝则目系转，转则目运，目运者为志先死，志先死则远一日半死矣。六阳气绝，则阴与阳相离，离则腠理发泄，绝汗乃出，故旦占夕死，夕占旦死。"认为五脏所属经脉气绝，不能上荣于目，会发生眩晕。此眩晕为神气将亡之兆。

（二）病机

1. 髓海不足

《灵枢·海论》："髓海有余者，则轻劲多力，自过其度；髓海不足，则脑转耳鸣，胫酸眩冒，目无所见，懈怠安卧。"指出髓海不足可导致眩晕症状，并伴有耳鸣、腰膝酸软、视物不清、倦怠嗜卧的症状。

2. 上虚

《灵枢·卫气》："下虚则厥，下盛则热痛；上虚则眩，上盛则热痛。"《素问·阴阳应象大论》云："故清阳为天，浊阴为地；地气上为云，天气下为雨；雨出地气，云出天气。故清阳出上窍，浊阴出下窍；清阳发腠理，浊阴走五脏；清阳实四肢，浊阴归六腑。"故清阳为上窍脑之充养之物，清阳升于上，则上气足而脑得养，清阳不足于上，则上气不足而脑窍失荣以致眩晕。

3. 气血逆乱

如《灵枢·五乱》："清气在阴，浊气在阳，营气顺脉，卫气逆行，清浊相干……乱于头，则为厥逆，头重眩仆。"

（三）治疗

1. 气乱于头

《灵枢·卫气》："实者绝而止之，虚者引而起之……故气在头者，止之于脑。"《灵枢·五乱》："气在于头，取之天柱、大杼，不知，取之足太阳荥输。"

2. 邪在肾之阴痹

《灵枢·五邪》："取之涌泉、昆仑，视有血者，尽取之。"

3. 热病

《灵枢·热病》："汗若出急，刺手小指外侧前谷之穴，浅而取之；汗不出，可深刺之。"

4. 五脏热病

《灵枢·刺热》："刺足少阴、少阳。太阳之脉……"

5. 肝肾阴虚

《灵枢·寒热病》："暴挛痫眩，足不任身，取天柱。"

6. 血枯

《素问·腹中论》："以四乌鲗骨，一芦茹，二物并合之，丸以雀卵，大如小豆，以五丸为后饭，饮以鲍鱼汁。"

7. 运气胜复致眩

《素问·至真要大论》："治诸胜复，寒者热之，热者寒之，温者清之，清者温之，散者收之，抑者散之，燥者润之，急者缓之，坚者软之，脆者坚之，衰者补之，强者泻之。"

8. 邪在心

《灵枢·五邪》："视有余不足而调之其输也。"

三、《伤寒论》中眩晕的辨治

张仲景在《伤寒论》及《金匮要略》中往往称眩晕为"头眩""眩冒"，或简称为"眩""目眩"，或称为"冒眩"，或与其他证候并称之"癫眩""眩悸"等。眩者，眼花；晕者，头旋也。如《伤寒明理论》曰："眩为眼黑，眩也，运也，冒也，三者形俱相近，有谓之眩运者，有谓之眩冒者，运为运转之运，所谓之头旋者是也。冒为蒙冒之冒，所谓之昏迷者是也。"兹就仲景论治眩晕病的精神浅析如下。

（一）痰饮病致眩

1. 脾虚水停

《伤寒论》第67条："伤寒，若吐若下后，心下逆满，气上冲胸，起则头眩，脉沉紧，发汗则动经，身为振振摇者，茯苓桂枝白术甘草汤主之。"脾主运化，脾阳受损，运化失职，水湿内停，清阳不升而发眩晕。

2. 胃虚水停

《伤寒论》第 243 条："食谷欲呕，属阳明也，吴茱萸汤主之。"该条文虽未列出眩晕证候，但证属胃虚水停上逆而呕，或许并有眩晕。方中吴茱萸温肝暖胃、散寒降浊为君；重用生姜辛散寒邪、温胃止呕，人参、大枣补虚益胃、甘缓和中，共奏温补降逆之功，使得水去阳复，眩晕自除。

（二）邪热致眩

1. 太少合病

《伤寒论》第 142 条："太阳与少阳并病，头项强痛，或眩冒，时如结胸，心下痞硬者，当刺大椎第一间、肺俞、肝俞，慎不可发汗。"第 171 条："太阳少阳并病，心下硬，颈项强而眩者，当刺大椎、肺俞、肝俞，慎勿下之。"此乃邪在太少二经，太阳经输不利致颈项强痛，少阳胆热循经上扰致眩，发汗则少阳不解，下之反重伤正气，故宜以针刺调之。

2. 邪郁少阳

《伤寒论》第 263 条："少阳之为病，口苦，咽干，目眩也。"本条文为邪入少阳，枢机不利，风阳上扰之眩冒。选用小柴胡汤疏散风阳。仲景虽未明言本证用小柴胡汤，但小柴胡汤乃少阳病主方，且第 101 条："伤寒中风，有柴胡证，但见一证便是，不必悉具。"故可选小柴胡汤。

3. 阳明热盛

《伤寒论》第 198 条："阳明病，但头眩，不恶寒，故能食而咳，其人咽必痛。"此为热入阳明，腑实未成，无形邪热侵扰阳明，风火旋动于上，则发头眩。《伤寒论》第 242 条："病人小便不利，大便乍难乍易，时有微热，喘冒不能卧者，有燥屎也，宜大承气汤。"此为阳明腑实，邪热内结，腑气不通，邪热挟浊气上犯清窍，故见喘冒。

（三）虚损致眩

1. 清阳不升

《伤寒论》第 195 条："阳明病，脉迟，食难用饱，饱则微烦，头眩，必小便难，此欲作谷疸。虽下之，腹满如故，所以然者，脉迟故也。"本条为胃阳虚弱，纳少消迟，水谷不化，郁阻中焦，以致脾胃气机阻滞，清阳不升则发头眩。

2. 虚阳上越

《伤寒论》第 365 条："下利，脉沉而迟，其人面少赤，身有微热，下利清谷者，必郁冒汗出而解，病人必微厥，所以然者，其面戴阳，下虚故也。"肾阳虚衰，阴寒内盛，阴盛格阳于上。若阴盛而阳虚至极，虚阳尽露于外，不能与阴寒之邪相争，则病势危重；若阳虚尚未至极，真阳尚未完全尽露于外，则虚弱之阳尚可奋起与阴邪相争，邪正相争，则作眩冒。

3. 阴竭阳脱

《伤寒论》第 297 条："少阴病，下利止而头眩，时时自冒者死。"此为少阴病利止而头眩，乃是阴液枯竭，阳失依附而亡于上，即仲景谓之"厥阴独行""有阳无阴"，为正气虚极、阴阳离绝之死证。

4. 其他

《伤寒论》第160条："伤寒吐下后，发汗，虚烦，脉甚微，八九日心下痞硬，胁下痛，气上冲咽喉，眩冒，经脉动惕者，久而成痿。"本条为阴液不足所致眩冒。《伤寒论》第93条："太阳病，先下而不愈，因复发汗，以此表里俱虚，其人因致冒，冒家汗出自愈。"本条为表里两虚所致眩冒。

《伤寒论》对眩晕病机论述，风、火、痰、虚、外感、内伤无不涉及，基本涵盖了引起眩晕的常见因素，对眩晕病机认识、诊断和方药运用都起到了很好的指导作用。

四、《金匮要略》中眩晕的辨治

纵观《金匮要略》中眩晕病症，仲景并未将其独立成篇进行论述，而是分散在各篇章中，有头眩、头重眩、癫眩、眩、冒、眩冒等名称，涉及经文19条，方剂10余首。以下将分类叙述之，以期对临床辨治本病有所裨益。

（一）水气病所致眩晕

痰饮水湿在眩晕发病中占有重要地位，仲景论述最详，所出方证最多，这从《金匮要略》各篇论及眩晕的条文数量即能看出，重视程度由此可见。仲景同时创立了"病痰饮者，当以温药和之"的治疗大法，依据痰饮所在部位不同，分别施以健脾温中或导饮下行，充分体现了"同病异治、随证施治"的治疗思路，此种认识对后世医家产生了重大影响，如丹溪的"无痰不作眩"理论当是受其启发而提出的。

1. 温肺化水

肺为水之上源，肺气虚冷之人，气不摄津，水气上冒而眩晕。《金匮要略·肺痿肺痈咳嗽上气病脉证并治》云："肺痿吐涎沫而不咳者，其人不渴，必遗尿，小便数，所以然者，以上虚不能制下故也。此为肺中冷，必眩，多涎唾，甘草干姜汤以温之。"方中干姜暖肺散寒，炙甘草补中益气，合之温肺复气化饮，使浊阴去、清阳升、眩晕除。

2. 温中化饮

脾主运化，脾气虚，运化失职，水饮内生，上乘清阳之位而眩晕。《金匮要略·痰饮咳嗽病脉证并治》云："心下有痰饮，胸胁支满，目眩，苓桂术甘汤主之""心下有支饮，其人苦冒眩，泽泻汤主之"。前方中桂枝辛温通阳，白术健脾，茯苓利湿，甘草益气和中。后方白术培土制水，泽泻利水除湿。两方均能温中化饮，使清升浊降，眩晕除。

3. 温胃散水

胃阳不足，胃中虚冷之人，阳不化水，水饮内停，蒙蔽清阳而眩晕。《金匮要略·痰饮咳嗽病脉证并治》云："卒呕吐，心下痞，膈间有水，眩悸者，小半夏加茯苓汤主之。"方中生姜、半夏温胃散水，茯苓引水下行，水饮去，清阳升，则眩晕除。

4. 化气利水

膀胱气化不利，水无去路，逆而上行则眩晕。《金匮要略·痰饮咳嗽病脉证并治》云："假令瘦人脐下有悸，吐涎沫而癫眩，此水也，五苓散主之。"方中桂枝通阳化气，白术助脾散水，茯苓、猪苓、泽泻导水下行，如此，则水去阳通，眩晕除。

5. 通窍利水

妇人妊娠，膀胱受胎气影响，气化受阻，水湿内停，闭阻清阳而眩晕。《金匮要略·妇人妊娠病脉证并治》云："妊娠有水气，身重，小便不利，洒淅恶寒，起则头眩，葵子茯苓散主之。"方中葵子通阳利水，茯苓淡渗利水，湿去阳通，眩晕除。

（二）虚证眩晕

仲景所述虚证眩晕，或因脾肾阳虚，水湿不化，清阳不升，或由精亏血少，不能上养，或由上焦阳虚、肺气虚冷导致，分别施以相应治法处方，尤其强调寒邪在眩晕发病中的重要意义，无论痰饮、历节、肺痿、失精及妇人杂病之眩晕，均与寒邪有关，立法重视温补阳气，扶正以祛邪，随证治之。

1. 术附汤证

本方证见于《金匮要略·中风历节病脉证并治》，为林亿等增补之方剂，证属阳虚挟风寒的头眩证。原文："术附汤，治风虚头重眩，苦极，不知食味，暖肌补中，益精气。"条文中之头重眩，是因为脾肾阳虚，水湿不化，清阳不升，浊阴不降，风寒内攻，清窍不利，头目失于温煦，故见畏风寒，头重着昏眩。

2. 桂枝加龙骨牡蛎汤证

本方证见于《金匮要略·血痹虚劳病脉证并治》，原文："夫失精家，少腹弦急，阴头寒，目眩（一作目眦痛），发落，脉极虚芤迟，为清谷，亡血，失精。脉得诸芤动微紧，男子失精，女子梦交，桂枝加龙骨牡蛎汤主之。"本条文出现之目眩，为精血衰少、不能上养所致。方中用桂枝汤调和阴阳，加龙骨、牡蛎，潜镇摄纳。

3. 甘草干姜汤证

本方证见于《金匮要略·肺痿肺痈咳嗽上气病脉证治》，原文："肺痿吐涎沫而不咳者，其人不渴，必遗尿，小便数，所以然者，以上虚不能制下故也。此为肺中冷，必眩，多涎唾，甘草干姜汤以温之。若服汤已渴者，属消渴。"本条文出现之眩，是肺气虚冷，萎弱不振，则清阳不能上升，头目失于温煦，故头为之眩，《内经》所谓"上虚则眩"是也。治当以温肺复气为法，方中用炙甘草甘温补虚，干姜辛温散寒，辛甘合用，可以温复阳气。肺气得温，治节有权，气化功能正常，则诸证可愈。

（三）实证眩晕

本病病位在清窍，与肝、脾、肾三脏关系密切。仲景所论实证眩晕或因感受风寒邪气，或因风湿上犯，易袭阳位，或因脾胃湿热内盛，上冲脑窍，或因邪气闭阻阳气导致，多为他病兼见眩晕，并非以眩晕作为主症。而仲景谨守病机，不为眩晕病证所限，辨证施治，同样收效显著。

1. 小柴胡汤证

本方证见于《金匮要略·妇人产后病脉证治》，原文："产妇郁冒，其脉微弱，呕不能食，大便反坚，但头汗出。所以然者，血虚而厥，厥而必冒。冒家欲解，必大汗出。以血虚下厥，孤阳上出，故头汗出。所以产妇喜汗出者，亡阴血虚，阳气独盛，故当汗出，阴阳乃复。大便坚，呕不能食，小柴胡汤主之。"本条出现之郁冒，是由产后亡血伤津，阴液亏损，阴虚则阳无所制，阳气相对偏盛，复感邪气，邪气闭阻，阳气上逆所致，故见头昏目眩，郁闷不舒，但头汗出。

气机郁闭，胃失和降，故呕不能食；津亏肠燥，故大便难；正虚津血不足，故脉微弱。欲使郁冒病解，应当全身津津汗出，使阴阳恢复相对平衡状态，此即"冒家欲解，必大汗出"之意。对郁冒兼见呕不能食，大便秘结，属血虚津伤，阴阳失调，胃失和降者，治用小柴胡汤和利枢机，扶正达邪，使阴阳调和则郁冒诸症可解。

2. 桂枝芍药知母汤证

本方证见于《金匮要略·中风历节病脉证并治》，原文："诸肢节疼痛，身体魁羸，脚肿如脱，头眩短气，温温欲吐，桂枝芍药知母汤主之。"经文中出现的头眩是风湿上犯、易袭阳位所致。本病乃风寒湿邪外侵，痹阻筋脉关节，日久不解，逐渐化热伤阴，筋脉骨节失养，浊邪伤及脾胃，治当祛风除湿，温经散寒，佐以滋阴清热。方中桂枝、麻黄祛风通阳，附子温经散寒止痛，白术、防风除湿宣痹，知母、芍药养阴清热，柔筋缓急，生姜、甘草降逆止呕、和胃调中。后人拓展其用，用桂枝芍药知母汤去知母，加龙齿、茯苓、陈皮、法夏等治疗内耳眩晕症，属饮邪上扰清阳者，获得良好效果。但需具备水、湿、痰饮等主要症状者，方可使用。

3. 茵陈蒿汤证

本方证见于《金匮要略·黄疸病脉证并治》，原文："谷疸之为病，寒热不食，食即头眩，心胸不安，久久发黄为谷疸，茵陈蒿汤主之。"本条文之头眩，是由于湿热内蕴，脾胃清浊升降失司，故食欲减退，假如勉强进食，食入不化，反能助湿生热，湿热不能下行，反而上冲，所以食即头眩。诚如徐彬所言："不食，食即头眩，是言头眩为谷疸第一的据也。"治疗用茵陈蒿汤清泄湿热为主。方中茵陈清热利湿以退黄，栀子清利三焦之湿热；大黄荡泄阳明胃肠之瘀热而消积满。三药合用，使湿热蕴结之邪从二便排出，故方后云："小便当利，尿如皂角汁状，色正赤，一宿腹减，黄从小便去也。"

4. 头风摩散证

本方证见于《金匮要略·中风历节病脉证并治》，原文："头风摩散方：大附子一枚（炮）、盐等分。"本方见于《千金要方》头面风门及《外台秘要》头风头痛门，为林亿等增补之方剂。方中附子大辛大热，温经散寒，祛风止痛；盐味咸微辛，能入血分去皮肤之风毒，引附子入经络而通血脉。两药合用为末外擦头部，使风寒去，头痛止。

五、金元四大家论眩晕

《四库全书总目·子部·医家类》曰："医之门户分于金元。"刘完素、张从正、李东垣、朱丹溪的学术思想各成一家，史称金元四大家。在论治眩晕时，此四家在《内经》运气学说的基础之上，分别提出了眩晕病机以风、火、痰、虚为主的证治思路，为后世医家辨治眩晕提供了依据。

（一）刘完素论眩晕

1. 病因病机

刘完素认为"医家之要，在于五运六气"。他欲以五运六气论治百病，把五运六气与人体发病紧密联系，认为"一身之气，皆随四时五运六气兴衰，而无相反"。同时认为"六气皆从火化"，且六气关系密切，往往相兼为病，其病理过程皆能化生火热，言"风本生于热，以热为本，以风为标，凡言风者，生热也"。风木在运气学说中为同化之属，木同风化，木能生火，故风能同化为火。且在"六气"中，风火皆属阳，其性相同，故多兼化。所以刘氏在眩晕的病机分析中即指出"掉，摇也；眩，昏乱旋运也，风主动故也。所谓风气甚而头目眩晕者，由风木旺，必是金衰不能制木，而木复生火。风火皆属阳，多为兼化阳主乎动，两动相搏，则为之旋转""眩晕而呕吐者，风热甚故也"（《素问玄机原病式·五运主病》）。刘氏以风、热立论，在《内经》"诸风掉眩，皆属于肝"的基础上进一步阐述外风引动肝风，导致肝风内动，肝火上炎，风火相搏，发为眩晕。

2. 治疗

刘完素首创"主火论"，在火热病机和使用寒凉方药方面均有独到之处。他虽将眩晕责之于风火，但注重内火召外风，强调清内以疏外，在内平肝息风，在外疏散风邪，清热泻火，内火灭外风息则眩晕自除。《宣明论方·风论》之川芎石膏汤、防风通圣散、凉膈散等，均为治疗眩晕之要方。如川芎石膏汤可"治风热上攻头面，目昏眩痛闷"，方以荆芥、防风、菊花、薄荷、桔梗疏散风热于外；栀子、连翘、黄芩、大黄、滑石、寒水石清泄实热于内；配人参、白术、甘草、砂仁健脾益气；白芍养血和营，用量虽小，却有"轻以去实"之意。诸药合用，共奏清利头目、宣通气血之功，可解内外诸邪，清内热而平亢奋。

（二）张从正论眩晕

1. 病因病机

张氏之学术远绍《素问》及张仲景《伤寒论》，近则独宗河间刘完素。关于眩晕的病机方面，张氏指出"诸风掉眩，皆属肝木，掉摇眩晕，非风木之象乎""故善行而数变者，皆是厥阴肝之用也。夫肝木所以自甚而至此者，非独风为然，盖肺金为心火所制，不能胜木故也"（《儒门事亲·指风痹痿厥近世差无说》）。他认为诸风掉眩证不仅是肝风内动，还从五脏间病变的相互影响以五行乘侮规律来说明。相乘是相克太过为病，心火过旺，导致被克之脏——肺受到过分克伐，从而肺金不能克制肝木。肝之生理功能以疏泄调畅全身的气机为要务，肝阳促进动和升，肝阴促进静和降，肺金不能克制肝木，导致肝阳亢奋，阳亢则升动过度，气动过速生风而出现眩晕、震颤、动摇等症。

2. 治疗

张从正以寒凉立论，以攻下为主、当补则补为主要治疗原则，花费毕生精力用实践证明了汗、吐、下攻邪论的正确性。他认为眩晕多由胸膈痰涎壅塞导致，如《儒门事亲·卷五·头风眩运》中曰："头风眩晕，登车乘船亦眩晕眼涩，手麻发退，健忘喜怒，皆胸中有宿痰使然也。"同时指出除了痰阻胸膈之眩晕外，还有阴血亏虚之妇人眩晕。前者多表现为

"呕逆眩晕"，发作时感到周围景物旋转，或觉自身摇摆，伴恶心呕吐、面色苍白、少气汗出等症状。而后者则表现为眼涩、手麻、发退、健忘、喜怒等症，其中手麻、眼涩、喜怒均为阴血虚亏、血不内滋于肝所致，而发退、健忘则是由于血不上荣于脑。尤其多见于绝经期，是"血海亏虚，冲任失调"的表现。

张从正主要采用吐法治眩晕。治疗痰塞胸膈之眩晕，《儒门事亲·卷五·头风眩运》曰："凡头风眩晕，手足麻痹，胃脘发痛，心腹满闷，按之如水声，可用独圣散吐之，吐讫，可用清上辛凉之药。"另外在《儒门事亲·治病百法》中谓："妇人头风眩晕，登车乘船亦眩晕眼涩，手麻发退，健忘喜怒，皆胸中有宿痰所致，可用瓜蒂散吐之；吐讫，可用长流水煎五苓散、大人参半夏丸，兼常服愈风饼子则愈矣。"此对现代常见之晕车晕船症状的治疗，有一定的指导意义。

（三）李东垣论眩晕

1. 病因病机

李氏创内伤脾胃学说，认为"脾胃为气血生化之源""内伤脾胃，百病由生"。脾胃居于中焦，为滋养元气之源泉，为精气升降之枢纽。若脾胃气虚失于健运，脾不升清导致"上气不足"，头目失于气血充养而出现一系列的病证。正如《脾胃论·三焦元气衰旺》中说："上气不足，脑为之不满，耳为之苦鸣，头为之苦倾，目为之眩……皆由脾胃先虚，而气不上行之所致也。"同时，精气不得上输于肺而下流，导致胃气下溜。胃气下溜，五脏之气皆乱。气乱于头，而"头为诸阳之会，浊气在阳，卫气逆行，必致头重目眩，暴仆和昏厥"。东垣引证《灵枢·五乱》阐发其病机，说明了脾气虚损，升清之力不足，无力将水谷之精微充分地上输于头目；同时脾气虚陷，运化失职，导致清浊升降失调，脾胃升降功能失调，发为眩晕。

2. 治疗

李东垣认为，正气不足，百病由生；而所谓正虚，多为脾胃虚损。《脾胃论·脾胃虚实传变论》云："脾胃一伤，五乱互作……头痛目眩。"指出眩晕可由脾胃虚损引起，由于脾胃亏虚，则气乱于头、神明昏乱，而眩晕自作。

李东垣治疗眩晕，主张扶正与祛痰并重，扶正可补益脾气以升清气，祛痰则能涤荡浊邪使其勿上扰清窍。多用半夏白术天麻汤，认为"眼黑头旋，风虚内作，非天麻不能除；黄芪甘温，泻火补元气，实表虚止自汗；人参甘温，泻火补中益气；二术俱苦甘温，除湿补中益气；泽、苓利小便导湿；橘皮苦温，益气调中升阳；神曲消食，荡胃中滞气；大麦芽宽中助胃气；干姜辛热，以涤中寒；黄柏苦大寒，酒洗以主冬天少火，在泉发燥也"（《脾胃论·调理脾胃治验》）。该方现已成为治疗气虚风痰上扰之眩晕的常用方。另外，他还十分强调天麻治疗眩晕的重要作用，如用温胆汤加天麻、钩藤、蒺藜、石菖蒲等治疗风痰眩晕。

（四）朱丹溪论眩晕

朱震亨，字彦修，世居丹溪，故人称朱丹溪，为金元四大家之一。针对眩晕的证治，朱丹溪"无痰不作眩"的名言脍炙人口，但在其学术著作中，对眩晕的辨析与治疗并非仅仅着眼于"痰",更重视相火妄动在眩晕发病中的重要作用。本文依据朱氏学术思想,结合其著作中相关论述,探讨丹溪对眩晕的证治思路。

1. 痰湿形成的原因

朱丹溪认为眩晕发病的关键是"湿痰"和"痰火",提出"无痰不作眩"的重要论点。《丹溪心法》中云:"无痰不作眩,痰因火动,又有湿痰者,有火痰者。"又曰:"头痛多主于痰,痛甚者火多。"由此可见,朱丹溪认为"头痛、头晕"多由"痰"引起。朱丹溪认为多种原因导致脏腑功能失调,津液输布失常,聚湿成痰,分析如下。

(1)体质因素为生痰基础:不同人群对疾病的易感性有差异,但不同疾病的发生均与个人体质有关。《丹溪手镜》中有"肥白人多痰湿"的记载,"肥白人"即中医体质学中"痰湿体质"之人,其脏腑功能失调,气血津液运化不畅,水湿停聚,聚湿成痰而导致痰湿内蕴。痰湿体质人群常表现为体形肥胖、腹部肥满、胸闷、痰多、容易困倦、身重不爽、喜食肥甘厚味、舌体胖大、舌苔白腻等以黏滞重浊为主的状态。

(2)饮食失宜可酿生痰湿:朱丹溪在《饮食箴》中写道:"人身之贵,父母遗体,为口伤身,滔滔皆是。人有此身,饥渴洊兴,乃作饮食,以遂其生。"《丹溪心法》云"食积即痰也",即饮食停滞也可出现食滞酿痰。丹溪认为膏粱厚味可助湿生痰,饮食不节、饥饱无度则损伤脾胃。脾运失健,痰浊内生,痰湿郁久而化热,热极引动肝风;加之膏脂内聚,经脉壅塞,血运不畅,导致眩晕。

(3)七情内伤易气结成痰:《丹溪心法·头眩》记载:"七情郁而生痰动火,随气上厥,此七情致虚而眩晕也。""思则心有所存,神有所归,正气留而不行"造成"气结",脾胃为机体气机升降之枢纽,脾气结则运化升清功能失常,精微不化,则变生痰湿。思虑过度、所思不遂等诸多因素均可使气血失常,结为老痰宿饮,随气升降,上扰清窍,表现为头痛、眩晕。

2. 因痰致眩的病理机制:痰火相合,发为眩晕

(1)百病兼痰,随气升降为病:朱丹溪对痰证研究颇为深入,认为"痰"既为病理产物,又是致病之因,伴随气机升降而流行全身,所致疾病颇为繁杂,故有"百病兼痰""怪病多痰"之说。《丹溪心法·痰》指出"痰之为物,随气升降,无处不到",即说明痰饮随气机出入表里内外,停留之处即可发为疾病,所表现的症状也因其停留的部位而各异,内而病在脏腑,发为咳、喘、呕、利、眩晕、怔忡等,外而留滞经络,病在背膂、四肢,发为痹、痿。正如《丹溪心法·痰》中所说:"凡痰之为患,为喘为咳,为呕为利,为眩为晕,心嘈杂……或四肢麻痹不仁,皆痰饮所致。"

针对眩晕之证,《脉因证治·眩晕》中将发病前提总结为"痰饮随气上,伏留于阳经",即是指明痰饮随气机运行,上至巅顶,伏留于头面阳经,成为眩晕发病的前提。

(2)痰因火动,上扰清阳作眩:丹溪认为,"痰"并非眩晕发作的唯一要素,《丹溪心法》所论眩晕的原因为"痰挟气虚并火……无痰则不作眩,痰因火动",可见朱震亨将"痰""火"作为眩晕病发的两个因素,且认为只有相火妄动,才引发伏留之痰饮致眩。

1)肝气上逆,挟相火动痰:引动痰饮之"火",当指相火。朱丹溪学宗《内经》、刘完素、李东垣诸家,对他们的学说多有继承、发展。《内经·至真要大论》认为"诸风掉眩,皆属于肝"，即是指眩晕由肝风上扰清阳引发。朱丹溪则认为眩晕由相火引动巅顶伏留之邪，两者似有不同，但究其本质是一致的。《金匮钩玄·气属阳动作火论》中谈到"丹溪有曰：上升之气，自肝而出，中挟相火"，同时，朱氏指出刘完素《素问玄机原病式》"五运主病"中"诸风掉眩，属于肝，火之动也"，其中"火之动"即指相火之变。此即说明相火随肝气上扰清阳，引动伏留于阳经之痰，而导致眩晕。朱氏将相火为病与肝风上扰相联系、结合，不仅为治疗眩晕开辟了新的诊疗思路，还更深一层地揭示和完善了《内经》对眩晕病机的认识。

2）元气虚损，助相火动痰：朱氏虽将"气虚"作为眩晕发病的一个因素，但他又说"挟气虚者，相火也"。"相火"与"气虚"两者联系紧密，其所指气虚可由相火过盛引起，相火妄动亦可因气虚导致。就眩晕的病因病机而言，丹溪认为"痰"并非唯一的致病之因，"痰因火动"是其核心病机，气虚损对其发病与否有较大影响。

（3）"眩运者，中风之渐也"：朱丹溪论著中并未明言"眩运者，中风之渐也"，而是借其私塾弟子虞抟之口言出。朱丹溪辨治眩晕倡"痰火致眩说"，认为"盖无痰不作眩也""痰在上，火在下，火炎上而动其痰也"；其辨治中风主张"湿生痰，痰生热，热生风"的"痰热生风"思想；可见朱氏认为眩晕与中风的病机皆以痰热（或痰火）为主，又遵《内经》"谨守病机，各司其属"，眩晕日久，有可能进展为中风重证。虞抟承朱氏之旨意，载"眩运者，中风之渐也"，首次明确揭示眩晕与中风之间有一定的内在联系，对后世中风先兆研究及眩晕预后研究都有深刻的指导意义。

3. 眩晕的治疗：治痰降火，以疗眩晕

（1）蠲化痰饮，祛伏留之痰：眩晕的治疗大法，《丹溪心法》中明确提出"治痰为主"，并以二陈汤作为基础方。论治眩晕，丹溪认为"无痰则不作眩……湿痰者，多宜二陈汤"，这一论述遵循了他对痰证"治痰者，实脾土，燥脾湿是治其本"的治则，使用了"一身之痰都管治"的二陈汤作为主方，其方主要由半夏、茯苓、陈皮、甘草等药物组成，丹溪认为半夏"属金属土，仲景用于小柴胡汤，取其补阳明也，岂非燥脾土之功"，茯苓功能"利水燥土，泻饮消痰"，故选用半夏、茯苓燥湿健脾；陈皮能"和中消痰，宽胁利膈"，故选用陈皮化痰理气；又用甘草益脾和中、调和诸药，正和痰证健脾理气的治则，故用以蠲化痰饮。这体现了丹溪治疗眩晕除其伏留之痰的思路。

（2）清降相火，除上逆之火：眩晕并非仅以痰饮为患，《丹溪治法心要》指出眩晕是由于"痰在上，火在下，火炎上而动其痰也"。针对"火动其痰"这一关键病机，丹溪在使用二陈汤蠲化痰饮的同时，更提出加酒芩之类。黄元御在《长沙药解》中谈到黄芩"味苦气寒，入足少阳胆经、足厥阴肝经，清相火而断下利"。在二陈汤的基础上加入黄芩之属，正是取此类药物的苦寒性味，清降相火，使火不上逆，不致扰动其伏留之痰，才构成完整的治眩之法。

痰挟元气虚损而相火旺盛致眩晕者，丹溪提出"痰挟气虚并火，治痰为主，挟补气药及降火药"，选方"东垣半夏白术天麻汤之类"。此方选用干姜、泽泻、茯苓、苍术、白术、半夏等健脾燥脾以除湿化痰，黄芪、人参益气，黄柏降火，陈皮理气。应对元气内伤兼夹相火动痰，本方除化痰健脾的基本方法之外，用少量黄柏清降相火，却使用相对大量的黄芪、人参，借助其甘温之性以"泻火补元气"，使元气充盈制约相火，进而使失调的气火关系得以恢复正常，达到蠲化痰饮、益气降火的目的。

眩晕突发而"不可当者"，丹溪主张"以大黄酒炒为末，茶汤调下"。正是由于火性炎上，而相火之气"暴悍酷烈"，来势凶猛以致眩晕不可当。丹溪选用大黄一味酒炒为末，直折上炎之火，降其上逆之气。《本草衍义补遗》指出大黄能"泻去亢甚之火，使之平和"。

《本草新编》认为"大黄，味苦，气大寒，阴中之阴，降也"。说明大黄有苦寒之性，迅利之功，虽不针对痰饮，但使来势暴烈之相火得以迅速清降，则其伏留之痰不被触动，使眩晕得止。

4. 结语

朱丹溪"无痰不作眩"的认识对后世治疗眩晕影响深远，但并不能完全概括朱丹溪对眩晕的证治思路，应认识到"痰因火动"是眩晕的关键病机，值得注意的是，眩晕因"痰挟气虚并火"者，应正确处理"气虚"与"火"的关系，只有全面分析丹溪著作中有关眩晕证治，才能不囿于"无痰不作眩"的思路，才能将朱丹溪治疗眩晕的经验更好的应用于临床。

治疗眩晕，金元四大家在病因病机方面，注重风、火、痰、虚致眩的理论，在辨证论治方面，强调扶正与祛邪并重，扶正重在益气养血、调理脾胃，祛邪重在祛风、化痰、清热。这些辨治眩晕的思想中不仅包涵了前人的精髓，也多有自身的心得，为后世医家辨治眩晕提供了依据。

六、两宋时期眩晕的论治

我国两宋时期保存下来的众多医学文献中有大量针对眩晕证防治方药的论述，包含了丰富的理论和实践经验。

（一）病因病机

两宋时期，眩晕病因病机理论得到了进一步发展。两宋时期的医家十分重视外因致眩之理。如陈言的《三因极一病证方论》将眩晕病因区分为内因、外因和不内外因三种，外因系由素体本虚，风寒暑湿诸邪气伤及三阳经；内因即为七情内伤，致脏气不和，遂生痰邪；不内外因则为饮食所伤、房劳过度、吐衄便利等，伤及气血，致精血不足，上不荣脑，其言："如中伤风寒暑湿在三阳经，皆能眩人，头重项强，但风则有汗，寒则掣痛，暑则热闷，湿则重着，吐逆眩倒，属外所因；喜怒忧思，致藏气不行，郁而生涎，涎结为饮，随气上厥，伏留阳经，亦使人眩晕呕吐，眉目疼痛，眼不得开，属内所因；或饮食饥饱，甜腻所伤，房劳过度，下虚上实；拔牙金疮，吐衄便利，去血过多及妇人崩伤，皆能眩晕，眼花屋转，起则眩倒，属不内外因，治之各有法。"严用和认为眩晕之发病只以内外二因区分即可。外感六淫邪气或七情太过不及，伤及肝脏，肝风上扰，是眩晕发病的基本病机。其于《重订严氏济生方·眩晕》中说："六淫外感，七情内伤，皆能致眩。"陈言、严用和在充分重视外因致眩的同时，所提出的"七情内伤"致眩说，既补充了前人之未备，又符合临床实际。

杨士瀛的《仁斋直指方》一书对眩晕的认识基本与此相同。两宋医家更强调"因虚致眩"理论，如《圣济总录》以风、虚、痰为病论治眩晕，指出由于素体本虚而风邪入中，干忤经络，使五脏六腑之精气不能上养诸窍，可致眩晕发生。同时，还认为气虚不充、痰水、风痰结聚也是眩晕发病的主要原因之一。如其云："风头旋者，以气虚怯，所禀不充，阳气不能上至于脑，风邪易入，与气相鼓，致头旋而晕也。亦有胸膈之上，痰水结聚，复因大寒，阴气逆上，风痰相聚而结，上冲于头，亦令头旋。"许叔微的《普济本事方》亦从虚、痰两方面论治本病，其谓："本因体虚，风邪乘于阳经，上注于头面，遂入于脑。亦因痰水在于胸膈之上，犯大寒使阳气不行，痰水结聚，上冲于头目，令头旋。"

总之，两宋医家对眩晕病因病机的认识，归纳起来不外乎风、火、痰、虚、瘀五端，而总以虚为本，在病因学方面，正式将外感和内伤两大病因分开，更加重视七情致眩的研究，对体虚在眩晕发病过程中的关键性作用有了更加明确的认识，同时，开始注意到对瘀血致眩的探讨。

（二）治疗

两宋时期，大型方书层出不穷，对眩晕证的论治进入了一个高峰期。但此期诊治眩晕，一方面对正虚在眩晕发病过程中的关键性作用有了更深入的了解；另一方面则是太过于治本补虚，多用一些辛香燥烈之品，使从本之治有余，而治标之法略显不足。另外，宋代医家十分重视外因致眩之论，受此影响，临床论治眩晕时，解表药成为仅次于补益药的常用药物，同时，疏肝理气、清心降火等用以调畅情志之品的应用也大大增加。代表医书有《圣济总录》《重订严氏济生方》等。

《圣济总录》单书载论治眩晕方剂最多，达38首，总的治则以补肾滋肝、解表祛风、息风除痰为法度。常用甘草、人参、当归、白芍益气养阴，菊花、防风解表除邪，半夏、茯苓、前胡化痰除湿。陈言《三因极一病证方论》创三因论治眩晕之先河。凡外感者，用三五七汤治感寒眩晕，用黄龙丸治感暑眩晕，用曲术散治暑湿眩晕；七情致眩者，亦即所谓不内外因致眩晕者，用薯蓣汤治之；内伤者，用白散子治下虚上实之眩晕，川芎汤治产后血虚之眩晕，控涎丹治痰饮眩晕等。

严用和《重订严氏济生方》在陈言三因论治眩晕的基础上，强调内外二因即可概括发病之因，将七情致眩归入内因范畴，故以内外因之不同辨治眩晕。外因方面，多用羌附汤治风邪伤脑之眩晕，用加味香薷饮治中暑眩晕，用芎术汤治冒雨中湿之眩晕；内因方面，多用玉液汤治七情伤感、气郁生痰动火之眩晕，血虚眩晕用芎归汤治之，下虚上实之眩晕则用沉香磁石丸合养正丹治之。

杨士瀛《仁斋直指方》中痰饮眩晕者用芎辛汤、千金五套汤治之，外感眩晕者用芎术除眩汤、附子理中汤、干姜甘草汤、桂苓丸、来复丹等治之。血虚眩晕用苏沈沉麝丸、和剂七气汤治之，气虚眩晕用香橘饮治之，心气不敛之眩晕用苏合香丸、震灵丹治之，风阳眩晕用都梁丸、真方白丸子等治之。

王谬《是斋百一选方》用都梁丸之一味白芷治疗由风吹项背之感风眩晕。

其他载有论治眩晕方药的私人著述还有张锐《鸡峰普济方》、王贶《全生指迷方》、许叔微《普济本事方》、杨倓《杨氏家藏方》等，可见，宋代医家积累了丰富的诊治眩晕的临床经验，对眩晕本虚标实的病机属性有了进一步的认识，在以《内经》之学术观点为依据而表现学术继承性的同时，也进行了大量的开拓性研究。

七、张景岳对眩晕的论治

明代著名医学家张景岳论治眩晕，认为"无虚不能作眩，当以治虚为主"。反对刘河间、朱丹溪寒凉攻伐，擅长使用补法，组方用药精当，灵活通变，对后世有较大影响。

（一）张景岳对眩晕病机的认识：无虚不能作眩

张景岳总结前人经验，发挥"上虚则眩"之说，提出"下虚致眩"说，重点强调"无虚不能作眩"。他说："头眩虽属上虚，然不能无涉于下。盖上虚者，阳中之阳虚也；下虚者，阴中之阳虚也。"张景岳针对因风和因痰致病的病机进行分析，认为因风和因痰导致的眩晕都是"有余中之不足"之证："有大怒之后，木肆其强而运者，伤其气也，有痰饮留中，治节不行而运者，脾之弱也。"风证和痰证皆为有余之证，但眩晕的根本病机在"虚"。并从阴阳互根及人体是一个有机整体的观点出发，对眩晕进行了全面辨证。

张景岳对眩晕根本病机的认识是"无虚不作眩"，并认为在"因风致眩""因痰致眩""因虚致眩"三因素中，"虚者居其八九，而兼火兼痰者不过十中一二"。张景岳详细论述了各种损伤人体阴精、阳气导致虚损的病因。损伤阳中之阳而致眩晕的病因，如劳倦过度、饥饱失宜、呕吐、泄泻、大汗亡阳、眩目惊心、焦思不释、被殴、被辱等，这类病因多损伤脾胃阳气。脾胃为后天之本，气血生化之源，思虑劳倦、饮食不节、失治误治皆可损伤脾胃，或因脾胃素虚皆能导致气血不足，气虚清阳不升、血虚使脑失濡养，发为眩晕。损伤阴中之阳的病因，如吐血、衄血、便血、纵欲、崩淋等，这类病因多损伤气血或肾精。肾为先天之本，主藏精生髓，脑为髓海，房劳过度或有遗精滑泄之疾，肾精耗伤，脑髓不足，也为眩晕之因。另外有气血精气俱亏型眩晕者，此型多为"年老精衰，劳倦日积，而忽患不眠，忽苦眩晕者，此营卫两虚之致然也"。张景岳在《景岳全书·眩运》中说："丹溪则曰：无痰不能作眩，当以治痰为主，而兼用他药。余则曰：无虚不能作眩，当以治虚为主，而酌兼其标。孰是孰非，余不能必，姑引经义，以表其大意如此。"

（二）眩晕的治疗：治虚为先兼治为佐因机应变之法

景岳援引刘宗厚对眩晕之认识，"人皆称为上盛下虚所致，而不明言其所以然之故。盖所谓虚者，血与气也；所谓实者，痰涎风火也"，进一步论述眩晕的发病机制，指出其虚因气与血，其实因痰涎风火。虚者病之本，实者病之标。景岳治病的精髓所在，在于辨证论治，突出"治病必求其本""求其本而用药则善矣"。故凡气虚因清气不能上升，或汗多亡阳所致者，治当升阳补气，血虚因亡血过多，阳无所附而致者，治当益阴补血。若因痰涎郁遏者，治宜开痰导郁，重则用吐法下法；有因风火所动者，治宜清上降火；如因外感而得者，治宜疏散表邪。景岳又指出：世有所谓气不归元之证，用丹药镇坠、沉香降气，非但无益，反而增害，因沉香香窜散气、丹药助火，"其不归之气，岂能因此而复耶"。而运用补气益阴诸法，能使气归元海，较快平复。

景岳治疗眩晕，阳虚者补气用四君子汤（人参、白术、茯苓、炙甘草）、五君子煎（人参、白术、茯苓、炙甘草、干姜）、归脾汤（人参、黄芪、白术、茯苓、酸枣仁、远志、当归、木香、炙甘草、龙眼肉）、补中益气汤（人参、黄芪、白术、炙甘草、当归、陈皮、升麻、柴胡、生姜、大枣），兼呕吐宜圣术煎（白术、干姜、肉桂、陈皮）大加人参。阴中之阳虚，补精用五福饮（人参、熟地、当归、白术、炙甘草）、七福饮（人参、熟地、当归、白术、酸枣仁、远志、炙甘草）、左归饮（熟地、山药、枸杞、茯苓、山萸肉、炙甘草）、右归饮（熟地、山药、山萸肉、枸杞、杜仲、肉桂、制附子、甘草）、四物汤（熟地、当归、川芎、芍药）之类。景岳独具匠心，以钱仲阳六味地黄丸和张仲景肾气丸二方为基础，化裁出左归和右归，作为滋养真阴和温补真阳之剂，与王冰"壮水之主，以制阳光；益火之源，以消阴翳"之旨相合。此乃景岳善于学古而又能创新的表现。尤其推崇大补元煎（人参、山药、熟地、杜仲、当归、山萸肉、枸杞、炙甘草）、十全大补汤（人参、白术、茯苓、甘草、当归、熟地、芍药、川芎、黄芪、肉桂）及诸补阴补阳之剂，因为"伐下者必枯其上，滋苗者必灌其根。所以凡治上虚者，犹当以兼补气血为最"。处处以补肾填精、益气养血为先导，其学术成就在中医学发展史上自成一派。景岳对于中医学之功绩，诚有不可磨灭者。

景岳虽反对河间、丹溪降火化痰之说，但如眩晕证见有诸若"风""火""痰"之征象时，亦能随证施治，巧用其法，灵活变通。景岳云："其或有火者，宜兼清火，有痰者，宜兼消痰；有气者，宜兼顺气，亦在乎因机应变。然无不当以治虚为先，而兼治为佐也。"指出若清火、消痰、顺气法治之不效，则应改用补法治之。景岳注重辨证，立一补法为主，兼治为佐，实系景岳辨证施治的一大特色。

（三）鉴别诊断：详辨头痛与眩晕

头痛与眩晕病位都在头部，二者在组方用药上多有混淆，而张景岳侧重讨论了头痛与眩晕的区别。认为头痛与眩晕在病机上的区别是"头痛之病，上实证也，头眩之病，上虚证也"，并引用《内经》中对头痛和眩晕的辨识"头痛巅疾，上实下虚"，认为"此以邪气在上所以为痛，故曰上实也"，而《内经》中对眩晕的病机认识是"上气不足""上虚则眩"，因此张景岳提出"上力不胜，阳之虑也，岂上实乎"。根据虚实辨证的不同认识头痛与眩晕。在治疗方面，"盖上实者，宜降宜抑，上虚者，最不宜再伐生气，此上实上虚之旨，有不可不辨，而误则害矣"。另外，通过对头痛与眩晕的辨别也论证了"无虚不作眩"的病机："而后世诸家，如严用和、杨仁斋辈，有曰结而为饮，随气上逆者，有曰疲劳过度，下虚上实者，有曰肾家不能纳气，使诸家气逆奔而上者，即如朱丹溪亦曰痰在上，火在下，凡此皆言上实也。"

（四）结语

张景岳的学术思想对后世影响颇深，其学术巨著《景岳全书》，堪称指导临床实践的医学宝典，其对眩晕的论治也是后世治疗眩晕的重要准则。

八、叶天士对眩晕的论治

叶天士对阴虚阳亢型眩晕论述较详尽，认为本病主要归属肝风，以"阳化内风"立论，为肝胆之风阳上冒所致。内风乃身中阳气之动变，"非发散可解，非沉寒可清，与六气火风迥异，用辛甘化风方法，乃是补肝用意"。指出造成风阳上亢的原因，不止一端，而有肝、肾、心、肺、脾胃之分，需辨证施治。若为水不涵木所致"下虚上实"证，治宜"缓肝之急以息风，滋肾之液以泄热"；若由心血亏虚而致肝阳上亢，治宜"养心气以通肝络"；若由脾虚失运致痰湿内生夹肝风上干清阳，则"治痰须健中，息风可缓晕"。叶氏对阴虚阳亢的论述较完备，对后世有一定影响，如《医醇賸义》的羚羊角汤，《杂病证治新义》的天麻钩藤饮，都取法于叶氏。具体治法分析如下。

（一）化痰定眩

在叶天士眩晕医案中，痰浊为病的共有 6 则。痰浊的产生主要与脾胃相关，如《素问·经脉别论》："饮入于胃，游溢精气，上输于脾，脾气散精，上归于肺，通调水道，下输膀胱。"脾胃运化失司，水湿困于中土，则变生痰饮。《丹溪心法》云："无痰不作眩。"叶天士在治疗眩晕的吴四五案中亦言"治痰须健中，息风可缓晕"，而痰常夹风、夹火为病，又见风痰上扰、痰火蒙蔽之征。故其用药以法半夏（曲）、茯苓、白术、陈皮（橘红）等健脾胃、化痰湿，用白蒺藜、钩藤、天麻等息风，羚羊角、山栀等清火。此外，叶天士还认为痰浊所致眩晕若合并内风，则预后易出现言语不利、双下肢萎软的"风痱"之症。

（二）平肝息风

肝木主风，风象为动。《素问·至真要大论》中的"病机十九条"言："诸风掉眩，皆属于肝。"肝风疏泄太过，气机上逆，则变为内风，扰动脑神及清窍，表现为眩晕症状。然肝为刚脏，体阴而用阳。肝风失于肝阴之濡养，疏泄太过，内风上逆。故叶天士对于内风眩晕，重在养肝之阴，多用生地、山茱萸、白芍、首乌、枸杞子、桑椹、黑芝麻等。叶天士亦指出，"肝风内沸，劫烁津液""厥阴上干，久则阳明失降，土被木克，脾胃俱伤"。在平肝息风的治疗中，注意使用天冬、麦冬等以滋阴生津，配南枣等以健中补土。

（三）滋水涵木

叶天士认为"内风，乃身重阳气之变动，肝为风脏，因精血衰耗，水不涵木，木少滋荣，故肝阳偏亢，内风时起"，故肾水不足，不能滋养肝木，则"厥阳化风鼓动"，加之"烦劳阳升"，扰动清窍，引发眩晕。如某二四案与田二七案，叶师以熟地、龟板大补肾中阴水，合淡菜胶、牡蛎等介类沉潜内风，更以酸甘、咸酸之味以同补肝肾。使肾阴得滋，肝阴得养，肝阳上亢受制，则眩晕自安。若内风上冒，阳气变现，则进一步发展为"根本虚在下，热化内风在上"的"络脉中热"证，治疗应先清除标热，方药使用羚羊角、玄参心、连翘心、生地等清络脉热之品。这体现了叶氏"久病入络"的思想，值得我们临床借鉴。

(四) 养血息风

肝为风木之脏，主藏血，体阴而用阳。"倘精液有亏，肝阴不足，血燥生热，热则风阳上升，窍络闭塞，头目不清，眩晕跌仆。"然此内风不同于六气外风，"非发散可解，非沉寒可清"，应以辛甘化风法，拟补肝之意而治。如《临证指南医案·肝风门》中陈四五案、胡案和《临证指南医案·眩晕门》严四五案，方药善用枸杞子甘平缓肝之急、补肝之阴血，合甘菊炭、冬桑叶之味辛以补肝、化风，更用桂圆肉、何首乌、当归身、柏子仁、胡麻仁以滋养营血，润肝之燥以息肝风。

(五) 温肾凉肝

肾为水火之脏，虽然肾水不足，肝木失养，会导致肝风内动，但肾中阳气不足，水寒亦能令肝木龙雷之火不能伏蛰，化为内风，上扰头目。如《四圣心源·气血原本》云："子半阳生，阳生则升，三阳左升，则为肝木。肝木即肾水之温升者也，故肝血温暖而性生发。"在《四圣心源·六气解》中则言："水土温和，则肝木发荣，木静而风恬；水寒土湿，不能生长木气，则木郁而风生。"故李七三案中写道"上实下虚，肾气衰，不主摄纳，肝风动"，肾中阳气不足，木郁而内风动。方药使用附都气，以附子温补肾中阳气，都气丸补阴以滋生火之源，正如张景岳言"善补阳者，必于阴中求阳"。

九、明清医家对眩晕的论治

眩晕是临床多发疾病，又以本虚标实证多见。治疗方面，古代医家百家争鸣，各有不同认识。明清时期对眩晕本虚标实的理论基本确立。通过对明清名家医案的阅读，加以临床实践，笔者对本病常见的本虚标实证证型的辨证治疗略有体会。下面从明清名家医案和临床实践两方面进行论述。

(一) 学术思想

1. 张景岳和叶天士

张景岳和叶天士关于眩晕的学术思想前篇已有详细论述，本篇不再赘述。

2. 周慎斋

周慎斋对于因虚致眩，论述详尽。《慎斋遗书》记载："头晕，有肾虚而阳无所附者，有血虚火升者，有脾虚生痰者，有寒凉伤其中气，不能升发，故上焦元气虚而晕者，有肺虚肝木无制而晕者。"在治疗上，他主张脾虚者用四君子汤加半夏、天麻；肾虚者用六味汤加人参；血虚火升而晕者用芎归芍药汤；肝木无制而晕者则用黄芪建中汤助气血生化之源。

3. 何梦瑶

何梦瑶着重强调"风火相煽"导致眩晕的理论。在《医碥》中指出"眩晕虚证多由气血亏虚而致，实证多由风火与痰涎而致"。在治疗上，何氏善于运用补中益气汤治疗气虚证，补肝养荣汤治疗气血虚证；而对风火导致的眩晕，在辨证论治的基础上，何氏运用了很多方药，如八味丸、旋覆花汤、独圣散、青黛散、五苓散、除湿汤、逍遥散、三五七散、芎附汤、正元饮等，还强调"眩晕非天麻不治，不可缺"。

4. 林佩琴

林佩琴指出风火所致眩晕的治疗与一般外感风火"大异"，此论把内生病理的"风、火"与外感六淫之"风、火"区别开来，在继承叶天士经验之基础上，从胆、脾胃、肝肾等多个方面治疗眩晕。

5. 虞抟

虞抟提出要从体质辨证，不能一味盲目地祛痰平肝。人肥白而作眩者，在清痰降火的同时要兼以补气之药，因此类患者多为脾虚失运、痰湿内生、上冲头目而致眩。人黑瘦而作眩者，以滋阴降火为主，兼带抑肝之剂，因黑瘦之人，多躯体薄弱、真水亏欠、相火上炎而致眩。

6. 陈修园

陈修园认为眩晕多由正气及肾虚等不足而为病，总结仲景、丹溪、景岳等前人经验，提出"其言虚者，言其病根，其言实者，言其病象，理本一贯"，阐述了眩晕的本虚标实之理。《医学从众录》记载："余惟于寸口脉滑，按之益坚者为上实，遵丹溪以酒大黄治之；如寸口脉大，按之即散者为上虚，以一味鹿茸酒治之；寸口及脉微者，以补中益气汤，或黄芪、白术煎膏入半夏末治之。然欲荣其上，必灌其根，如正元散及六味丸、八味丸，皆峻补肾中水火之妙剂，乙癸同源，治肾即所以治肝，治肝即所以息风，息风即所以降火，降火即所以治痰。"

综上所述，明代医家对眩晕的治疗强调补虚；到了清代，对本病的认识已形成一套完整的理论体系，"补虚为主，攻补兼施"。对现在的临床实践具有重要的指导意义。

（二）辨证施治

1. 滋阴涵阳，平肝息风

肝为风木之脏，内寄相火，故肝阴易虚，阴不涵阳，肝阳、内风、相火易于动扰上窜而致眩晕。清代叶天士针对肝风痰火致眩的病机，以滋阴涵阳为治疗根本，滋养肝肾、平肝熄风。叶氏的弟子华岫云归纳总结其用药规律"火盛者，先生用羚羊、山栀、连翘、天花粉、玄参、鲜生地、牡丹皮、桑叶，以清泄上焦窍络之热……下虚者，必从肝治，补肾滋肝，育阴潜阳，镇摄之治是也。至于天麻、钩藤、菊花之属，皆系息风之品，可随症加入"（《临证指南医案》），而阳升风动之极者，多用介类咸酸之品沉潜真阳。其医案中尤其对阴虚阳亢的眩晕治法较完备，对后世也颇具影响力，如清代费伯雄《医醇賸义》的羚羊角汤、《杂病证治新义》的天麻钩藤饮等，都是取法于叶氏。

清代林佩琴推崇叶天士柔肝滋肾的治法，并分析指出"叶氏所谓缓肝之急以熄风、滋肾之液以驱热，肝风既平，眩晕斯止"，提出治疗眩晕是以熄内风为主，"内风肆横，虚阳上升，非发散可解，非沉寒可清"，指出选药当以辛甘或酸甘类为主，用辛甘化风、酸甘化阴治肝之法。林氏举曰："凡肝阴不足，必得肾水以滋之，血液以濡之，味取甘凉，或主辛润，务遂其条畅之性，则郁者舒矣。凡肝阳有余，必需介属以潜之，柔静以摄之，味取酸收，或佐酸降，务清其营络之热，则升者伏矣。治肝气，先疏其郁，宜逍遥散。"（《类证治裁》）此外，肝肾、肝脾相关，治肝当兼顾脾肾，若下元水涸火升，应从肝肾治，用阿胶、熟地、石斛、何首乌、枸杞子、五味子等滋阴、摄纳；若肝风内扰，阳明正当其冲，应重视脾胃，用人参、山药、黄芪等补中。

2. 健脾祛痰

明清医家多以健脾祛痰为原则治疗因痰致眩者，并结合体质辨证论治。清代叶天士言"痰多者，必理阳明，消痰"，并具体列举选药"如竹沥、姜汁、菖蒲、橘红、二陈汤之类""中虚则兼用人参，《外台》茯苓饮是也"（《临证指南医案》）。明代张景岳举补中健脾治疗眩晕之方，以补"阳中之阳虚"，如"阳中之阳虚者，宜治其气，如四君子汤、五君子煎、归脾汤、补中益气汤，如兼呕吐者，宜圣术煎大加人参之类是也"，并总结古法，区分脾痰、热痰、风痰、寒痰、湿痰，分而治之："愚谓古法之治眩运，如半夏白术天麻汤，治脾痰也；二陈汤加黄芩，治热痰也；青州白丸子治风痰、寒痰也；肾着汤，治湿痰也"（《临证指南医案》）。清代李用粹以二陈汤祛痰统治头眩，"先理痰气，次随症治"（《证治汇补》），随证以四君子汤治脾弱气虚者、补中益气汤治脾气下陷者、人参养荣汤治脾肝血虚者等，重视健脾祛痰。此外，明代虞抟私淑朱丹溪，发展了其辨体质论治眩晕的思想，认为肥胖之人与黑瘦之人虽同病眩晕，但由于体质不同而治法有异，其中肥白人眩晕多属痰浊所致，因此"大抵人肥白而作眩者，治宜清痰降火为先，而兼补气之药"（《医学正传》）。

3. 补肾填精

明代张景岳为补肾治疗眩晕的代表，以五福饮、七福饮、左归饮、右归饮等补肾填精，其所创之左归饮、右归饮等，为治疗眩晕的常用方剂。左归饮为补肾阴之剂，壮水之主以制阳光，《景岳全书·卷之五十一德集·新方八阵·补阵》中载"此壮水之剂也，凡命门之阴衰阳胜者，宜此方加减主之。此一阴煎、四阴煎之主方也"；右归饮为补肾阳之剂，益火之源以消阴翳，《景岳全书·卷之五十一德集·新方八阵·补阵》中载"此益火之剂也，凡命门之阳衰阴胜者，宜此方加减主之。此方与大补元煎出入互用"。在治虚的同时，亦需兼顾标证，如张氏所言"当以治虚为主，而酌兼其标……其或有火者宜兼清火，有痰者宜兼清痰，有气者宜兼顺气，亦在乎因机应变然无不当以治虚为先，而兼治为佐也"。清代陈修园虽重视风、火、痰致眩，但认为本病本起于虚，而风火痰为标，"治肾即所以治肝，治肝即所以息风，息风即所以降火，降火即所以治痰"（《医学从众录》），因此在治疗上宗张景岳之法，主张以治肾为本，欲荣其上，必灌其根，方用正元散及六味丸、八味丸等补肾中水火。

明清医家勤求博采，阐幽发微，继承前人理论和实践经验，同时也提出与前人的学术争鸣。纵观各家观点，对眩晕的认识多以肝、脾、肾三脏为切入点，从病因病机、证治各方面对眩晕进行了全面系统的论述和总结。

第二章　眩晕的中医病因病机及诊查要点

眩是指眼花或眼前发黑，晕是指头晕甚或感觉自身或外界景物旋转。二者常同时并见，故统称为"眩晕"。轻者闭目即止；重者如坐车船，旋转不定，不能站立，或伴有恶心、呕吐、汗出，甚则昏倒等症状。

眩晕最早见于《内经》，称为"眩冒"。在《内经》中对本病的病因病机进行了较多的论述，认为眩晕属肝所主，与髓海不足、血虚、邪中等多种因素有关。如《素问·至真要大论》云："诸风掉眩，皆属于肝。"《灵枢·海论》曰："髓海不足，则脑转耳鸣，胫酸眩冒。"《灵枢·卫气》说："上虚则眩。"《灵枢·大惑论》中说："故邪中于项，因逢其身之虚……入于脑则脑转，脑转则引目系急，目系急则目眩以转矣。"《素问·六元正纪大论》云："木郁之发……甚则耳鸣眩转。"

汉代张仲景认为，痰饮是眩晕的重要致病因素之一，《金匮要略·痰饮咳嗽病脉证并治》说："心下有支饮，其人苦冒眩，泽泻汤主之。"至金元时代，对眩晕的概念、病因病机及治法方药均有了进一步的认识。《素问玄机原病式·五运主病》中言："所谓风气甚，而头目眩运者，由风木旺，必是金衰不能制木，而木复生火，风火皆属阳，多为兼化，阳主乎动，两动相搏，则为之旋转。"主张眩晕的病机应从风火立论。而《丹溪心法·头眩》中则强调"无痰不作眩"，提出了痰水致眩学说。明清时期对于眩晕发病又有了新的认识。《景岳全书·眩运》中指出："眩运一证，虚者居其八九，而兼火兼痰者，不过十中一二耳。"强调了"无虚不能作眩"。《医学正传·眩运》言："大抵人肥白而作眩者，治宜清痰降火为先，而兼补气之药；人黑瘦而作眩者，治宜滋阴降火为要，而带抑肝之剂。"指出眩晕的发病有痰湿及真水亏久之分，治疗眩晕亦当分别针对不同体质及证候，辨证治之。此外《医学正传·眩运》还记载了"眩运者，中风之渐也"，认识到眩晕与中风之间有一定的内在联系。

眩晕是临床常见症状，可见于西医的多种疾病。凡梅尼埃病、高血压、低血压、脑动脉硬化、椎-基底动脉供血不足、贫血、神经衰弱等，临床表现以眩晕为主症者，均可参考本节有关内容辨证论治。

一、病因病机

眩晕的病因主要有情志、饮食、体虚年高，跌仆外伤等方面。其病性有虚实两端，属虚者居多，如阴虚易肝风内动，血虚则脑失所养，精亏则髓海不足，均可导致眩晕。属实者多由于痰浊壅遏，或化火上蒙，而形成眩晕。

（一）病因

1. 情志不遂

忧郁恼怒太过，肝失条达，肝气郁结，气郁化火，肝阴耗伤，风阳易动，上扰头目，发为眩晕。正如《类证治裁·眩晕》所言："良由肝胆乃风木之脏，相火内寄，其性主动主升；或由身心过动，或由情志郁勃，或由地气上腾，或由冬藏不密，或由高年肾液已衰，水不涵木，以致目昏耳鸣，震眩不定。"

2. 年高肾亏

肾为先天之本，主藏精生髓，脑为髓之海。若年高肾精亏虚，髓海不足，无以充盈于脑；或体虚多病，损伤肾精肾气；或房劳过度，阴精亏虚，均可导致髓海空虚，发为眩晕。正如《灵枢·海论》所言："髓海不足，则脑转耳鸣，胫酸眩冒，懈怠安卧。"如肾阴素亏，水不涵木，肝阳上亢，肝风内动，亦可发为眩晕。

3. 病后体虚

脾胃为后天之本，气血生化之源。若久病体虚，脾胃虚弱，或失血之后，耗伤气血，或饮食不节，忧思劳倦，均可导致气血两虚。气虚则清阳不升，血虚则清窍失养，故而发为眩晕。正如《景岳全书·眩晕》所言："原病之由有气虚者，乃清气不能上升，或亡阳而致，当升阳补气；有血虚者，乃因亡血过多，阳无所附而然，当益阴补血，此皆不足之证也。"

4. 饮食不节

若饮食不节，嗜酒肥甘，损伤脾胃，以致健运失司，水湿内停，积聚生痰，痰阻中焦清阳不升，头窍失养，故发为眩晕。

5. 跌仆损伤，瘀血内阻

跌仆坠损，头脑外伤，瘀血停留，阻滞经脉，而致气血不能上荣于头目，故眩晕时作。

（二）病机

眩晕之病因虽有上述多种，但其基本病理变化，不外虚实两端。虚者为髓海不足，或气血亏虚，清窍失养；实者为风、火、痰、瘀扰乱清空。本病的病位在于头窍，其病变脏腑与肝、脾、肾三脏相关。肝乃风木之脏，其性主动主升，若肝肾阴亏，水不涵木，阴不维阳，阳亢于上，或气火暴升，上扰头目，则发为眩晕。脾为后天之本，气血生化之源，若脾胃虚弱，气血亏虚，清窍失养，或脾失健运，痰浊中阻，或风阳夹痰，上扰清空，均可发为眩晕。肾主骨生髓，脑为髓海，肾精亏虚，髓海失充，或肝肾阴亏，水不涵木，阴不维阳，阳亢于上，亦可发为眩晕。

眩晕的病性以虚者居多，气虚血亏、髓海空虚、肝肾不足导致的眩晕多属虚证；痰浊中阻、瘀血阻络、肝阳上亢导致的眩晕属实证。风、火，痰、瘀是眩晕的常见病理因素。

在眩晕的病变过程中，各个证候之间相互兼夹或转化。如脾胃虚弱、气血亏虚而生眩晕，而脾虚又可聚湿生痰，二者相互影响，临床上可以表现为气血亏虚兼有痰湿中阻的证候。如痰湿中阻，郁久化热，形成痰火为患，甚至火盛伤阴，形成阴亏于下、痰火上蒙的复杂局面。再如肾精不足，本属阴虚，若阴损及阳或精不化气，可以转为肾阳不足或阴阳两虚之证。此外，风阳每夹有痰火，肾虚可以导致肝旺，久病入络形成瘀血，故临床常形成虚实夹杂之证候。若中年以上，阴虚阳亢，风阳上扰，往往有中风晕厥的可能。

二、诊查要点

（一）诊断依据

头晕目眩，视物旋转，轻者闭目即止，重者如坐车船，甚则仆倒。严重者可伴有头痛、项强、恶心呕吐、眼球震颤、耳鸣耳聋、汗出、面色苍白等表现，多有情志不遂、年高体虚，饮食不节、跌仆损伤等病史。

（二）病证鉴别

1. 中风

中风以猝然昏仆、不省人事，伴有口舌歪斜，半身不遂，失语；或不经昏仆，而表现以口舌歪斜和半身不遂为特征。中风昏仆与眩晕之仆倒相似，且眩晕多为中风先兆，但眩晕患者无半身不遂、昏仆不省人事、口舌歪斜及舌强语謇等表现。

2. 厥证

厥证以突然昏仆、不省人事或伴有四肢厥冷为特点，发作后一般在短时间逐渐苏醒，醒后无偏瘫、失语、口舌歪斜等后遗症，严重者也可一厥不复而死亡。眩晕发作重者也有欲仆或晕旋仆倒表现，与厥证相似，但一般无昏迷不省人事的表现。

3. 痫证

痫证以突然仆倒，昏不知人，口吐涎沫，两目上视，四肢抽搐，或口中如作猪羊叫声，移时苏醒，醒后一如常人为特点。痫证昏仆与眩晕甚者之仆倒相似，且其发前多有头晕、乏力、胸闷等先兆，发作日久常有神疲乏力、眩晕时作等症状表现，故应与眩晕鉴别，其要点为痫证昏仆必有昏迷不省人事，且伴口吐涎沫、两目上视、抽搐、猪羊叫声等症状。

（三）相关检查

测血压，查心电图、超声心动图，检查眼底、肾功能等，有助于明确诊断高血压及高血压危象和低血压。查颈椎 X 线，经颅多普勒检查有助于诊断椎 – 基底动脉供血不足、颈椎病、脑动脉硬化，必要时做 CT 及 MRI 以进一步明确诊断。检查纯音测听、脑干诱发电位等，有助于诊断梅尼埃病。检查血常规及血液系统有助于诊断贫血。

第三章 眩晕的中医治疗

第一节 眩晕的中药辨证论治

一、常规辨证分型论治

（一）从实证治疗

1. 平肝潜阳

此法适用于肝阳上亢类眩晕，多予平肝潜阳类方剂，如天麻钩藤饮、龙胆泻肝汤、镇肝熄风汤等。柳素珍等给予天麻钩藤饮加减进行治疗，经其研究而得知，天麻钩藤饮治疗效果与口服硝苯地平缓释片都具有降压效果且两者的临床疗效相当，表明天麻钩藤饮加减不仅能够有效控制患者的血压，而且还能明显提高患者的生活质量，生活乐观度、心理健康状态、心情舒畅感、日常生活能力、四肢活动能力五项指标都有显著改善。徐添给予中药龙胆泻肝汤治疗，患者的临床症状、体征均有明显改善，有效率达到94.4%。鞠建庆给予镇肝熄风汤治疗，结果显示镇肝熄风汤具有良好的降压疗效，且能改善患者临床症状，能提高降压总有效率和有效降低舒张压。总体而言，天麻钩藤饮、龙胆泻肝汤、镇肝熄风汤等对于肝阳上亢型眩晕具有良好的临床效果，降压效果明显，且能够提高患者的生活质量，让患者身心愉悦，值得在临床中推广与应用。

2. 健脾祛湿化痰

此法适用于痰湿壅盛类眩晕，多给予祛湿化痰类方剂，如给予六君子汤、半夏白术天麻汤等。赵恒懿认为眩晕主要因痰湿中阻与脾胃气虚而起，运用六君子汤为基础方随证加减治疗，治愈36例，好转30例，未愈9例，有效率达到了88.0%。赵彦霞运用半夏白术天麻汤加减治疗原发性高血压，其结果显示治疗组的92例患者中，总有效患者82例，无效患者10例，总有效率为89.13%，说明半夏白术天麻汤加减降压效果显著，具有良好的临床实践意义。总体而言，用六君子汤为基础方随症加减及半夏白术天麻汤对于治疗痰湿壅盛类眩晕具有良好的临床效果，降压效果明显，具有良好的临床实践意义。

3. 活血化瘀

此法适用于瘀血阻滞类眩晕，多给予活血化瘀类方剂进行治疗，如血府逐瘀汤、丹参饮等。刘要武将患者随机分组进行治疗，治疗组给予血府逐瘀汤加减，对照组给予马来酸依那普利片，两组症状、疗效对比，$P < 0.01$，说明血府逐瘀汤具有降低患者血压、改善临床症状的作用。张龙德予丹参饮加味治疗原发性高血压，研究结果显示，有明显改善患者舒张压

的效果，且能改善患者的临床症状。丹参饮不仅对治疗原发性高血压具有较好的疗效，在改善患者的脂蛋白、甘油三酯、胆固醇方面也都具有显著疗效。

（二）从虚证治疗

1. 调补肝肾

此法适用于肝肾亏虚类眩晕，多予调补肝肾类方剂进行治疗，如杞菊地黄汤等。顾大伟等运用杞菊地黄汤治疗肝肾亏虚型眩晕，研究结果显示，在这47例患者中，显效者有29例，有效者有15例，无效者有3例，治疗的总有效率为93.6%。杞菊地黄丸为滋补肾阴的代表方剂，用于原发性高血压效果显著。鞠建庆等临床研究提示即使单独应用杞菊地黄丸也可显著改善高血压患者的中医证候表现。总的来说，杞菊地黄汤对于有效控制患者的血压、改善患者的中医证候，具有临床推广与应用的意义。

2. 补益气血

对于气血亏虚类眩晕，多给予补益气血类方剂进行治疗，如补中益气汤、归脾汤、八珍汤等。孙静采用补中益气汤加减治疗气血亏虚类眩晕，在治疗组60例患者中，显效47例，有效13例，显效率为78.3%，患者的血压与临床症状均具有明显的改善。陈安竹运用加味八珍汤治疗气血亏虚型眩晕，从对100例患者的分析中得知，其对血压、临床症状及体征均有显著改善。通过诸多医家的研究结果可知，补中益气汤、归脾汤和加味八珍汤对于气血亏虚型眩晕都有显著疗效，可在实际临床治疗中进行应用。

（三）经方加减

经方是古代经验方的称谓，其疗效的有无取决于方证是否对应。根据中医"无风不作眩""无痰不作眩""无虚不作眩"理论，结合该病本虚标实的特点，治疗上多采用平肝潜阳、燥湿化痰、益气养血等治疗大法。

1. 小柴胡汤

小柴胡汤由柴胡、黄芩、人参、半夏、甘草、生姜、大枣7味药组成，方中柴胡清透少阳半表之邪，从外而解为君；黄芩清泄少阳半里之热为臣；二者清解少阳经腑之邪热，又能疏肝利胆气机，为和解少阳、表里之主药；人参、甘草益气扶正，半夏降逆和中为佐；生姜助半夏和胃，大枣助参、草益气，姜、枣合用，又可调和营卫为使。诸药共伍，少阳经腑同治，又旁顾脾胃，气郁得达，火郁得发，枢机自利为小柴胡汤的治疗核心。小柴胡汤作为治疗少阳证之主方，具有显著的抗炎保肝、解热镇痛等作用，已成为日本汉方药中产量最大和用量最多的方剂。《伤寒论》中，少阳证可见往来寒热、胸胁苦满、口苦、咽干、目眩、心烦喜呕、不欲饮食、脉弦等。临床上神经系统疾病的病因病机均较为复杂，而这些复杂的神经系统疾病恰好可以利用中医的辨证论治达到良好的治疗效果。目前已有学者发现一些神经系统疾病如抑郁、偏头痛、眩晕等的一些伴随症状与少阳证有很多相似之处，并且运用小柴胡汤治疗可取得较好效果。黄家福等观察小柴胡汤加减方对中风后眩晕患者的疗效，结果发现小柴胡汤加减可通过改善血液流变学对中风后眩晕起到治疗效果。王玉娇等发现眩晕的临床症状多伴有头痛昏重、急躁易怒、口苦口干等少阳经气机不畅导致的症状，因此治疗应以疏利肝胆气机为本，故选用小柴胡汤为主方并随证加减对各原因致眩晕进行治疗并取得较好成效。

2. 五苓散治太阳表虚，水饮内停

《金匮要略》："假令瘦人，脐下有悸，吐涎沫而癫眩，此水也，五苓散主之。"胡希恕先生以"太阳表虚证兼见心下停饮，小便不利者"为五苓散证辨证要点。五苓散治疗脉浮有热，气冲水逆，渴而小便不利者。三焦为人体水液运行的主要通道，若三焦枢机不利，则膀胱气化不利，水道不能蓄水，水饮上犯，而引发眩晕。动物实验证明，五苓散具有对尿液双向调节的作用，即对脱水状态机体呈抗利尿作用，对水肿状态机体则呈利尿作用，体现出五苓散调节水液代谢的能力。故五苓散能够通畅上下升降、内外表里的各处气机，司水液代谢，使气机条达，水行通利，水饮去，枢机利，则脑窍通达，眩晕得消。四川医者汪剑治疗感冒后眩晕、恶心呕吐，伴有血压升高，以五苓散合半夏白术天麻汤加减，仅服1剂，即诸症改善。刘中勇在治疗眩晕时，根据患者头晕、小便不利、下肢水肿、水液代谢异常，同时，伴有口干苦、脉沉弦涩，给予五苓散与小柴胡汤合用，疏利气机，利水通阳，亦见良效。

3. 泽泻汤治心下停饮，上迫头面

《金匮要略》："心下有支饮，其人苦冒眩，泽泻汤主之。"胡希恕先生常以"心下停饮见眩晕，小便不利者"为泽泻汤证辨证要点。方中重用泽泻利水渗湿，使水湿从小便而出，为君药。白术甘苦，健脾益气，利水消肿，助脾运化水湿，为臣药。两药合用，重在利水，兼健脾以制水，为治脾虚水饮内停之良方，降浊阴、升清阳，故而愈冒眩。泽泻汤在临床多用于心下支饮，即里虚胃中有水饮，为水上迫之候。泽泻汤多以合方的形式应用于眩晕的治疗中。李家健探究泽泻汤合半夏白术天麻汤治疗风痰上扰型眩晕的效果，将120例患者分为2组，均进行常规西医治疗，观察组在此基础上用泽泻汤合半夏白术天麻汤进行治疗，结果提示，与对照组相比较，观察组能明显减轻临床症状，缓解病情。何怡、崔书克分别采用通窍活血汤、桂枝茯苓丸与泽泻汤合用治疗水瘀互结型眩晕，均具有良好的临床效果。黄海波对肝阳上亢型眩晕患者均给予柴胡加龙骨牡蛎汤合泽泻汤治疗，持续服用28日，治疗总有效率达94.44%。

4. 真武汤治少阴太阴合病，阳虚水泛

《伤寒论》第82条："太阳病发汗，汗出不解，其人仍发热，心下悸，头眩，身瞤动，振振欲擗地者，真武汤主之。"胡希恕先生认为该方辨证要点为"头晕心悸，下肢浮肿或痛，脉沉者"。此条文所述，真武汤为表不解，心下有水气，未解表兼趋水，而单纯用汗法，汗出伤津液而虚其表，使阳证转阴证，虚极陷于阴，为少阴太阴合病证。太阴脾运化乏力，中阳不足，升降失常，见头晕。邪入少阴，心肾阳虚，阴寒内盛，阳虚水泛，故见心下悸，下肢水肿或痛，脉沉，宜真武汤。方中附子辛温大热，肾得其助，坎阳鼓动，水有所摄；脾得附子，火能生土，水有所归。王小强等抓住患者头昏、夜尿多、胸闷气短、腰膝酸软、脉沉细等症状，皆属肾阳不足、阳不化阴之证机，以真武汤加味，附子用至20 g，合用二至丸取阴中求阳之意，而见良效。毕明义采用真武汤加味治疗功能性眩晕，其中附子15 g，白术30 g，白芍、茯苓各50 g，生姜50~100 g，每天1剂，水煎分3次温服，呕吐严重者去附子，加生姜至 100～150 g。

5. 苓桂术甘汤治中阳不运，痰饮水气内生

《伤寒论》第 67 条："伤寒若吐、若下后，心下逆满，气上冲胸，起则头眩，脉沉紧，发汗则动经，身为振振摇者，茯苓桂枝白术甘草汤主之。"脾胃位居中焦，主运化，为气机升降之枢纽，若脾阳不足，健运失职，则湿滞而为痰为饮。若表不解、里有水饮，水饮伴随冲气上犯，则出现心下逆满、起则头眩；寒饮在里故见脉沉紧。胡希恕先生常以"外寒内饮的头晕目眩、短气、小便不利气上冲者"为苓桂术甘汤方证，苓桂术甘汤治疗气上冲之候的眩晕可有良效。气上冲咽喉或胸，恶心呕吐，心下痞硬，胁下痛，胸胁支满等皆为气冲之候。仲景云："病痰饮者，当以温药和之。"故治以温化中阳，健脾利水。赵德喜治眩晕案，根据患者头晕，小便不利，判断为水气困阻清窍，心悸胸闷、嗳气为气上冲之势，舌体大、苔白腻、脉沉滑、大便不成形为中阳不足，不能运化水湿。以苓桂术甘汤原方加石菖蒲、郁金、三七粉、红景天等，服用 7 剂后，患者自觉头晕头昏明显好转。

6. 桂枝汤

中医学理论认为眩晕之症，病位在脑，其病机为风火痰瘀所致，主要和肝脾心肾相关，在临床上主要以虚症为主。采用桂枝加葛根汤予以治疗，可有效改善微循环障碍引发的眩晕症状，改善患者血流情况。有学者采用桂枝加葛根汤治疗椎 - 基底动脉供血不足导致的眩晕，其效果优于氟桂利嗪。说明桂枝加葛根汤加减治疗椎 - 基底动脉供血不足引发的眩晕效果显著，具有较好的临床应用价值。

7. 旋覆代赭汤

本方具有化痰降逆、益气补虚之功。方中旋覆花性温而能下气消痰、降逆止嗳，为君药；代赭石质重而沉降，善镇冲逆，但味苦气寒，故用量稍小为臣药；生姜于本方用量独重，寓意有三，一为和胃降逆以增止呕之效，二为宣散水气以助祛痰之功，三可制约代赭石的寒凉之性，使其镇降气逆而不伐胃，半夏辛温，祛痰散结，降逆和胃，并为臣药；人参、炙甘草、大枣益脾胃，补气虚，扶助已伤之中气，为佐使之用。诸药配合，共成降逆化痰、益气和胃之剂，使痰涎得消，逆气得平，中虚得复，则心下之痞硬除而嗳气、呕呃可止。可据患者主要症状、发病机制、脏腑之间生克制化关系加减，效果十分明显。旋覆代赭石汤药物成分中的旋覆花能够化痰、降逆，代赭石则具有下气降逆、平肝息风等功效，半夏和生姜对旋覆花的化痰功效有促进作用，党参和大枣可以补中助运，炙甘草对其他药物具有调和的作用，磁石则具有聪耳振聋，促进代赭石祛痰利尿、平肝定眩等功效。赵继文运用旋覆代赭汤治疗眩晕，旋覆代赭汤的药物成分主要有旋覆花 15 g[包煎]，代赭石 30 g[先煎]，磁石 30 g[先煎]，泽泻 30 g，潞党参 10 g，人参 15 g，半夏 10 g，炙甘草 10 g，生姜 25 g，大枣 12 枚。加减：眩晕严重者加天麻 15 g，白蒺藜 12 g；呕吐严重者加吴茱萸 5 g，丁香 5 g，减党参；耳鸣严重者加石菖蒲 10 g，郁金 10 g；阴虚阳亢者加玄参 20 g，天冬 20 g，生地 20 g，生石决明 30 g；痰浊阻滞壅盛者加陈皮 10 g，茯苓 24 g，胆南星 10 g；气虚者加黄芪 30 g，白术 15 g，升麻 6 g；伴有失眠者加炒枣仁 12 g，夜交藤 30 g；伴有腹泻者加炒白术 12 g，生薏苡仁 15 g，熟薏苡仁 15 g。临床疗效显著。李宗强应用旋覆代赭汤治疗眩晕、呕吐为主症者 19 例，疗效满意。其中神经官能症 11 例，梅尼埃病、高血压、癔症及脑膜炎后遗症各 1 例，慢性胃炎2例，胃溃疡2例。一般6~10剂见效，13例眩晕、呕吐俱止，4例眩晕减轻或仅有一症消失，2例无效。

（四）自拟方剂

临床上有许多医家在治疗眩晕时自拟出许多有效方剂。

韩天生等运用自拟温阳利水舒经方（温阳利水舒经方的主要成分包括白术15 g，茯苓10 g，附子^{先煎}10 g，白芍15 g，桂枝10 g，人参10 g，葛根30 g，川芎10 g，炙甘草10 g，泽泻15 g，水煎服）治疗眩晕，取得显著的临床治疗效果。温阳利水舒经方，作为一种纯中药复方药剂，通过以中药调理的方式对患者的眩晕实施治疗，主要利用茯苓、丹参与附子等10种药物进行温和治疗，能有效地降低患者的血压数值，起到扩张患者血管与增快患者血液流速的作用。与此同时，采取温通阳气和化气利水的治法，从调整患者机体功能着手实施治疗，能很好地改善患者眩晕病的临床症状，减少患者并发症的发生，最终达到促进患者康复的目的。

王净净教授依据《景岳全书·眩晕》"无虚不作眩""眩晕一证，虚者居其八九，而兼火兼痰者，不过十中一二耳"，以及明代虞抟提出的"血瘀致眩"理论，以气虚血瘀作为眩晕的最主要病机和出发点，在多年临床经验中总结经验方。用自拟眩晕定方治疗气虚血瘀型眩晕，总有效率为96.7%。在改善气虚血瘀型眩晕症状方面与对照组相比，差异有统计学意义（$P < 0.05$）。其方药组成为黄芪、当归、川芎、党参、葛根、赤芍、地龙、丹参等。方中党参、黄芪健脾益气，地龙通经活络，当归、川芎、丹参、赤芍行气活血，气血调和，经脉通畅，可收"通则不眩"之功，共奏益气活血、化瘀通络之功效。现代药理研究证实：黄芪有扩张血管的作用，能改善血液循环及营养状况；川芎中的川芎嗪，大剂量能扩张血管，促进血液循环，降低血黏度；葛根中的葛根素能明显改善细胞变形能力，降低血黏度，解除红细胞聚集性，分解血浆纤维蛋白原及防止血小板凝集等，同时具有扩张冠状动脉和脑血管的作用，可降低心肌耗氧，并有活血化瘀、改善微循环的作用，葛根黄酮有增加脑血流量、降低血管阻力的作用；丹参、赤芍均有降低血液黏稠度、抗血小板聚集、改善脑循环的作用。诸药合用能明显改善中医证候，改善脑循环血流量，降低血脂，改善血液流变学指标，有疗效确切、标本兼治等特点。

薛保国等采用自拟止眩方治疗脑卒中后眩晕76例，自拟止眩方的治疗效果明显优于西药对照组，说明本方能够明显改善脑卒中后眩晕的症状。其药物组成为生地20 g，牡丹皮20 g，钩藤20 g，山药25 g，山萸肉20 g，当归25 g，珍珠母20 g，野菊花25 g，地龙20 g，杏仁20 g，制半夏18 g，酸枣仁20 g，僵蚕18 g，胆南星18 g，水蛭18 g，土鳖虫20 g，葛根25 g，丹参25 g，天麻20 g，三七20 g，全蝎12 g，川芎10 g。研末，装0号胶囊（每粒约0.5 g），每次5粒，每日3次，温开水送服，根据症状及用药反应适当增减。10天为1个疗程。研究所选用止眩方中天麻、钩藤、珍珠母、牡丹皮、野菊花平肝潜阳，清火息风；生地、山药、山萸肉滋养肝肾，益精填髓；制半夏、胆南星、杏仁、葛根化湿祛痰，健脾和胃；丹参、三七、川芎、地龙、僵蚕、水蛭、土鳖虫、全蝎祛瘀生新，活血通窍；党参、白术、黄芪、当归、酸枣仁补益气血，调养心脾。诸药相伍，共奏滋补肝肾、化痰通络、活血祛瘀之功，使瘀浊得消，虚者得补，升降有序，脑髓充盛，则眩晕自止。从现代药理研究看，天麻具有保护脑细胞、抗眩晕、改善记忆、降压等作用；钩藤具有降压、抑制血小板聚集及抗血栓形成等作用；地龙具有显著的抗凝血、溶解纤维蛋白和激活纤溶酶原作用，能有效抑制血栓形成和溶解血栓。而脑卒中后患者大多呈血小板聚集、血栓形成倾向。故本方能有效缓解脑卒中后眩晕症状。

（五）国医大师用药特色

1. 国医大师张琪

（1）祛风以平肝息风治肝阳上亢型眩晕："无风不作眩"，运用风药以平肝息风。《素问·至真要大论》言"诸风掉眩，皆属于肝"，指出眩晕与肝风关系密切，历代多数医家也认为内伤伤肝，肝风内生，故有"风气通于肝"之说，故肝风是眩晕的常见病机，张琪在肝阳上亢型眩晕中多选用天麻钩藤饮加用全蝎、僵蚕等虫类风药，虫类风药因其善于走窜，走而不守，引药上行和引药达表，从而使肝平风息，达到治眩晕的目的。

（2）祛风以补益气血治气血亏虚型眩晕："无虚不作眩"，运用风药以补益气血。《景岳全书》载"眩运一证，虚者居其八九，而兼火兼痰者，不过十之一二耳"，指出眩晕多见于虚证，为髓海不足，或气血亏虚、清窍失养而发为眩晕。《脾胃论·脾胃虚实传变论》曰"脾胃一伤，五乱互作，其始病遍身壮热，头痛目眩"，指出眩晕可由脾胃虚损引起。脾胃虚弱，或饮食不节，伤及脾胃，由于脾不升清、谷气下流，湿及虚火内生，日久化风。张琪认为在补虚时酌加防风、桂枝、天麻等风药，可以升提阳气，因流动之品可以防止补益药呆补壅滞之弊端，起到引经报使之效。风药虽无补益作用，但取风药轻清上浮、辛散走行的性质，配伍补益药物，可调理气机、开发玄府，增强补益药的功效。

（3）祛风以活血化瘀治瘀血阻窍型眩晕："无瘀不作眩"，运用风药以活血化瘀。《神农本草经》中记载风药具有活血作用。李东垣在《医学发明》中言："凡治风之药皆辛温，上通天气，以发散为体。"现代医家也有认为"治血先治风，风去血自通"，运用风药治疗血瘀证取得良效。张琪在治疗瘀血阻窍型眩晕时常在通窍活血方中酌加荆芥、桂枝等风药，因荆芥性味辛温，升散走窜，多轻扬上行，走而不留，能畅达气血；桂枝性味辛甘温，可治因寒凝血滞而导致的瘀痛证，达到疏通血络的作用。

（4）祛风以燥湿祛痰治痰浊上蒙型眩晕："无痰不作眩"，运用风药以燥湿祛痰。《丹溪心法》云："痰之为物，随气升降，无处不到。"痰形成后，随气机升降流注全身，无所不到，可发为眩晕。当人体内有痰湿之邪时，容易上扰清窍，使清窍不利而致眩晕。风药有辛香之性，辛能散湿，香可醒脾，燥可化痰，风能胜湿，散湿最速。张琪常在方中加用独活、羌活、防风等风药。羌活善祛上焦湿邪，独活善祛下焦湿邪，二药相合，祛除留滞肌肉、关节、经络等部位的风湿之邪。防风升发疏散可祛风，配加独活、羌活，能除伏风又可芳化湿浊。

（5）祛风以补肾填精治肾精不足型眩晕："肾虚生风，以风药平之"，运用风药以补肾填精。《灵枢·海论》言："脑为髓之海……髓海有余，则轻劲多力，自过其度；髓海不足，则脑转耳鸣，胫酸眩冒目无所见，懈怠安卧。"肾精不足，髓海空虚，脑失所养，则发为眩晕。张琪治疗此型多选用左归丸加草木类风药羌活。羌活味辛，性温，入肾经，有补肾通督、以通助补之效。

2. 国医大师刘祖贻

国医大师刘祖贻提出脑系疾病六辨七治体系，认为脑系疾病多由外邪、痰、瘀、气郁、内风、正虚引起，眩晕是脑系疾病中常见的一种疾病，发作痛苦，常伴有恶心、呕吐等不适症状，刘祖贻结合自身临床经验对眩晕一病则主张以风、痰、瘀、虚为主，于辨证的基础上根据患者病机增加相关辛味药品，可起到事半功倍的效果。眩晕的根本病因是肾中精气的运行发生障碍，刘祖贻的"脑髓阳生阴长"理论基础，认为肾中阳气及精气的激发、蒸腾，可使脑中清阳充沛，脑髓充盈，故配合少量升阳功能的辛味药可进一步协助肾精的上承以充养脑髓；辛甘之品相伍，《内经》云"辛甘发散为阳"有助于阳气的生发；并且辛味之品与苦味之品相伍起到辛开苦降之用，能够打开瘀血或痰饮之结，并将脑中代谢废物或病理产物下排出脑，使得清气上升有路，浊气能够下降，做到"清气在上，浊气下降"，则不致生头晕、飧泄之病。且刘祖贻认为"脑病虽有六因，但重在内风、瘀血与正虚"，而瘀血的消除需要借助辛味药品中的活血化瘀之品，如川芎、郁金、桃仁之属；后世医家提出"久病入络"，络脉瘀阻，需要辛味药中之虫类药如全蝎通络。

3. 国医大师张学文

国医大师张学文运用活血化瘀法治疗眩晕的经验。张学文认为眩晕的发病基础为脑失充养、髓海不足，病理因素为风、火、痰、瘀、虚，其中瘀血起着关键作用。故临床在其他治法基础上擅用活血化瘀法治疗眩晕，主要治法包括清肝泄热，活血化瘀法；平肝潜阳，息风活血法；祛风化痰，活血化瘀法；滋补肝肾，活血化瘀法；健脾益气，养血活血法。张学文认为脑失充养、髓海不足是发病的基础，邪气、情志、痰浊、瘀血、劳倦、虚损等是诱发因素。其病机复杂，常有气虚、血虚、肝肾亏虚、痰浊内阻、外风、内风、肝阳上亢、血瘀。偏寒偏热，有虚有实，标本虚实各异。张学文认为每一病机必有血瘀证，每种病机均可致瘀。只要临床上见到患者唇舌暗，或舌尖瘀斑，或舌下络脉迂曲，有瘀点、瘀斑或瘀丝，脉细涩者均当辨为血瘀兼证。在其他治法基础上使用活血化瘀之法，能收到事半功倍之效。在活血化瘀药物的选用上，眩晕与脑关系密切，病位在上，张学文多选用川芎理气活血、通窍，用川牛膝引血下行，活血化瘀；尤擅长用丹参，丹参性寒味苦，既活血祛瘀，活络通痹，推陈致新，行而不破，达脏腑百骸，又可安神除烦，解毒凉血，消肿止痛，排腐生肌。《医宗金鉴》载："瘀血停滞……神经眩运。"明代虞抟曰："眩目者，胸中有死血迷闭心窍，宜行血清心。"杨仁斋曰："瘀滞不行，皆能眩晕。"瘀血消除，气血畅通，清窍得养，眩晕自解，故可谓"治晕先治血，血行晕自灭"。

4. 国医大师颜正华

国医大师颜正华认为，眩晕一病的发生与肝、脾、肾三脏的功能失常密切相关，而三者中又与肝的关系最为密切。肝五行属木，其性升发，喜条达而恶抑郁，主疏泄气机，调畅情志。若肝失疏泄，则升降失度，出入无节，病及清窍，则致眩晕发作。再者，肝为刚脏，体阴而用阳，全赖阴血养润，而阴血易枯，故肝风易动。如肝之疏泄功能失常，相乘于脾，则脾失健运，气血生化乏源，气血不足，不能上养清窍，亦可引起眩晕。此外，肝肾同源，若患者年事已高，先天之本渐衰，日久而致水不涵木，肝失濡养，肝阳上亢，亦可引起眩晕。颜正华认为，眩晕的病因病机虽多变，但总以虚实为纲。虚为病之本，实为病之标。然虚有气虚、血虚、阴虚、阳虚之分，实有风、火、寒、湿、瘀、痰之别。它们既可独见，亦可并见。临床所见之证往往虚实错杂。因此，临床诊断眩晕应详加辨析，抓住病因病机的关键所在。一般而言，病程久者多偏于虚，虚者以精气虚者居多，精虚者宜填精益髓，滋补肾阴；气血虚者宜补气养血，滋养肝肾。病程短者多偏于实，实证以痰火者多见，痰湿中阻者，宜燥湿化痰；肝火亢盛者，宜清肝泻火；肝阳上亢者，宜平肝降逆。总体而言，本病的发生多以阴虚阳亢者居多，治疗当以滋阴潜阳为要。颜正华治疗眩晕证属肝阴不足，肝阳上亢者，自创经验方——潜降汤，收效甚佳。潜降汤具体药物组成：熟地 15 g，白芍 12 g，生石决明 30 g（打碎，先下），生牡蛎 30 g（打碎，先下），茯苓 10~30 g，丹参 12~15 g，益母草 15 g，怀牛膝 12~15 g，夜交藤 30 g，白菊花 10 g。方中熟地甘而微温，善滋阴养血固本，治阴血亏虚之证；白芍苦酸微寒，善养血敛阴，平肝柔肝，治肝阳上扰清窍而致之眩晕；二药共为君药，奏滋补阴血、平抑肝阳之效。石决明质重咸寒，善清肝火、养肝阴、潜肝阳；生牡蛎质重而咸涩微寒，善益阴潜阳，又能镇心安神；两药共为臣药，既助君药补阴潜阳，又能镇心安神。茯苓甘平，宁心安神、健脾；丹参微寒，清心安神活血；牛膝补肝肾而引火引血下行；益母草微寒，清热利水、活血化瘀；四药共为佐药，既助君臣药潜肝阳、补肝肾、定神志，又引火引血下行以消眩晕。白菊花微寒，能平抑肝阳、清利头目；夜交藤性平，可养心安神、祛风通络；二药共为使药，一则平抑肝阳、养心安神，二则引药入心肝二经。诸药合用，滋阴平肝、潜阳安神效宏。颜正华临证凡遇肝肾阴虚、肝阳上亢之眩晕，每每投用潜降汤，并注重随症加减。如兼食欲不振者，去熟地，加制何首乌 15 g，陈皮 10 g，炒麦芽 10 g；兼耳鸣者，加磁石 30 g；兼腰痛者，加杜仲 10 g，桑寄生 30 g；兼盗汗者，加五味子 6 g，浮小麦 30 g；兼大便黏滞不爽者，加决明子 30 g，全瓜蒌 30 g；偏于阴虚火旺者，去熟地，加生地 15 g，麦冬 15 g；肝火偏旺，症兼急躁易怒、目赤者，加龙胆草 6 g，夏枯草 15 g；头痛较重者，加白蒺藜 12 g，蔓荆子 12 g，川芎 10 g；眩晕较重者，加天麻 6~10 g，钩藤 15 g；失眠较重者，加炒枣仁 30 g，生龙骨、生牡蛎各 30 g，夜交藤 30 g。

第二节 眩晕的中医适宜技术治疗

一、毫针针刺

针刺作为中医特色疗法中的一部分，不良反应小，操作简单，治疗方便，人们越来越重视针刺在治疗疾病方面的作用。针灸具有疏通经络、调和气血的作用。针灸治疗眩晕时也应根据患者的证型采用不同的取穴，眩晕病分为气血不足、肝肾亏虚两类虚证，肝阳上亢、痰湿中阻、瘀血内阻三类实证。针灸治疗眩晕的基本穴为风池（双）、风府、颈夹脊穴、肩井（双）、身柱、昆仑。其余则根据辨证具体情况加减。

（一）气血不足型

脾胃乃后天之本，气血生化之源。故后天脾胃虚弱和先天禀赋不足之人，易患此型。临床上主要表现为眩晕，动则甚，遇劳发，神疲纳减，面色少华，心悸气短，不寐，舌淡、苔少、质胖，脉细弱或虚大。针对此证型，陈教授重视在针灸治疗眩晕的基本穴上配伍足三里、三阴交、气海、脾俞、胃俞，补益气血，调理脾胃。后天之本得固，气血充足，上充于脑，脑窍得以濡养，症状必将有所改善。

（二）肝肾亏虚型

肾精亏虚，不能生髓充脑。《灵枢·海论》曰："髓海不足，则脑转耳鸣，胫酸眩冒，目无所见。"年迈肾精亏虚、积劳过度及先天禀赋不足之人易患此证。临床上常表现为头晕目眩、精神倦怠、失眠多梦、腰膝酸软、发落耳鸣、舌瘦或嫩红、苔少或无苔、脉弦细或弱或细数，或兼见头痛颧红，咽干津少，形体消瘦，手足心热，胸闷心烦，或兼见面色惨白或黧黑，手足不温，苔白或浊苔，脉弱且尺甚。针对此证，可加用肾俞、肝俞、太溪和三阴交，滋补肝肾，培元固本。

（三）肝阳上亢型

肝为风脏，因精血衰耗，水不涵木，木少滋荣，故肝阳偏亢。肝阳上扰清窍，继而引发眩晕。陈教授认为，现代人因工作压力过大，生活节奏太快，易导致情志失调，肝阴不足，肝阳上亢，出现眩晕、头痛等。治则应为平肝潜阳，滋肾柔肝，调和阴阳，常规取穴配伍印堂、太阳、阳陵泉、悬钟、太冲、太溪。

（四）痰湿中阻型

《丹溪心法·头眩》中阐述眩晕"属痰者居多，盖无痰不能作眩也"。痰湿中阻，多因饮食不节，或忧思劳倦，伤及于脾，健运失司，水谷不化，湿聚生痰，或肝气郁结，气郁湿滞，酿生痰浊。针对此证，在常规取穴基础上配伍中脘、丰隆、阴陵泉等穴。

（五）瘀血内阻型

北宋杨仁斋首倡"瘀滞不行，皆能眩晕"之说。痰瘀交阻上扰，久病致津血亏耗，继而留滞而生痰瘀，瘀血内阻，经络不通，气血不能上荣于脑。当以"调和气血，活血化瘀"为治则。针对此证，在基本穴上配伍膈俞、血海、阿是、合谷、太冲等穴。

蔺耐荣汇总分析针灸治疗眩晕的古代文献，总结针灸治疗眩晕的选穴规律，发现在选穴方面，单穴选用频次前10位的穴位分别是风池、神庭、囟会、束骨、上星、后顶、阳谷、天柱、前顶、足临泣，配穴选用频次前10位的穴位分别是支正、飞扬、昆仑、百会、风池、足临泣、申脉、阳谷、肝俞、前顶。单穴和配穴使用频次前10位的腧穴归经都集中于足少阳胆经、督脉、足太阳膀胱经、手太阳小肠经4条阳经经脉，说明古代医家治疗眩晕主要选择阳经经脉腧穴。"诸风掉眩，皆属于肝"，可见足少阳胆经与足厥阴肝经互为表里经，可以同治表里经的疾病，且足少阳胆经循行过头面部，根据"经脉所在，主治所及"，可见足少阳胆经的穴位可治疗眩晕病。督脉为"阳脉之海"，《难经·二十八难》："督脉者，起于下极之俞，并于脊里，上至风府，入属于脑。"督脉与脑关系密切，刺激督脉穴位能激发督脉阳气，使阳气振奋，起到治疗眩晕的作用。《内经》认为风邪上犯脑窍引起眩晕，而足太阳膀胱经主一身之表，能抵御外邪，其经脉上的背俞穴是五脏六腑之气输注之处，故针刺膀胱经穴位，不仅能祛邪，还能调节五脏六腑经气，从而起到治疗眩晕的作用。手太阳小肠经循行亦过头面部，根据"经脉所过，主治所及"及五行相生相克理论，手太阳小肠经五行属火，胆经属木，火为木之子，故选择与胆经互为母子经的手太阳小肠经穴位治疗眩晕。

刘立公等研究表明，风池、神庭、囟会、束骨、上星、后顶、阳谷、天柱、前顶、足临泣、支正、飞扬、昆仑、百会、申脉均具有明目、清头健脑功效，肝俞具有祛风明目功效，而具有明目、清头健脑、祛风功效的穴位均可治疗眩晕。王萍治疗 60 例眩晕患者，采用辨证论治的方法，对于不同证型的眩晕，选取不同穴位的针刺治疗，治愈 44 例，好转 12 例，无效 4 例，总有效率为 93.33%。潘氏研究发现，针灸治疗 70 例气血亏虚型颈源性眩晕的患者，总有效率达 94.29%。针刺治疗眩晕可获得较好疗效，具有较高的临床应用价值，无毒副作用，安全有效。李勇等通过针刺颅底组穴风池、天柱、颈夹脊穴，配合热敏灸治疗颈源性眩晕，1 个月治疗有效率为 93.33%，比单纯针灸治疗的有效率高 20%，表明针刺、灸法配合应用能够有效提高治愈率。除了针刺、灸法配合，针药配合、针灸与推拿配合应用，都可以有效提高治愈率。陈教授在临床中常选取百会、听会、绝骨及头针督三针、双侧晕听区，配合中药半夏白术天麻汤治疗梅尼埃病，这种治法能够从病因入手、内外兼调，取得较好的临床疗效。朱伟采等用银质针针刺上项线至乳突根部外侧，枕外隆凸经下项线至乳突尖部外侧，配合推拿风池、肩井、百会、阿是穴治疗 2 周，有效率为 95.51%，治疗前后 TCD 检查结果显示椎 – 基底动脉平均血流速度及血管搏动指数得到显著改善。范玉江等将 96 例良性阵发性位置性眩晕患者随机分为治疗组和对照组，两组均给予相应的手法复位治疗，治疗组在此基础上予针刺治疗，选用双侧风池、百会、太阳、天柱、完骨，患耳侧听宫、中渚，结果显示治疗组的有效率较对照组更高，证实了针刺治疗耳石症眩晕的临床疗效。

二、艾灸疗法

艾灸疗法治疗眩晕涉及温和灸、隔物灸、化脓灸和电子灸，治疗类型包含肝阳上亢型、肾精不足型、气血亏虚型和痰浊中阻型等多种证治分型，艾灸疗法操作便捷、疗效显著、价格低廉，对人体各个系统均有良好的双向调节作用，在疾病的预防保健和治疗上疗效突出。艾灸疗法治疗眩晕不仅对血压有着良好的调控作用，而且可对中风有一定的预防作用。

杨春认为眩晕的病位在肝、脑，病因属风、属虚，为外邪乘虚所致。百会在头顶与肝经相连，如《灵枢·经脉》所述："足厥阴肝经……循面入目，上出额与督脉会于巅部百会穴。"而灸用艾叶气味芳香，具有醒脑开窍、温经通络、行气活血、祛湿逐风寒、回阳救逆、防病保健之功效，故本病采取艾灸百会，使人体气血调和，达到扶正祛邪之目的，收到较为满意的疗效。

王涵等认为百会具有祛风潜阳、补髓益血、升清降浊之功，能消除眩晕的多种病因，所以为治眩晕要穴。《内经》中称："巅顶之上，惟风可到。"《素问·太阴阳明论》："伤于风者，上先受之。"风为阳邪，易袭阳位，风亦易通过经脉侵犯于脑而致头晕。正如《针灸大成》中《行针指要歌》的"或治风，先针百会风府中"之理，百会为督脉经穴，位于阳之会，可疏散风邪，治外风；百会又为肝脉所络之处，灸之既能潜镇浮阳，又能振奋清阳，可治内风。百会是百脉朝会之穴，有输出输入、宣通气血的功能。头为"诸阳之会""清阳之府"，又为髓海所在，凡五脏精华之血，六腑清阳之气，皆上注于头。百会位于颅顶中央，重灸百会则有加强升阳补虚、升清阳醒神之功。痰浊中阻，清阳不升，不能濡养清窍而眩晕，百会又名三阳五会，具有升阳豁痰、降浊开窍之作用。可见灸百会可以补虚，又能使风消、痰化、潜镇浮阳，从而使肝风痰火不能蒙蔽清窍，达到治疗眩晕的目的。总之此法治疗眩晕适宜临床借鉴。

陈树东运用艾灸治疗眩晕独取一穴，疗效明显。随着社会的发展，患者对美观的要求临床上也尝试改良的方法。如用艾条代替艾炷，于穴位上置 3～5 层厚的纸巾，点燃艾条用中等力度下压艾条，注意纸巾是否被烧透；也可以用隔姜灸法，将鲜姜片切成薄片上穿数孔，同样用艾条压灸，患者的症状也可得到缓解，也解决了灸痂带来的美观问题。同时认为现代医学中的耳源性眩晕、脑动脉硬化、高血压、贫血、神经衰弱及某些脑部疾病均可导致眩晕，其病因跟气血功能紊乱有着密切的关系，也可考虑采取本法。

三、穴位贴敷

穴位贴敷治疗法是中医学的一种较为常见的治疗方法，是以中医经络学为治疗依据的治疗方法，临床效果明显，且不良反应较小，一般是将药末放置于膏药上，然后再将膏药贴敷于穴位上，此治疗方法是一种无痛的治疗方法，且不会引起其他的不良反应和并发症，所以深得患者喜爱。中药穴位贴敷不但疗效显著，且药效持久，具有较好的治疗效果以提高患者生活质量。在治疗的过程中通过穴位敷贴，药效可直接穿透皮肤作用于经脉，并且摄于体内，融入津液之中，故可增加局部的药物浓度，进而保证治疗效果，达到内外兼治的目的。另外涌泉是足少阴肾经之井穴，在其上敷贴中药具有宁神、清肾、醒厥的效果，对头痛、头晕、昏厥及癫证具有较好的治疗效果。穴位敷贴疗效较好的原因在于，通过敷贴，药物可对穴位产生刺激，进而有效抗御病邪、疏通经络、协调阴阳、调理气血，还可使得药物直达病灶，疗效确切，对人体具有较好的调节作用，并且该治疗方法安全性较高、操作较为简便、成本相对较低，可有效行气活血、平肝潜阳、滋阴补肾。龚青春采用穴位贴敷治疗眩晕患者100 例，根据患者的不同证型，采用不同的穴位于双侧进行穴位贴敷：阳虚阳亢型，取太阳、三阴交、曲池、足三里、合谷；气血不足型，取太阳、涌泉、曲池、气血、足三里；肝火亢盛型，取太阳、太冲、曲池、合谷、风池；痰瘀互结型，取太阳、太溪、曲池、丰隆、合谷。每次贴24 小时，每日 1 次，次日相同时间点再贴，1 周为 1 个疗程，共安排 2 个疗程治疗，结果显示穴位贴敷对于眩晕的治疗疗效显著。钱凤华为探讨眩晕采用穴位贴敷法治疗的效果，将 52 例眩晕患者作为研究对象，将其随机分为两组，各 26 例，对照组实行门诊非穴位敷贴，给予患者饮食护理，同时加强用药护理与指导。观察组实行病房穴位敷贴，选取大椎、内关、涌泉及风池进行贴敷，药物组成为冰片 20 g，枳实 30 g，菊花 30 g，夏枯草30 g，牛膝 50 g，白芍 50 g，知母 50 g，生地 60 g，天麻 60 g 及田七粉 60 g。将以上诸药打磨成细粉末之后混匀，放于干燥处备用，将穴位进行消毒处理之后取药 5 g，并用蜂蜜进行调制，呈糊状之后将其搓成丸状，并放置于贴膏内，然后将贴膏贴于穴位处，每次贴敷的时间为 6~8 小时，贴膏需要 24 小时更换 1 次，治疗 4 周为 1 个疗程。结果发现观察组眩晕评分及血压状况与对照组相比较低，VSS-C 评分与对照组相比较高，差异有统计学意义（$P < 0.05$）。刘威等采用清眩散日 1 次颈部贴敷，每次约 30 分钟，循环缺血性眩晕 30 例治疗后，临床效果显著。

许多研究资料表明，药物敷于体表或煎汤浸泡身体某部位，不经口服，不会被消化液破坏，通过弥散、穿透而吸收入血液产生全身效应，治疗效果较好。黄连味苦性寒，有泻火、引血下行之功效，吴茱萸为常用温里药，但外用时，因其有辛苦之性，具有降火之功，如《本草纲目》记载："其性虽热，而能引热下行，盖亦从之义。"可见，吴茱萸的降逆作用，既可用于阴虚阳亢，也可用于火热炎上，而能"引热下行"。《先醒斋医学广笔记·吐血》指出："宜降气不宜降火。气有余即是火，火降则气降，血随气行，无溢出上窍之虞矣。"即是为吴茱萸苦降，治疗上部火热病证提供了理论依据。所以，使用吴茱萸敷贴涌泉，可以起到调节血压的功效。涌泉为足少阴肾经之井穴，具有清肾、宁神、醒厥之功效，可引上越之浮阳下归其宅，主治头晕、头痛、癫证、昏厥等证。所以，使用黄连、吴茱萸敷贴涌泉，可以起到平肝泻火、引火归元的功效。肝火下行，经络得通，故头晕、头痛症状得以缓解。

四、耳穴压豆

中医护理操作中，刺激耳部穴位具有调节全身内脏功能、平衡阴阳、镇静止痛的作用，以耳穴埋豆法最为常见。将王不留行籽固定在特殊穴位上能够调节阴阳平衡、脏腑气血，缓解眩晕症状。通过中医辨证判断疾病证型，再根据辨证取相应的穴位，不同的取穴方法治疗效果也有所偏差，有 Meta 分析结果显示，通过耳穴埋豆的方法改善患者的眩晕症状效果较好，实施耳穴埋豆治疗后患者 VSS-SF 分值较治疗前降低，且眩晕程度和临床疗效都有显著改善。人体耳部血管、淋巴、神经分布丰富，且与大脑皮质及各脏腑功能联系密切，一旦人体组织、器官或脏腑出现异常，相关病理便可经由体液、经络或神经反应于相应的耳部穴位，因此，治疗耳部可保健祛病。耳穴埋豆疗法属于中医物理疗法之一，该疗法通过按压王不留行籽于耳部穴位上，对穴位形成刺激，经经络传导，以调节内分泌及阴阳、脏腑功能，从而实现防治疾病的目的。眩晕常用穴中，交感主治自主神经功能紊乱、心绞痛、胃肠痉挛，降压沟主治高血压，两穴协同，可镇静降压；内分泌是调节内分泌系统功能的主要穴位之一，在眩晕的治疗中，能够对脑垂体起到良好的调节作用；神门为手少阴心经穴位之一，主治心痛、惊悸、痴呆等心与神志病症，同时还用于高血压、胸胁痛等疾病的治疗；皮质下主治痛症、神经衰弱等，对肾气亏虚者具有疏经行血、健脾益肾的功效；枕穴则主治昏厥、头痛，有通经活络的作用；心穴主治神经衰弱、心律不齐，脾为生痰之源，主治水湿内停及瘀血内阻，可理气疏肝，二者合穴，调和营血、安神宁心；肾穴为脏腑气之根本，肝肾合穴，可平肝息风、补益肾气、调节机体阴阳；上述穴位协同，起平肝潜阳、缓解头痛、降压止眩、镇静安神之功效。龚婷等将 64 例患者作为研究对象，并依照随机硬币法将其分作 2 组：西药组和联合组各 32 例。治疗后，联合组患者收缩压、舒张压水平及临床证候积分均低于西药组；联合组患者眩晕症状消失时间短于西药组（$P < 0.05$）。且认为产生原因有以下几点：耳穴埋豆可有效疏通患者经络，促进其气血运行通畅，进而改善头晕症状；且多个

耳穴的按压刺激，能够有效调节人体消化、神经、呼吸系统功能及自主神经功能紊乱状态，从而调理阴阳脏腑，疏经通络，镇静神经，改善眩晕及其他临床症状。何成辉等采用耳穴埋豆疗法联合半天定眩汤治疗眩晕患者 38 例，结果发现耳穴埋豆联合半天定眩汤组效果明显好于单纯半天定眩汤组。

五、刺络拔罐

刺络拔罐治疗眩晕，主要是对于颈源性眩晕的治疗，中医学将颈源性眩晕归为项痹、眩晕等范畴，认为该症发病部位在督脉与足太阳、足少阳的循环范围中，并指出患该症者均存在劳损、体虚而脑髓空虚失去濡养，复感风寒湿邪或其他不良病症而出现颈部静脉瘀阻与寒凝血滞的情况，使机体气血被阻而不能上行以荣清窍，随后便造成颈源性眩晕。通常该症患者多为虚证型，并极易出现晕针、针灸高度恐惧感的不良情况。《素问·血气形志第二十四》所描述的机制指出：人体颈项部主要循行脉络为足太阳膀胱经，治疗时需根据祛邪散寒、除湿消肿、行气活血、温经疏络、止痛镇痛等机制。近年亦有多个资料显示，刺络放血疗法开门祛邪的效果极佳，拔火罐亦具有明显的行气活血及疏通经络、祛湿消肿等作用。

钟卓宁等运用百劳放血配合拔罐治疗颈源性眩晕疗效显著，可明显改善患者动脉平均血流速度，消除其临床症状，恢复机体各大功能，临床治疗痊愈率可达 70.0%，具有极佳的临床推广价值，其操作为选择颈部双侧百劳行刺络放血，患者以坐位、双臂自然垂下位接受刺络放血操作，穴位消毒后用三棱针做迅速直刺 1～2 mm，并快速起针后于针刺位置拔罐治疗，待 5～10 分钟后取掉罐子并处理血液、消毒，再用止血贴将针刺部位覆盖即可。根据患者病情确定放血量，通常应控制在 1～2 mL，2 天 1 次，亦持续治疗 4 周后观察效果。

范爽等在大椎刺络拔罐治疗颈源性眩晕 37 例，认为大椎为手足三阳经与督脉相交汇之处，是颈项之门户，沟通本经及手足三阳经和督脉的经气。刺络拔罐在古籍中早有记载，通过拔罐的力度逼迫瘀血排出，使瘀滞在经络中的气血疏散，改善局部血液循环，有效扩张脑血管，增加脑部血流灌注，并可刺激血管平滑肌上丰富的自主神经，恢复调节因供血不足导致的神经功能受损，同时局部刺血可以双向调节白细胞变化，缓解炎症损伤，从而改善微血管的血色、流速、流态，加速炎症、水肿、出血的吸收，祛瘀生新。本研究于大椎处刺血拔罐，可以有效缓解椎动脉痉挛、改善椎-基底动脉血流供应，增加脑供血供氧，同时松解局部肌群，解除周围组织对神经的压迫刺激，从而祛瘀通络，使精血上荣，畅达头目，缓解眩晕。其操作为：大椎穴常规消毒，用 5 mL 一次性注射器针头，左手手指夹住并提起被刺部位皮肤，右手持针，对准大椎穴及穴位上下左右旁开 0.5 寸处分别迅速刺入 2 mm，随即用中号罐对准刺血部位拔火罐，然后在颈项及肩背肌肉丰厚处加拔多个火罐，留罐时间 10 分钟，出血量约为 3 mL，用消毒干棉球擦净瘀血，最后于拔罐处消毒并按压数分钟，预防感染。大椎刺血拔罐隔日 1 行，余日于大椎及颈项、肩背肌肉丰厚处常规拔多个火罐。

六、推拿

推拿治疗眩晕也集中在对颈源性眩晕的治疗上。推拿治疗对颈源性眩晕具有一定的疗效，随着推拿医生临床经验的不断总结，手法也在不断改进。对于钩椎关节紊乱、寰枢关节错位造成的眩晕，推拿手法的疗效明显优于其他疗法。颈部的肌群、神经、血管、椎体相互影响，出现疼痛时人体会下意识地改换体位以缓解疼痛，这会造成肌肉的牵拉，持续时间太久必然出现肌力的失衡，造成椎体的稳定性下降，从而影响神经，造成疼痛，所以有必要通过手法治疗纠正失衡。

颈椎椎体、椎间盘、韧带等构成了内源性稳定，颈部软组织等构成了外源性稳定，两者共同维持颈部的正常功能。当两者单独或共同失稳时，颈部平衡被破坏。修复平衡则需要从理筋、正骨和筋骨同调三方面入手。①理筋疗法：舒剑锋等采用推拿手法医治颈源性眩晕患者时主要实施一指禅推法和按揉法，操作顺序第一处为前颈部的颈臂，第二处为后颈部的华佗夹脊线，第三处为后颈部的风池（双）。三处依序完成操作后，辅助颈椎病五线五区十三穴进行颈项部理筋。经治的 90 例患者中总有效率为 93.33%。②正骨疗法：韩兆明等面对颈源性眩晕时采用矫正颈椎移位的手法对 182 例患者进行疗效观察。成功复位颈椎后，总有效率达 95.1%。③筋骨同调疗法：叶勇等为更好改善患者症状与功能，经过松筋 – 拔伸 – 正骨三个步骤依次松解颈椎周围软组织，打开 3～6 节颈椎间隙，复位颈部寰枢关节等关节，达到筋骨同调恢复内源性和外源性的双层稳定的效果。陈果治疗颈源性眩晕患者的原理也是一样的，三部推拿法分别选取双侧颈臂、双侧颈夹脊和双侧风池，以特定方向行一指禅推法各 3 分钟；颈椎错位者予以手法复位；最后进行颈部拔伸操作。治疗总有效率达 94%。

七、耳尖放血

刺血疗法是中医学中一种独特的针刺治疗方法，耳尖放血疗法是指用三棱针或一次性针头在耳尖针刺放血，又称刺血疗法。中医认为，眩晕多属本虚标实证，本虚为髓海不足，或气血亏虚、清窍失养；标实为风、火、痰、瘀扰乱清空，以痰浊中阻证最为常见，故有"无痰不作眩"之说；现代研究认为，"痰浊"与高脂血症及高凝状态相关，血脂代谢紊乱等病理因素导致的血管硬化、管腔狭窄、血流缓慢，造成组织、器官供血不足而缺血缺氧，代谢产物堆积，有可能是中医病理产物在脑动脉硬化过程中发生作用的病理机制之一。治当急则治其标，缓则治其本，虚则补之，实则泻之，即泻其风、火、痰、瘀实邪，耳尖刺络放血有泄热熄风、逐瘀化痰之功。肝阳上亢为气郁化火，肝阳偏盛，风阳升动，上扰清空；痰浊中阻为脾失健运，聚湿生痰，痰浊中阻，清阳不升，痰浊上蒙清窍；瘀血阻窍为跌仆损伤，瘀血内阻，脉络不通，清窍失养；三者均为风、火、痰、瘀实邪所扰，眩晕的病位在脑，与肝、脾、肾诸脏关系密切，肝与胆、脾与胃、肾与膀胱互为表里。耳与脏腑关系密切，耳尖的周围，散在着手太阳小肠经、手少阳三焦经、足少阳胆经、手阳明大肠经、足阳明胃经等经脉的支脉、支别；足太阳膀胱经则至"耳上角"，与耳尖有着更直接的关系。《灵枢·经脉篇第十》里不但阐明了十二经脉与五脏六腑相互联络的关系，还提出"为此诸病，盛则泻之，虚则补之，热则疾之；凡刺寒热者皆多血络，必间日而一取之，血尽而止，乃调其虚实"，指出针刺作用于经络穴位，是通过决"血实"、除"宛陈"而达到治病的目的，《内经》根据经络理论提出，"欲以微针通其经脉，调其血气，营其逆顺出入之会"。因此耳尖刺络放血疗法是通过泻除上扰清窍的邪实达到镇静醒脑、明目止痛、降血压、止晕等功效，因此本法治疗肝阳上亢证、痰浊中阻证、瘀血阻窍证眩晕有着异证同治的效果，对于调节人体阴阳平衡、调节脏腑功能具有重要作用，这为耳尖穴刺络放血治疗眩晕提供了理论依据。通过耳尖穴刺络放血刺激特定穴位及神经，通过针刺把信号传给神经中枢系统，把全身经脉有效打通，激活神经细胞再生，调节大脑、肝、脾、肾阴阳平衡，扶正祛邪，达到治疗目的。

浙江中医学院陈华德教授等经过多年的临床研究证明，耳尖放血能影响血中一氧化碳的浓度，降低血中儿茶酚胺浓度，抑制交感神经活动，降低高血压对肾脏的损害，从而降低高血压，改善脑循环，促进脑功能恢复，提高远期和即时疗效。邓海珊等采用针刺结合耳尖放血治疗肝阳上亢型颈源性眩晕 40 例。结果：治疗后患者眩晕症状与功能评估量表评分均较治疗前显著改善（$P < 0.05$），并认为耳与脏腑关系密切，耳郭周围有手太阳小肠经、手少阳三焦经、足少阳胆经、手阳明大肠经、足阳明胃经、足太阳膀胱经等经脉循行通过；耳尖放血有直泄血分邪热的功能，配合针刺使用可增强平肝之效。现代研究也表明刺血疗法可以刺激骨髓造血功能，使循环中的幼红细胞增多，代谢活性旺盛，并通过神经体液的调节作用，改善微循环、提高机体的免疫功能及新陈代谢。本研究结果也表明针刺治疗的同时配合使用耳尖放血较单纯针刺效果更佳。

八、刮痧疗法

刮痧治疗是一种传统的中医治疗保健方法，由于其操作简便，经济安全，疗效可靠，因而在民间广为流传。早在唐代时期，人们就运用苎麻刮治痧症，并称为"戛"法。历代医籍中有不少关于刮痧疗法的记载，如清代郭志邃《痧胀玉衡》曰："刮痧法，背脊颈骨上下，又胸前胁肋两背肩臂痧，用铜钱蘸香油刮。"最初刮痧疗法主要用于对急症患者的抢救，随着人们的不断实践，临床应用越来越广，现已广泛运用于临床各科。刮痧疗法治病的机制，就在于通过刮痧，刺激相应的经络皮部，通过经络的传导和调节作用，调整人体的脏腑功能，纠正阴阳的偏盛偏衰，达到防病治病的目的。刮痧疗法可使颈部血液循环速度明显加快，并使颈部肌肉痉挛得到明显改善，通过对交感神经产生影响，对交感神经的兴奋予以阻断，扩张血管的同时，使椎-基底动脉的血流量明显增加。刮痧疗法对眩晕的临床治疗效果，是对活血通络祛瘀法治疗颈椎病的根本原则的充分验证，也是"通则不痛，痛则不通"的真实临床体现。在实际的临床应用过程中，刮痧疗法效果确切，安全有效，且简单方便，经济适用，不会产生毒副作用。

李洪英等采用全息刮痧配合穴位贴敷联合中医特色护理治疗眩晕病肝阳上亢证 40 例，其刮痧操作为采取人迎、头部额中带、额旁一带、额顶带、血管舒缩区、百会、太阳、背部督脉、心俞、肝俞、肾俞双侧进行。具体操作为将刮痧油均匀涂抹于刮拭部位，刮痧板与皮肤成 45°，依次进行刮痧，顺序为头面部、背部及四肢，采用轻刺激补法，注意刮痧的度，让皮下毛细血管充血、皮肤潮红为宜，15 分钟/次。发现治疗结果明显优于常规西药治疗组（$P < 0.05$）。薛穗慧采用温通刮痧夹脊穴治疗颈源性眩晕 20 例，其操作为患者俯卧位或坐位，肩颈部暴露，艾灸杯内按规范放置艾条并点燃，稍等 1~2 分钟至艾灸杯边缘温热感时开始刮痧，操作者用右手握艾灸杯，蘸精油，以平补平泻法在确定的体表部位，轻轻向下顺刮或从内向外反复刮动，逐渐加重，刮时要沿同一方向刮，力量要均匀，采用腕力，每侧颈

夹脊穴刮拭 10 分钟左右，以皮肤出痧（出现发红充血呈现块或片状的紫红色的瘀点）为度。结果显示，温通刮痧组的治疗效果要好于普通刮痧组和艾灸组。

第三节 中医特色眩晕综合诊疗康复体系

中医特色眩晕综合诊疗康复体系，是根据眩晕的症状特点，根据中医辨证理论，有针对性地对眩晕的不同类型，综合运用中医多种治疗方法，进行精准辨证的体系。从而使患者快速查明病因，针对性治疗。为实行此中医诊疗体系，济南市中医医院高血压科成立了中医眩晕康复工作室，并通过这一体系的改进，提高了治疗效果，减少了住院时间，产生了良好的社会效益，获得了社会一致好评。现就其主要特点及具体实施项目进行介绍。

眩晕是临床上的常见病证，是一种运动性或位置性幻觉，是机体对空间定位和重力关系体察能力的障碍，或者可以认为是平衡障碍在大脑皮层产生的主观反映。眩晕的分类有几种不同方法，临床上眩晕根据病变部位及眩晕性质不同可分为系统性眩晕和非系统性眩晕。系统性眩晕由前庭系统病变引起，是眩晕的主要病因，可伴眼球震颤、平衡及听力障碍等，根据病变部位又分为前庭周围性眩晕和前庭中枢性眩晕；非系统性眩晕由前庭系统以外的全身系统性疾病引起，如眼部疾病、贫血、血液病、心功能不全、感染、中毒及神经功能失调等。

眩晕在古代中医文献中有"眩冒""头眩""头风眩"等名称，南宋《三因极一病证方论》中"眩晕"病名始正式见于中医典籍。早在《内经》中对眩晕的病因病机就有丰富的记载，汉代张仲景在《伤寒论》和《金匮要略》中也有多处进行了阐述，后世医家在此基础上不断有所补充与发挥，中医在眩晕的理论和治疗方面经过历代医家不断地完善和补充，积累了丰富的经验，逐渐形成并创立了大量的治疗眩晕的经典方剂。

临床上眩晕患者日益增多，中年人当中有 20%~30% 的人经历过眩晕，60 岁以上的老年人中，20% 以上经历过严重的眩晕，影响其日常生活。目前国内医院对眩晕的治疗采用的都是普遍性的治疗方法，在治疗效果上达不到患者想要的疗效，也只能起到缓解与基本的稳定效果。而我们济南市中医医院高血压科眩晕康复团队，针对各种类型的眩晕特性进行严密分析，借助两千年祖国传统中医学与现代精密诊疗技术的双重优势，共同研究并创立了治疗眩晕的新疗法"中医特色眩晕综合诊疗康复体系"，开创了对眩晕治疗的新篇章，在临床治疗上起到康复及长久稳定效果。

一、眩晕的病因病机

我们董桂英教授从事中西医结合临床工作近三十年，对眩晕进行了多年持续的临床观察，根据经验整理出风、火、痰、虚、瘀导致眩晕的理论，并从这五方面辨证立法，来阐述眩晕的病因、病机。

（一）因风致眩证治

因风致眩理论最早见于内经，《素问·气交变大论》："岐伯曰：岁木太过，风气流行，脾主受邪……甚则忽忽善怒，眩冒巅疾。"《素问·至真要大论》："岐伯曰：厥阴之胜，耳鸣头眩，愦愦欲吐，胃鬲如寒，大风数举……胃脘当心而痛……甚则呕吐，鬲咽不通。"《素问·至真要大论》中"诸风掉眩，皆属于肝"，将眩晕的病机责之于肝，肝为刚脏，主动主升，肝火易旺，火化伤阴，肝风易动。因此《内经》中所论眩晕以阴液亏虚、肝风内动者居多。在治疗上，唐代孙思邈《备急千金要方》在卷十四小肠腑篇有论述风眩，常用方剂有薯蓣汤、天雄散、人参汤，此外，尚有防风散、茯神汤、大三五七散、小三五七散及菊花泡酒等数首未命名的方剂，这些方剂虽然治疗病证的入手点不同，但归纳起来看，其中多用到人参、白术、当归、茯苓、桂心、黄芪等补益之品，且剂量均在一两以上，并常加入防风、独活等祛风药，可见，孙氏在眩晕的辨证上主要遵从《内经》及《诸病源候论》中眩晕"由血气虚，风邪入脑，而引目系"的从风从虚立论的观点。《脉经·卷六》有提到完整的肝风致眩的治法："肝病，其色青，手足拘急，胁下苦满，或时眩冒，共脉弦长，此为可治。宜服防风竹沥汤、秦艽散。春当刺大敦，夏刺行间，冬刺曲泉，皆补之；季夏刺太冲，秋刺中郄，皆泻之。又当灸期门百壮，背第九椎五十壮。"有其临床指导意义。叶天士则认为，风眩之机，非独在肝，脾、肺、肾皆令风眩，并根据相应病机，提出不同治法。心血耗亏，营液内损，肝血亏虚，阴不涵阳，心君之火挟肝风上炎引起眩晕，治宜"先拟清血分中热，继可养心气通肝络"；脾主中虚，木旺乘上，肝气横逆，扶风上亢作眩，治疗上认为"木横主衰，培中可效"；肾精不足，水不涵木，肝失濡养，肝阳上扰，虚风内动，侮蒙清窍，治宜以介类等咸酸之品"缓肝之急以熄风，滋肾之液以驱热"。

（二）因火致眩证治

因火致眩学说始见于金代刘完素，刘完素在学术上以倡"火热论"著称，在治疗上降心火、益肾水，使用寒凉药物，突破了过去的旧说而成为一派。对于眩晕有如下论述："风木旺必是金衰不能制木，而木复生火，风火皆属阳，多为兼化，阳主乎动，两动相搏，则为之旋转。"他主张《内经》病机十九条大都是火热为病，提出火热病机之说"六气皆能化火"。朱丹溪提出："痰因火动""痰在上，火在下，火炎上而动其痰也。痰湿伏留经脉，是眩晕发生的潜在的隐患，如遇火炎扰动，眩晕必发。"明代王肯堂在《证治准绳》中以脑、目的生理特点阐释眩晕的发生之理，谓："脑者，地气之所生，故藏于阴，目之瞳子，亦肾水至阴所主，所以二者皆喜静谧而恶动扰，静谧则清明内持，动扰则掉扰散乱，是故脑转目眩者，皆由火也。"另外，王肯堂认为"火本动也，焰得风则自然旋转"，因此，眩晕病中火与风常相兼而见。

（三）痰湿致眩证治

东汉张仲景在《金匮要略》首次提出了痰饮致眩的观点，并据此辨证立法遣方，如苓桂术甘汤、小半夏加茯苓汤、泽泻汤、五苓散等，为后世"无痰不作眩"的论述提供了依据。《诸病源候论·痰饮病诸候》明确指出痰饮致眩："此由痰水积聚，在于胸腑，遇冷热之气相搏，结实不消，故令人心腹痞满，气息不安，头眩目暗，常欲呕逆，故言痰结实。"

金元时期，因痰致眩理论的重视程度较唐宋大为提高，对于眩晕的治法、方药也逐渐丰富。金代张从正认为胸中宿痰导致眩晕，故独具一格，主张吐法治疗。李东垣认为引起眩晕的病邪是中焦脾胃虚弱所致虚痰，故主张补土治眩，用半夏白术天麻汤治疗脾虚有痰的头痛眩晕。朱丹溪最为推崇张仲景因痰致眩理论，提出"无痰则不作眩"，并自创利痰清热降火之头运方治疗热疾眩晕，用二陈汤加苍术、羌活散风行湿治疗湿痰眩晕。

明清两代医家对因痰作眩的论述较前更为系统详尽，并注重对前人辨治眩晕规律的总结与运用。如李梴《医学入门》认为眩晕病机以气血亏虚为本，痰涎风火为标，故论治眩晕之总则应为"急则治其标，缓则治其本"。明代陆岳先生所著《明医斟酌红炉点雪·卷四·眩晕》云："如得之七情郁而生痰，痰因火动，顺气上逆，此七情因虚而致眩晕也……有湿痰而运者，有痰因火动而眩晕者，此症虽有数种皆不越乎痰，皆虚而致然也。"清代张璐在《张氏医通》中主张外感六淫、内伤七情皆能导致眩晕，然无不因痰火而作，治宜清火豁痰为主。

在湿热方面，《金匮要略·黄疸病脉证并治第十五》云："趺阳脉紧而数，数则为热，热则消谷，紧则为寒，食即为满。尺脉浮为伤肾，趺阳脉紧为伤脾。风寒相搏，食谷即眩，谷气不消，胃中苦浊，浊气下流，小便不通，阴被其寒，热流膀胱，身体尽黄，名曰谷疸。"而《诸病源候论·黄病诸候》也提到："谷疸之状，寒热不食，食毕头眩，心松怫郁不安而发黄，由失饥大食，胃气冲熏所致。"而在《金匮要略·黄疸病脉证并治第十五》有针对谷疸提出的相应治法："谷疸之为病，寒热不食，食即头眩，心胸不安，久久发黄，为谷疸，茵陈蒿汤主之。"而观其病因跟饮食失节如过饱、嗜甘、嗜酒肉有绝对关系。而现今京城四大名医之一孔伯华医师常用芳香化浊之品止呕恶、清除满闷，治疗湿浊不降，清气不升之眩晕。

（四）因虚致眩证治

古代中医对眩晕病因病机在《灵枢·海论》就开始提到："髓海不足则脑转耳鸣，胫酸眩冒，目无所见，懈怠安卧。"随着理论的深入发展，对体虚受风、脾虚饮停、阴虚火亢等不同病因的认识已在各医家中有所阐释。至明代张景岳极为推崇因虚致眩理论，认为本病病机"虚者居其八九，而兼火兼疾者，不过十中一二耳。"其更于下虚致眩做了淋漓尽致的论述："头眩虽属上虚，然不能无涉于下。盖上虚者，阳中之阳虚也；下虚者，阴中之阳虚也。阳中之阳虚者，宜治其气，如四君子汤、五君子煎、归脾汤、补中益气汤，如兼呕吐者，宜圣术煎加人参之类是也。阴中之阳虚者，宜补其精，如五福饮、七福饮、左归饮、右归饮、四物汤之类是也。"景岳以阴阳为纲，探讨眩晕的病因病机，并依阴阳互根互用之理确定眩晕治法纲要："伐下者必枯其上，滋苗者必灌其根"，从调和阴阳辨治眩晕体现了中医的整体思想。明清时期，医家对于眩晕总属"本虚标实"的实质已有了完整系统的认识。如陈修园在《医学从众录·眩晕》所言："其言虚者，言其病根，其言实者，言其病象，理本一贯。"明代陆岳先生所著《明医斟酌红炉点雪·卷四·眩晕》也云："如得七情郁而生痰，痰因火动，顺气上逆，此七情因虚而致眩晕也。淫欲过度，肾家失养而火不能归元，使诸逆而上，此虚之眩晕也。又有劳役使气虚而眩晕者，有大吐下之后或金疮去血过多致气虚而成眩晕者。"

明代周慎斋于《慎斋遗书》中对因虚致眩有颇为详尽的论述："头晕有肾虚而阳无所附者，有血虚火升者，有脾虚生痰者，有寒凉伤其中气，不能升发，故上焦元气虚而晕者，有肺虚肝木无制晕者。"治疗上，周氏根据辨证脾虚者用四君子汤加半夏、天麻；肾虚用六味汤加人参；血虚用芎归芍药汤；肝木无制用黄芪建中汤助气血生化之源。而临床所见脏腑虚证，又须辨气虚、血虚、阴虚、阳虚、精虚等，如《辅行诀脏腑用药法要·辨肾脏病证文并方》有针对精气虚提到："大补肾汤：治精气虚少，腰痛，骨痿，不可行走，虚热冲逆，头目眩，小便不利，脉软而快者方"；而《金匮要略·血痹虚劳病脉证并治第六》也有提到："夫失精家，少腹弦急，阴头寒，目眩，发落，脉极虚芤迟，为清谷，亡血失精。脉得诸芤动微紧，男子失精，女子梦交，桂枝龙骨牡蛎汤主之。"在临床有指导意义。

（五）瘀血致眩证治

古代对于刺络放血治疗"眩"也有记载，像《灵枢·五邪第二十》中"邪在肾，则病骨痛阴痹……时眩。取之涌泉、昆仑，视有血者尽取之"和《针灸甲乙经·卷九·脾胃大肠受病发腹胀满肠中鸣短气第七》"大肠实则腰背痛，寒痹转筋，头眩痛……腰痛澉澉然汗出，令人欲食而走，承筋主之。取脚下三所横，视盛者出血"，都有提到，可见古代对于血瘀引起的"眩"是有认识和对应治疗的。

明代杨仁斋在《仁斋直指方论》中提到："瘀滞不行，皆能眩晕"，可见瘀血阻络，气血不畅，脑失所养，可发为眩晕。清代王清任提出气血虚衰、经络运行不畅会发生"昏晕"，治用通窍活血汤。明代虞抟在《医学正传》有云："外有因坠损而眩运者，中有死血迷闭心窍而然，是宜行血清经，以散其瘀结"，可见当时对于外伤所致的瘀血眩晕已有一定认识。

由此易见，风、火、痰、虚、瘀皆可导致眩晕，因此，我们济南市中医医院中医特色眩晕综合诊疗康复体系，是根据患者眩晕的症状特点，运用中医辨证理论，根据风、火、痰、虚、瘀不同的病因病机，针对眩晕的不同类型，进行精准辨证，并综合运用中医中药、针刺、艾灸、足浴、耳穴压豆、穴位贴敷、头部推拿按摩、耳石症复位，以及五行音乐疗法、前庭康复操、降压操、八段锦及中医情志心理疏导治疗等多种方法，在眩晕治疗上取得很好的临床疗效。

二、中医特色眩晕综合诊疗康复体系的主要特点

（一）中医特色明显

中医特色眩晕综合诊疗康复体系，以中医"整体观念"为大方向指导，坚持"以人为本"，诊察时综合考虑诸如患者年龄、性别、居住环境、职业环境、发病诱因等环境因素与发病的关系，考虑的是患病之人，而不仅仅是疾病本身，根据综合辨证，采取有利于病患整体的诊治调理方案。

（二）中医及西医治疗手段丰富多样

中医特色眩晕综合诊疗康复体系，在整体观念的指导下，坚持中西医并重，根据国际循

证医学证据及中医经典和经验，采用多方面综合治疗，不仅有中医专家辨证中药内服治疗，而且还有多种治疗方法，如针刺、艾灸、穴位贴敷、不同患病部位推拿、康复训练、耳石症复位，以及极具中医特色之五行音乐疗法、耳穴压豆、降压操、八段锦及心理疏导治疗等。

（三）个性化诊疗，辨证论治

中医理论原则讲究"辨证论治"，针对不同人群个性化选择治疗方案。在拥有丰富多样的中医诊疗技术之上，中医特色眩晕综合诊疗康复体系，可高效地去选择最有效且合理的治疗方案，根据患者体质，因人因地因时制宜地选择治疗方案。

（四）"治未病"特色突出，重视患者教育

中医特色眩晕综合诊疗康复体系，不仅重视眩晕及相关疾病的诊断治疗，而且相较于其他普通眩晕工作室而言，本体系拥有一系列的用于日常预防疾病的锻炼及体育保健活动项目，例如"三伏贴"穴位贴敷、学习八段锦及降压操。

中医特色眩晕综合诊疗康复体系，系按照"中医辨证，手法诊察，中药内服，针灸外用"及"预防为主，防治结合"的原则，实施该体系。

三、中医特色眩晕综合诊疗康复体系的诊疗方案

（一）诊断标准

1. 中医诊断标准
参照中华中医药学会发布的《中医内科常见病诊疗指南·中医病证部分》（中国中医药出版社，2008年）及《实用中医内科学》（王永炎、严世芸主编，第二版，上海科学技术出版社，2009年）。其诊断要点如下。

（1）头晕目眩，视物旋转，轻则闭目即止，重者如坐舟船，甚则仆倒。
（2）可伴恶心呕吐、眼球震颤、耳鸣耳聋、汗出、面色苍白等。
（3）起病较急，常反复发作或渐进加重。

2. 西医诊断标准
参照《眩晕》（粟秀初，黄如训主编，第四军医大学出版社，第二版，2008年）。诊断要点如下。

（1）眩晕为发作性视物或自身旋转感、晃动感、不稳感，多因头位和（或）体位变动而诱发。
（2）眩晕或伴有其他脑干一过性缺血等的症状，如眼症（黑蒙、闪光、视物变形、复视等）、内耳疼痛、肢体麻木或无力、猝倒、昏厥等。
（3）有轻微脑干损害体征，如角膜和（或）咽部反射减退或消失、调节和（或）辐辏障碍、自发性或转颈压迫一侧椎动脉后诱发的眼震及阳性的病理反射等。
（4）测血压，查血红蛋白、红细胞计数及心电图、颈椎X线摄片等有助于明确诊断。有条件的患者做CT、MRI检查。

（5）肿瘤、脑外伤、血液病、中毒等引起的眩晕患者除外。

3. 中医证候诊断

（1）肝阳上亢证：眩晕，耳鸣，头目胀痛，口苦，失眠多梦，遇烦郁加重，甚则仆倒，颜面潮红，急躁易怒，肢麻震颤，舌红苔黄，脉弦或数。

（2）气血亏虚证：眩晕动则加剧，劳累即发，面色㿠白，神疲乏力，倦怠懒言，唇甲不华，发色不泽，心悸少寐，纳少食胀，舌苔薄白，脉细弱。

（3）肾精不足证：眩晕日久不愈，精神萎靡，腰酸膝软，少寐多梦，健忘，两目干涩，视力减退；或遗精滑泄、耳鸣齿摇；或颧红咽干，五心烦热，舌红少苔，脉细数；或形寒肢冷，舌质淡嫩，苔薄白，脉细弱。

（4）痰瘀阻窍证：眩晕，头重昏蒙，或伴胸闷恶心、肢体麻木刺痛、头痛，舌质暗有瘀斑，苔白腻，脉弦滑。

（二）治疗方法

1. 辨证选择口服中药汤剂

（1）肝阳上亢证

治法：平肝潜阳，清火息风。

方药：天麻钩藤饮加减（根据病情酌情调整剂量）。

天麻 15 g，石决明 30 g，钩藤 15 g，牛膝 15 g，杜仲 15 g，桑寄生 20 g，黄芩 10 g，栀子 15 g，益母草 15 g，夜交藤 15 g，茯苓 15 g，地龙 15 g。取水 800 mL，煎取 400 mL，早晚分服，日 1 剂。

（2）气血亏虚证

治法：补益气血，调养心脾。

方药：归脾汤加减（根据病情酌情调整剂量）。

潞党参 15 g，白术 15 g，黄芪 15 g，当归 12 g，茯苓 15 g，木香 5 g，炙远志 10 g，龙眼肉 15 g，炙甘草 5 g，酸枣仁 15 g，肉桂 6 g，大枣 15 g。取水 800 mL，煎取 400 mL，早晚分服，日 1 剂。

（3）肾精不足证

治法：滋养肝肾，益精填髓。

方药：左归丸加减（根据病情酌情调整剂量）。

熟地 20 g，山药 20 g，枸杞子 20 g，枣皮 15 g，牛膝 15 g，菟丝子 20 g，龟板 15 g，旱莲草 20 g，黄精 20 g，巴戟天 15 g，肉苁蓉 15 g。取水 800 mL，煎取 400 mL，早晚分服，日 1 剂。

（4）痰瘀阻窍证

治法：活血化痰，通络开窍。

方药：涤痰汤合通窍活血汤加减（根据病情酌情调整剂量）

姜半夏 15 g，茯苓 20 g，陈皮 6 g，枳壳 12 g，胆南星 12 g，竹茹 12 g，桃仁 15 g，红花 8 g，石菖蒲 12 g，川芎 12 g，赤芍 20 g，丹参 20 g，地龙 15 g。取水 800 mL，煎取 400 mL，

早晚分服，日 1 剂。

2. 静脉滴注中药注射液

可选择具有益气活血、平肝开窍功效的中药注射液，如生脉注射液、血塞通注射液、天麻素注射液、醒脑静注射液等。

3. 针刺

（1）体针：颈部夹脊、风池、百会、四神聪。

（2）辨证取穴：肝阳上亢证，加用曲池、合谷、太冲等，针用泻法；气血亏虚证，加用气海、关元、血海等，针用补法；肾精不足证，加用太溪、足三里、三阴交等，针用补法；痰瘀阻窍证，加用丰隆、足三里、血海等，针用泻法。

4. 艾灸

选取百会、风池，操作方法：患者正坐位，医者将患者百会、风池两穴处头发向两侧分开，露出施灸部位，将艾条的一端点燃瞄准穴位处，点燃的艾条与皮肤的间隔 1 寸左右，以局部温热、泛红但不致烫伤为度，重复施术至患者觉百会、风池处有温热感向脑内渗透排泄为度。逐日 1 次，10 次 1 个疗程。

5. 头部推拿按摩

选取神庭、百会、攒竹、风府、风池、印堂、太阳、桥弓等穴位。推拿按摩方法如下。

第 1 步，用双手拇指桡侧缘交替推印堂至神庭 30 遍。

第 2 步，用双手拇指螺纹面分推攒竹至两侧太阳穴 30 遍。

第 3 步，用拇指螺纹面按揉百会、风府、风池各 30 ~ 50 次。

第 4 步，用大鱼际按揉太阳 30 次，即向前向后各转 15 次。

第 5 步，用大拇指螺纹面向下直推桥弓，左右交替，各 10 遍。

6. 其他中医治法

（1）中药足浴

1）夏枯草 30 g，钩藤 20 g，桑叶 15 g，菊花 20 g。上药制成煎剂，用时加温至 50 ℃左右，浸泡双足，两足相互搓动，每次浴足 20 ~ 30 分钟，每日 2 次，10 ~ 15 日为 1 个疗程。适用于肝阳上亢证。

2）当归 15 g，黄芪 15 g，陈皮 12 g，仙鹤草 20 g，川牛膝 20 g，花椒 10 g，浸泡 1 小时后，大火煮开，小火再煮 30 分钟，连水带药倒入盆中，水温 40 ~ 45 ℃，赤足泡药中，浸过踝部，双足互搓，每次 30 分钟，每天 1 次，10 次为 1 个疗程。适用于气血亏虚证。

3）钩藤 20 g，吴茱萸 10 g，桑寄生 30 g，怀牛膝 30 g。水煎取药液 150 mL，加入食醋 100 mL，每次足浴 30 分钟左右，每日 1 次，10 日为 1 个疗程。适用于肾精不足证。

4）丹参 30 g，红花 9 g，陈皮 12 g，苍术 20 g，泽泻 15 g，花椒 10 g，浸泡 1 小时后，大火煮开，小火再煮 30 分钟，连水带药倒入盆中，水温 40 ~ 45 ℃，赤足泡药中，浸过踝部，双足互搓，每次 30 分钟，每天 1 次，10 次为 1 个疗程，间隔 3 天，做第 2 疗程。适用于痰瘀阻络证。

（2）耳穴压豆

1）常用穴：耳背沟肝、心、交感、肾上腺；备用穴：耳神门、耳尖肾。常用穴每次取

3~4 穴, 酌加备用穴, 以 7 mm × 7 mm 的胶布, 将王不留行籽贴于所选之穴, 贴紧后并稍加压力, 使患者感胀痛及耳郭发热。每隔 2 日换帖 1 次, 每次 1 耳, 双耳交替, 15 次为 1 个疗程。

2) 操作流程: ①将胶布剪成 0.5 cm × 0.5 cm 的小方块, 将磁珠粒或生王不留行籽或白芥子或六神丸贴在胶布中央备用。②然后用 75% 酒精棉球消毒耳郭, 将贴有药子的胶布对准穴位贴压。③贴压后用手指按压穴位半分钟, 嘱患者每天自行按压 5 次, 每次 10 分钟; 局部微热微痛为宜。④每次贴一只耳朵, 下次轮换对侧, 症状较重者可双耳同时贴。

(3) 穴位敷贴

吴茱萸为基础方, 吴茱萸散 (吴茱萸 1 份, 清醋 1 份) 适量混匀, 白醋调成糊状, 每天晚间临睡前贴敷穴位, 2 周为 1 个疗程;

1) 肝阳上亢证: 吴茱萸散, 取穴: 涌泉、太阳、太冲。伴有头晕者, 以吴茱萸、川芎各 1 份, 伴有头痛明显者, 以决明子 10 g 焙干研末, 以绿茶水调成糊状, 贴敷两侧太阳, 干后更换。

2) 气血亏虚证: 吴茱萸散, 取穴: 气海、关元、血海。

3) 肾精不足证: 吴茱萸散, 取穴: 涌泉、太溪、太冲。

4) 痰瘀阻窍证: 吴茱萸散, 取穴: 内关、丰隆、血海。

(4) 埋针治疗 (揿针治疗)

1) 主穴: 百会、风池、太阳。

2) 辨证取穴

①肝阳上亢证: 曲池、风池、合谷、太冲等。

②气血亏虚证: 足三里、血海、气海等。

③肾精不足证: 太溪、足三里、三阴交等。

④痰瘀阻窍证: 足三里、丰隆、血海等。

7. 手法复位

对符合良性发作性眩晕的患者可配合耳石症手法复位。耳石症手法复位治疗, 以其见效快的优点, 广泛应用于临床。尤以 PC-BPPV 最为常见。85%~90% 的 BPPV 患者通过耳石症手法复位可完全治愈或极大改善, 下面介绍临床上最常用的 Epley 耳石症手法复位法。

第 1 步, 让患者纵行坐在床上, 检查者在其背后扶头, 头转向患耳 45°。

第 2 步, 快速躺下, 垫肩, 伸颈, 头放置在床上面, 患耳向下, 至少保持这种位置达 30 秒以上, 或者直至眼震症状消失。

第 3 步, 将头逐渐转正, 继续向对侧转 45°, 使耳石移近总脚, 保持头位 30 秒以上。

第 4 步, 头与躯干同时向健侧转 90°, 使耳石回归到椭圆囊, 维持此位置 30 秒以上。

第 5 步, 头转向正前方, 让患者慢慢坐起, 呈头直位。至此, 耳石症手法复位已经全部完成。

8. 前庭康复操

第 1 步, 在墙上标记醒目红点一枚, 位置与眼睛等高。

第 2 步, 目视红点, 左右转头运动。

第 3 步，目视红点，上下点头运动。

第 4 步，向前行走时，进行 2、3 步运动。

第 5 步，向后退步时，进行 2、3 步运动。

第 6 步，在草地或海绵垫上，进行 4、5 步运动。

第 7 步，注意无论处于何种头位，眼睛始终注视靶点。

9. 西医基础治疗

在中医特色治疗和中草药治疗的同时，既往有高血压、糖尿病、冠心病的患者继续服用降压药、降糖药及抗血小板聚集药物。

10. 护理要点

（1）饮食宜清淡、营养丰富，不吃油腻重的食物，多吃富含维生素的新鲜蔬菜和水果，如冬瓜、丝瓜、绿豆等，禁烟酒，忌辛辣、鱼虾等物。

（2）情志护理，根据患者忧、思、悲、恐、惊实施中医情志疗法，"告之以其败，语之以其善，导之以其所便，开之以其所苦"（《灵枢·师传》），使其消除紧张、恐惧、焦虑等不良情绪，增强治疗信心，密切配合治疗。

（3）注意劳逸结合，避免体力和脑力的过度劳累，节制房事，切忌纵欲过度，戒除烟酒，克服不良嗜好、生活习惯。

第四节　眩晕的预防调护

眩晕的发生，多与饮食不节、劳倦过度、情志失调等因素有关，因此，预防眩晕之发生，应避免和消除能导致眩晕发生的各种内、外致病因素。要坚持适当的体育锻炼，增强体质；保持心情舒畅、情绪稳定，防止七情内伤；注意劳逸结合，避免体力和脑力的过度劳累；饮食有节，防止暴饮暴食，过食肥甘醇酒及过咸伤肾之品，尽量戒烟戒酒。

眩晕发病后要及时治疗，注意休息，严重者当卧床休息；注意饮食清淡，保持情绪稳定，避免突然、剧烈的体位改变和头颈部运动，以防眩晕症状的加重或发生昏仆。有眩晕史的患者，当避免剧烈体力活动，避免高空作业。

第四章　高血压科眩晕病中医诊疗方案

第一节　眩晕病（原发性高血压）中医诊疗方案

一、诊断

（一）疾病诊断

1. 中医诊断

参照中华中医药学会发布的《中医内科常见病诊疗方案》（中国中医药出版社，2008年）与《中药新药临床研究指导原则》（中国医药科技出版社，2002年）。

（1）主要症状：头晕目眩，头痛。

（2）次要症状：头如裹，面红目赤，口苦口干，耳鸣耳聋，汗出，腰膝酸软等。

2. 西医诊断

参照原卫生部疾病预防控制局、中国高血压联盟和国家心血管病中心制定的《中国高血压防治指南（2010年修订版）》。

（1）未应用抗高血压药物情况下，平均收缩压（systolic blood pressure，SBP）≥140 mmHg和（或）平均舒张压（diastdic blood pressure，DBP）≥90 mmHg；

（2）既往有高血压史，近4周应用抗高血压药物治疗的个体。

（二）证候诊断

1. 肾气亏虚证

腰脊酸痛（外伤性除外）、胫酸膝软或足跟痛、耳鸣或耳聋、心悸或气短、发脱或齿摇、夜尿频、尿后有余沥或失禁；舌淡苔白，脉沉细弱。

2. 痰瘀互结证

头如裹、胸闷、呕吐痰涎、刺痛（痛有定处或拒按）、脉络瘀血、皮下瘀斑、肢体麻木或偏瘫、口淡食少；舌胖苔腻、脉滑，或舌质紫黯有瘀斑瘀点、脉涩。

3. 肝火亢盛证

眩晕、头痛、急躁易怒、面红、耳赤、口干、口苦、便秘、溲赤；舌红苔黄，脉弦数。

4. 阴虚阳亢、脉络瘀阻证

腰酸、膝软、五心烦热、心悸、失眠、耳鸣、健忘；舌红少苔，脉弦细而数。

5. 痰热互结证

眩晕、头胀、头沉闷、胸闷、心烦、失眠或多梦、口苦口黏、便干、尿黄；舌红苔黄腻，脉弦滑。

6. 肾虚肝郁证

眩晕、头痛、腰酸、膝软、急躁易怒、胸胁胀痛，五心烦热、胸闷、心悸、失眠、耳鸣、健忘；舌红苔白，脉沉弦细。

7. 肝阳上亢、风痰瘀阻证

眩晕、头痛、急躁易怒，口干、口苦、口黏，便秘或黏滞不畅、小便色黄量少；舌红边尖甚或紫黯、苔薄黄或黄腻，脉弦滑数。

二、治疗方案

本方案适用于 18 岁以上原发性高血压人群，不适用于儿童高血压、妊娠高血压、合并严重慢性肾脏疾病的高血压及继发性高血压人群。

（一）辨证选择口服中药汤剂或中成药

眩晕（原发性高血压）的辨证论治应以整体观念为指导，标本兼治，强调长期治疗时以治本为主。

1. 肾气亏虚证

治法：平补肾气，调和血脉。

推荐方药：补肾和脉方加减。生黄芪、黄精、桑寄生、仙灵脾、炒杜仲、女贞子、怀牛膝、泽泻、川芎、当归、地龙等。

中成药：杞菊地黄丸、六味地黄丸（肾阴虚证）等。

2. 痰瘀互结证

治法：祛痰化浊，活血通络。

推荐方药：半夏白术天麻汤合通窍活血汤加减。生半夏[洗]、苍术、白术、天麻、陈皮、茯苓、薏苡仁、桃仁、红花、当归、川芎、枳壳、地龙、郁金等。

中成药：血塞通片、养血清脑颗粒、颈脑定眩丸（本院自制剂）等。

3. 肝火亢盛证

治法：清肝泻火，疏肝凉肝。

推荐方药：调肝降压方加减。柴胡、香附、佛手、夏枯草、炒栀子、黄芩、丹皮、菊花、双钩藤[后下]等。

中成药：牛黄降压丸等。

4. 阴虚阳亢，脉络瘀阻证

治法：滋阴补肾，平肝潜阳。

推荐方药：天麻钩藤饮加减。明天麻、双钩藤[后下]、石决明[先煎]、炒栀子、黄芩、川牛膝、炒杜仲、益母草、桑寄生、夜交藤、茯神、牡丹皮、川芎、桃仁、红花、丹参、延胡索、僵蚕等。

5. 痰热互结证

治法：清热化痰，开结散郁。

推荐方药：黄连温胆汤合菖蒲郁金汤加减。黄连、法半夏、茯苓、枳实、竹茹、陈皮、菖蒲、郁金、天麻、地龙等。

6. 肾虚肝郁证

治法：补肾益精，疏肝解郁，清肝降压。

推荐方药：滋水清肝饮加减。熟地、山萸肉、山药、柴胡、当归、白芍、丹皮、泽泻、茯苓、栀子、酸枣仁。

7. 肝阳上亢、风痰瘀阻证

治法：平肝息风，化痰祛瘀通络。

推荐方药：调肝和脉方。决明子、地龙、川芎、防己、车前子、杜仲、夏枯草。

（二）静脉滴注中药注射液

1. 瘀血阻络证

可选择具有活血化瘀功效的中药注射液，如川芎嗪注射液、丹红注射液、舒血宁注射液、疏血通注射液等。

2. 气虚血瘀证

可选择具有益气养阴功效的中药注射液，如黄芪注射液、参麦注射液、生脉注射液，配合应用具有活血化瘀功效的中药注射液。

3. 痰浊壅盛证

可选择醒脑静注射液。

（三）针刺

1. 体针

颈部夹脊、风池、百会、四神聪。

2. 辨证取穴

肾气亏虚证，加用太溪、太冲、足三里、三阴交、肝俞、肾俞、照海、神门等，针用补法；肝火亢盛证，加用曲池、大椎、合谷、肝俞、行间、侠溪等，针用泻法；肾虚肝郁证，加用太溪、太冲、三阴交、神门等，针用补法；痰热互结证，加用足三里、丰隆、合谷、大椎、内关、中脘、阴陵泉、头维等，针用平补平泻法；痰瘀互结证，加用足三里、丰隆、血海、三阴交、合谷、太冲、膈俞、膻中、太阳、阿是穴等，针用泻法；阴虚阳亢、脉络瘀阻证，加用太溪、太冲、三阴交、血海等，针用平补平泻法；肝阳上亢、风痰瘀阻证，加用曲池、风池、合谷、太冲等针用平补平泻法。

（四）外治法

1. 中药足浴

（1）夏枯草 30 g，钩藤 20 g，桑叶 15 g，菊花 20 g。上药制成煎剂，用时加温至 50 ℃

左右，浸泡双足，两足相互搓动，每次浴足 20 ~ 30 分钟，每日 2 次，10 ~ 15 日为 1 个疗程。

（2）钩藤 20 g，吴茱萸 10 g，桑寄生 30 g，夏枯草 30 g，水煎取药液 150 mL，加入食醋 100 mL，每天足浴 30 分钟左右，每日 1 次，10 天为 1 个疗程。

（3）钩藤 15 g，野菊花 10 g，豨莶草 30 g，夏枯草 20 g，川牛膝 20 g，赤芍 20 g，川芎 15 g，葛根 20 g，花椒 10 g，浸泡 1 小时后，大火煮开，小火再煮 30 分钟，后下钩藤，连水带药倒入盆中，水温 40 ~ 45 ℃，赤足泡药中，浸过踝部，双足互搓，每次 30 分钟，每天 1 次，10 次为 1 疗程，间隔 3 天，做第 2 个疗程。

2. 耳穴埋豆

（1）常用穴：耳背沟肝、心、交感、肾上腺；备用穴：耳神门、耳尖肾。常用穴每次取 3 ~ 4 穴，酌加备用穴，以 7 mm × 7 mm 的胶布，将王不留行籽贴于所选之穴，贴紧后并稍加压力，是患者感胀痛及耳郭发热。每隔 2 日换贴 1 次，每次 1 耳，双耳交替，15 次为 1 个疗程。

（2）肾气亏虚证、肝火亢盛证选用肾、枕、皮质下；痰浊壅盛证选用脾、枕、皮质下。耳穴定位：肾：在对耳轮下脚下缘；枕：在对耳屏后上方；皮质下：在对耳屏的内侧面；脾点：耳甲腔后上方，在耳轮脚消失处与轮屏切迹连线的中点。

（3）操作流程：①将胶布剪成 0.5 cm × 0.5 cm 的小方块，将磁珠粒或生王不留行籽或白芥子或六神丸贴在胶布中央备用。②然后用 75% 的酒精棉球消毒耳郭，将贴有药子的胶布对准穴位贴压。③贴压后用手指按压穴位半分钟，嘱患者每天自行按压 5 次，每次 10 分钟，以局部微热微痛为宜。④每次贴 1 只耳朵，下次轮换对侧，症状较重者可双耳同时贴。

3. 穴位敷贴

（1）肾气亏虚证：吴茱萸散（吴茱萸 1 份，清醋 1 份）涌泉、太溪、太冲穴贴敷。痰湿壅盛证：吴茱萸散内关、丰隆、解溪穴贴敷。肝阳偏亢伴有头晕者，以吴茱萸、川芎颗粒剂各 3 g，混匀，白醋调成糊状，每天晚间临睡前贴敷双侧涌泉，2 周为 1 个疗程；肝阳偏亢伴有头痛明显者，以决明子 10 g 焙干研末，以绿茶水调成糊状，贴敷两侧太阳，干后更换。

（2）生大黄 2 g，生石决明 5 g，牛膝 5 g，冰片 0.5 g 诸药为末，过 600 目筛，适量凡士林调成糊状，等分 4 份，均匀涂于自黏性无菌敷料上，贴于双侧穴位上，每日 1 次，每次贴 6 小时，次日对时更换，15 日为 1 个疗程，可以连续 2 个疗程或以上。肾气虚证，选用太溪、太冲、足三里、三阴交、肝俞、肾俞、照海、神门等；肝火亢盛证，选用曲池、大椎、合谷、太冲、肝俞、行间、侠溪等；痰热互结证，选用足三里、丰隆、合谷、大椎、内关、中脘、阴陵泉、头维等；痰瘀互结证，选用足三里、丰隆、血海、三阴交、合谷、太冲、膈俞、膻中、太阳、阿是穴等；阴虚阳亢、脉络瘀阻证，选用太溪、太冲、三阴交、血海等；肾虚肝郁证，选用太溪、太冲、三阴交、神门等；肝阳上亢、风痰瘀阻证，选用曲池、风池、合谷、太冲等。

4. 埋针治疗（撳针治疗）

（1）肾气虚证：太溪、太冲、足三里、三阴交等。

（2）痰瘀互结证：足三里、丰隆、血海、三阴交等。

（3）痰热互结证：足三里、丰隆、合谷、大椎等。

（4）肝火亢盛证：曲池、大椎、合谷、太冲等。

（5）阴虚阳亢、脉络瘀阻证：太冲、太溪、三阴交、血海等。

（6）肾虚肝郁证：太溪、太冲、三阴交、神门等。

（7）肝阳上亢、风痰瘀阻证：曲池、风池、合谷、太冲等。

5. 头部推拿

选穴：印堂、太阳、神庭、头维、百会、四神聪、率谷、风池等，根据证候辨证选择补泻手法。

6. 艾灸

选穴：百会、神阙、血海、气海、足三里、关元等。

操作流程：点燃艾条一端，燃端距应灸穴位或局部 2～4 cm 处熏灸，有温热感，以不感烧灼为度。每次灸 15～30 分钟，使局部皮肤红润、灼热。中途艾绒烧灰较多时，应将绒灰置于弯盘中，避免脱落在患者身上。腹部、背部较平坦处行艾灸时，可用艾灸盒。即患者取平卧位或俯卧位，将点燃的艾条放于盒内纱隔层上，灸盒应放在应灸穴位的部位，加盖后可使其自行燃烧，达到艾灸的目的。

（五）预防与调护（治未病）

《内经·素问》之《上古天真论》："夫上古圣人之教下也，皆谓之虚邪贼风，避之有时，恬淡虚无，真气从之，精神内守，病安从来，是以志闲而少欲，心安而不惧，形劳而不倦，气以从顺，各从其欲，皆得所愿，故美其食，任其服，乐其俗，高下不粗慕，其民故曰朴。"提出疾病预防调护总则。

1. 生活起居

做到生活有规律，每天按时起床，按时睡觉，注意饮食营养，合理安排工作、休息和锻炼，劳逸结合，生活顺从人体生物钟的节拍，按部就班，养成习惯。

2. 饮食调理

低盐低脂饮食，忌食辛辣刺激食物，戒烟限酒。

3. 情志调摄

保持心情舒畅，消除焦虑等不良情绪。

（六）内科基础治疗

参照《中国高血压防治指南（2010 年修行版)》，合理控制多重心血管危险因素。

（七）护理

包括基于血压波动性日节律、月节律和年节律的调神摄生、因时起居、择时服药、排痰通腑等。

三、疗效评价

（一）评价标准

1. 中医证候学评价

采用《中药新药临床研究指导原则》（中国医药科技出版社，2002 年 5 月）的证候评分标准，动态观察证候变化，重点于评价患者已有或新发的头晕目眩、头痛等主要症状是否明显缓解（证候计分下降≥50%）。

2. 疾病病情评价

推荐采用世界卫生组织生活质量测定简表中文版杜氏高血压生活质量量表进行成人原发性高血压的病因鉴别诊断、心血管危险因素的评估，并指导诊断措施及预后判断。

降压目标：年轻人或合并糖尿病、慢性肾脏病 < 130/80 mmHg；60 ~ 69 岁 < 140/90 mmHg，如能耐受，还可进一步降低；70 ~ 79 岁 <150/90 mmHg，如能耐受，还可进一步降低；肾功能受损蛋白尿 < 1 g/d 者 < 130/85 mmHg；肾功能受损蛋白尿 > 1 g/d 者 < 125/75 mmHg。

（二）评价方法

推荐同时采用肱动脉血压和 24 小时动态血压评定降压疗效，采用尿微量白蛋白评价早期肾功能损害情况。

1. 肱动脉血压

（1）单纯收缩期高血压：根据偶侧 SBP 平均值下降 > 10 mmHg 以上作为疗效判定，分别计算治疗有效率和血压达标率。治疗有效：SBP 下降 > 10 mmHg；降压达标：SBP < 140 mmHg，且 PP <60 mmHg，同时舒张压适度下降（不低于 60 ~ 70 mmHg）。

（2）单纯舒张期高血压：显效：DBP 下降 ≥ 10 mmHg 并降至 < 85 mmHg，或降低 20 mmHg 以上；有效：DBP 下降 <10 mmHg 但降至 <85 mmHg；无效：未达到上述标准。

（3）双期高血压：参照单纯收缩期高血压和单纯舒张期高血压的降压疗效标准，综合判定。

2. 动态血压负荷值和昼夜节律

检测 24 小时、日间、夜间的平均 SBP 和 DBP，日间和夜间的 SBP 负荷、DBP 负荷，24 小时平均动脉压（24h mean blood pressure，24 小时 MAP），心率。

定义：①降压值为治疗后每小时平均血压减去观察期相同小时内的平均血压得到的差值。②24 小时 MAP = 24 小时 SBP – 24 小时 DBP/3 + 24 小时 DBP。③根据脉压 = 平均 SBP – 平均 DBP，计算 24 小时 PP。④血压负荷值为血压高于正常的次数百分率，以血压负荷值 > 30% 作为诊断血压升高的指标之一。⑤动态血压昼夜节律：血压波动的昼夜节律用夜间血压下降率表示，即（日间平均值 – 夜间平均值）/日间平均值，以 <10% 为血压昼夜节律异常。血压规律变化即夜间平均收缩压下降百分率和（或）夜间平均舒张压较日间平均舒张压下降百分率≥10%，为正常杓型血压节律；否则为血压非规律变化，即非杓型血压节律。

3. 早期肾功能改变

肾功能受损蛋白尿 > 1 g/d 者的肾功能正常，或与治疗前比较肾功能好转/无变化，尿微量白蛋白 < 300 mg/L 或转阴；肾功能受损蛋白尿 < 1 g/d 者的肾功能正常，或与治疗前比较肾功能好转/无变化，尿微量白蛋白较治疗前降低至少 1 个等级（即由 300 mg/L 降至 100 mg/L、50 mg/L、20 mg/L 或阴性。）

【按语】

眩晕症状反复发作，病机复杂，常有兼夹，我们在长期的临床实践中认识到，无论是虚证还是实证，导致眩晕的原因多是气血不荣于脑或气血运行不畅，另外，眩晕病机复杂，临床多以虚证为本，风、痰、火、瘀实证为标，证属本虚标实，临床常各证兼夹，少有单纯证型，给治疗带来了极大的困难。针对这一临床治疗难点，董桂英教授提出，临证时注重兼夹证的配合治疗可提高临床疗效。比如眩晕反复发作，久病入络，多合并瘀血阻滞，阴虚阳亢证患者多合并舌质暗红、舌底静脉迂曲等瘀血征象，单纯的滋阴补肾、平肝潜阳多不能取得较好的临床疗效，故临床治疗此证型时多加用川芎、桃仁、红花、丹参、延胡索、僵蚕等活血化瘀药物；青壮年眩晕多因（高血压）工作压力大，肝郁化火，火热上扰，加之长期嗜食膏粱厚味，以痰热互结证多见，给予清热化痰、开结散郁法治疗；老年人脾虚不能运化水湿或长期嗜食膏粱厚味，加之久病入络，以痰瘀互结证多见，给予祛痰化浊、活血通络法治疗；更年期女性多在肝肾阴虚的同时合并肝郁气滞的情况，以肾虚肝郁证多见，给予补肾益精、疏肝解郁法治疗等。因此，在眩晕的辨证治疗上，在国家发布的眩晕诊疗方案，肝阳上亢、肝肾阴虚、瘀血阻窍、痰湿中阻证的基础上对眩晕的证型及治疗方案进行了优化。

在针灸治疗方面，董桂英教授提出，无论是虚证还是实证，导致眩晕的原因是气血不荣于脑或气血运行不畅，因此以颈部夹脊及风池为主治疗眩晕，立法原则以疏通颈部气血为主，兼以平肝息风。颈部夹脊的功效：①改善局部血液循环，使病变组织血液供应得以恢复。②改善大脑供血，促进脑组织的物质能量代谢。③改善颈项部肌紧张状况，协助恢复颈椎动力平衡。夹脊穴皮下有肌肉和横突间韧带，每穴都有相应椎骨下方发出的脊神经后支及其伴行的动脉、静脉丛分布，针刺夹脊穴对椎动脉内径及血流量的影响可能与调节交感神经、副交感神经有关，能调整人体功能、降低脊神经的应激力、止痛、镇痛、促进血循环、调整肌张力和缓解血管痉挛。从经络角度分析，夹脊穴所在恰是督脉与足太阳膀胱经经气外延重叠覆盖之处，夹脊穴于此联络沟通二脉，是调控二脉的枢纽，针灸夹脊穴能起到调节两经的整合作用。现代医学的生理解剖也证实，夹脊穴从分布形成上看与神经节段关系极为密切，针刺夹脊穴不但可影响脊神经后支，还可涉及其前支，前支与交感相联系，能影响交感神经，从而与脏腑活动相关，具有调节脏腑气血的功能，说明夹脊穴与脏腑之气联系密切。针刺夹脊穴能改善颈部的微循环状态，对毛细血管的通透性有调节作用，能改善组织的缺血和缺氧状态。对针灸治疗方案进行了优化，增加了辨证取穴及经验取穴的内容，使临床疗效大大提高。

第二节 眩晕病（良性阵发性位置性眩晕）中医诊疗方案

一、诊断

（一）疾病诊断

1. 中医诊断标准

参照中华中医药学会发布的《中医内科常见病诊疗指南·中医病证部分》（中国中医药出版社，2008 年）及《实用中医内科学》（王永炎、严世芸主编，第二版，上海科学技术出版社，2009 年）。

（1）头晕目眩，视物旋转，轻则闭目即止，重者如坐舟船，甚则仆倒。

（2）可伴恶心呕吐、眼球震颤、耳鸣耳聋、汗出、面色苍白等。

（3）起病较急，常反复发作，或渐进加重。

2. 西医诊断标准

参照《眩晕诊治》（田军茹主编，第一版，人民卫生出版社，2015 年）

（1）良性阵发性位置性眩晕（benign paroxysmal positional vertigo，BPPV）的诊断完全依据典型临床表现和变位试验测试结果阳性。

（2）典型临床表现为某一头位诱发的短暂（持续数秒至数分钟）突发性眩晕和眼震，病程为数小时或数天。从头位到位置眩晕发作和眼震出现有数秒钟的潜伏期，可伴有恶心、呕吐，但一般无听力障碍和耳鸣，无中枢神经系统症状和体征。

（3）不同部位耳石检测方法：

1）后半规管 BPPV（PC-BPPV）：最常见，占所有 BPPV 的 80% ~ 90%，采用 Dix-Hallpike 变位试验检测。

2）水平半规管 BPPV（LC-BPPV）：次常见，占所有 BPPV 的 10% ~ 20%，采用 Supine roll（平卧翻转）变位试验检测。

3）前半规管 BPPV（AC-BPPV）：很罕见，占所有 BPPV 的 1% ~ 2%，采用仰卧位头垂直下悬 30°或 Dix-Hallpike 变位试验来检测。

（4）变位试验禁忌证：对于有颈椎、腰椎疾病，骨关节疾病，严重的心、脑血管疾病的患者，应视为禁忌，不宜进行变位试验手法，以免造成损伤。

（5）跌倒风险和防跌倒措施：尤其是伴有平衡和前庭功能障碍的患者，特别是患有慢性疾病的老年人，跌倒风险较高，应当评估患者的跌倒风险，及时采取防跌倒措施。

（二）证候诊断

1. 肝阳上亢

眩晕，耳鸣，头目胀痛，口苦，失眠多梦，遇烦郁加重，甚则仆倒，颜面潮红，急躁易怒，肢麻震颤，舌红苔黄，脉弦或数。

2. 气血亏虚

眩晕动则加剧,劳累即发,面色㿠白,神疲乏力,倦怠懒言,唇甲不华,发色不泽,心悸少寐,纳少食胀,舌苔薄白,脉细弱。

3. 肾精不足

眩晕日久不愈,精神萎靡,腰酸膝软,少寐多梦,健忘,两目干涩,视力减退;或遗精滑泄、耳鸣齿摇;或颧红咽干,五心烦热,舌红少苔,脉细数;或形寒肢冷,舌质淡嫩,苔薄白,脉细弱。

4. 痰瘀互结

眩晕,头重昏蒙,或伴胸闷恶心、肢体麻木刺痛、头痛,舌质暗有瘀斑,苔白腻,脉弦滑。

(三) 鉴别诊断

1. 中医鉴别诊断

(1) 中风:中风以猝然昏仆,不省人事,口舌歪斜,半身不遂,失语,或不经昏仆,仅口僻、不遂为特征。中风昏仆与眩晕之甚者相似,眩晕之甚者亦可仆倒,但无半身不遂及不省人事、口舌歪斜诸症。也有部分患者,以眩晕、头痛为其先兆表现,故临证当注意中风与眩晕的区别与联系。

(2) 厥证:厥证以突然昏仆、不省人事、四肢逆冷为特征,发作后可在短时间内苏醒。严重者可一厥不复而死亡。眩晕严重者也有欲仆或晕眩仆倒的表现,但眩晕患者无昏迷、不省人事的表现。

2. 西医鉴别诊断

(1) 梅尼埃病:病因:膜迷路积水,分隔内外淋巴膜周期性破裂内外淋巴混合,前庭感觉纤维钾离子麻痹。表现:反复发作眩晕,每次数小时,听力减退(随发次数而明显),耳鸣,耳内膨胀感。温度试验:半规管功能低下。听力曲线:听力下降。

(2) 短暂性脑缺血发作:患者多伴有动脉粥样硬化的病因,高血压、糖尿病或高脂血症,起病发作往往比较急,症状包括眩晕、步态不稳、言语含糊、吞咽困难、口周麻木等,症状持续短暂,小于 24 小时,多数在 1 小时内,有时可持续数分钟或 10 分钟。

二、治疗方案

(一) 首选耳石症手法复位治疗

耳石症手法复位最常用的是 Epley 耳石复位法,以其见效快的优点,广泛应用于临床。

第 1 步,让患者纵行坐在床上,检查者在其背后扶头,头转向患耳 45°。

第 2 步,快速躺下,垫肩,伸颈,头放置在床上面,患耳向下,至少保持这种位置 30 秒以上,或者直至眼震症状或眼震消失。

第 3 步,将头逐渐转正,继续向对侧转 45°,使耳石移近总脚,保持头位 30 秒以上。

第 4 步,头与躯干同时向健侧转 90°,使耳石回归椭圆囊,维持此位置 30 秒以上。

第 5 步，头转向正前方，让患者慢慢坐起，呈头直位。至此，Epley 耳石复位全部完成。

（二）辨证选择口服中药汤剂

1. 肝阳上亢证

治法：平肝潜阳，清火息风。

方药：天麻钩藤饮加减（根据病情酌情调整剂量）。

天麻 15 g，石决明 20 g，钩藤 15 g，牛膝 15 g，杜仲 15 g，桑寄生 20 g，黄芩 10 g，栀子 15 g，益母草 15 g，夜交藤 15 g，茯苓 15 g，地龙 15 g。

2. 气血亏虚证

治法：补益气血，调养心脾。

方药：归脾汤加减（根据病情酌情调整剂量）。

潞党参 15 g，白术 15 g，黄芪 15 g，当归 12 g，茯苓 15 g，木香 5 g，炙远志 10 g，龙眼肉 15 g，炙甘草 5 g，酸枣仁 15 g，肉桂 6 g，大枣 15 g。

3. 肾精不足证

治法：滋养肝肾，益精填髓。

方药：左归丸加减（根据病情酌情调整剂量）。

熟地 20 g，山药 20 g，枸杞子 20 g，枣皮 15 g，牛膝 15 g，菟丝子 20 g，龟板 15 g，旱莲草 20 g，黄精 20 g，巴戟天 15 g，肉苁蓉 15 g。

4. 痰瘀互结证

治法：祛痰化浊，活血通络。

方药：半夏白术天麻汤合通窍活血汤加减（根据病情酌情调整剂量）。

清半夏 9 g，白术 12 g，天麻 12 g，茯苓 12 g，陈皮 6 g，薏苡仁 24 g，桃仁 9 g，红花 9 g，枳壳 12 g，川芎 12 g，苍术 12 g，当归 12 g，地龙 10 g，郁金 12 g。

（三）辨证选择静脉滴注中药注射液

中医辨证为肝阳上亢型的患者，给予天麻素针，600 mg 每次，加入 5% 葡萄糖注射液或 0.9% 氯化钠注射液 250 mL 稀释后静脉滴注，1 次/日；辨证为痰瘀阻窍型的患者给予血塞通或银杏叶制剂加入 5% 葡萄糖注射液或 0.9% 氯化钠注射液 250 mL 稀释后静脉滴注，1 次/日；辨证为气血亏虚型的患者给予生脉注射液或黄芪注射液，20 mL/次，加入 5% 葡萄糖注射液或 0.9% 氯化钠注射液 250 mL 稀释后静脉滴注，1 次/日。

（四）中医特色治疗

根据患者情况，可选用针刺、艾灸、耳穴埋豆法、穴位贴敷及头部推拿按摩等。

1. 针刺治疗

（1）主穴：颈部夹脊穴、风池、百会、四神聪。

（2）辨证取穴：肾精不足证，加用太溪、太冲、足三里、三阴交、肝俞、肾俞、照海、神门等，针用补法；痰瘀互结证，加用足三里、丰隆、血海、三阴交、合谷、太冲、膈俞、膻中、太阳、阿是穴等，针用泻法；气血亏虚证，加用气海、关元、三阴交、血海等，针用平补平泻法；肝阳上亢证，加用曲池、风池、合谷、太冲等，针用平补平泻法。

2. 艾灸

（1）选取百会，位于头顶正中，两耳尖直上连线中点。操作方法：患者正坐位，医者将患者百会处头发向两侧分开，露出施灸部位，将艾条的一端点燃瞄准穴位处，点燃的艾条与皮肤间隔 1 寸左右施灸，以局部温热、泛红但不致烫伤为度，重复施术至患者觉百会处有温热感向脑内渗透排泄为度。

（2）选取太冲，太冲为肝经原穴，位于足背侧，第一、二跖骨结合部之前凹陷处。操作方法：将艾条的一端点燃瞄准穴位处，点燃的艾条与皮肤间隔 1 寸左右施灸，以局部温热、泛红但不致烫伤为度，逐日 1 次，10 次为 1 个疗程。辨证施治参照针刺治疗处方。

3. 耳穴埋豆

常用穴为神门、耳尖、交感、肾上腺；每次取 3 ~ 4 穴，以 5 mm × 5 mm 的胶布，将王不留行籽贴于所选穴，贴紧后并稍加压力，使患者感胀痛及耳郭发热。隔 1 天换贴 1 次，每次 1 耳，双耳交替，10 次为 1 个疗程。

4. 穴位贴敷

常用吴茱萸散为基础方，吴茱萸散（吴茱萸 1 份，清醋 1 份）适量混匀，加白醋调成糊状，并用胶布固定，每天晚间临睡前贴敷穴位，每日贴 6 小时，次日更换，10 次 1 个疗程。

5. 头部推拿按摩

推拿按摩选神庭、百会、攒竹、风府、风池、印堂、太阳、桥弓等穴位。推拿按摩方法如下。

第 1 步，用双手拇指桡侧缘交替推印堂至神庭 30 次。

第 2 步，用双手拇指螺纹面分推攒竹至两侧太阳 30 次。

第 3 步，用拇指螺纹面按揉百会、风府、风池各 30 ~ 50 次。

第 4 步，用大鱼际按揉太阳 30 次，即向前向后各转 15 次。

第 5 步，用大拇指螺纹面向下直推桥弓，左右交替，各 10 次。

以上治疗方案必须在辨证施治基础上取穴加减。

（五）西医基础治疗

在中医特色治疗和中草药治疗的同时，根据西医相关检查和诊治原则酌情给予倍他司汀片口服，6 mg/次，3 次/日，或倍他司汀针静脉滴注，250 mL，1 次/日；既往有高血压、糖尿病、冠心病的患者继续服用降压药、降糖药及抗血小板聚集药物。

（六）护理

（1）静卧，预防跌伤。

（2）尽量避免焦躁、忧虑、紧张等不良情绪。

（3）饮食宜清淡，不吃油腻的食物，多吃富含维生素的新鲜蔬菜和水果。

（4）平时起卧和改变体位时要缓慢，避免深低头、抬头和旋转等动作。

（5）前庭康复操。

三、疗效评价

（一）评价标准

中医疗效评定标准参照1993年中华人民共和国卫生部制定发布的《中药新药临床研究指导原则》（第一辑）中规定的疗效标准，并制定以下相应的疗效指数标准。

痊愈：眩晕等症状消失，疗效指数＞90%。

显效：眩晕等症状明显减轻，头微有昏沉或头晕目眩轻微但不伴有自身及景物的旋转、晃动感，可正常生活及工作。疗效指数＞70%，同时＜90%。

有效：头昏或眩晕减轻，仅伴有轻微的自身或景物的旋转、晃动感，虽能坚持工作，但生活和工作都受到影响。疗效指数≥30%，同时＜70%。

无效：头昏沉及眩晕等症状无改善或加重，疗效指数＜30%。

（二）评价方法

主要从以下三个方面的变化进行评价：①主证：头晕目眩；②伴随症状：如恶心呕吐，耳鸣耳聋，倦怠乏力，汗出等；③发作频率。

眩晕病治疗效果评分表

症状	分级量化标准	入院评分	出院评分
头晕、目眩	□0分：无头晕目眩 □2分：头晕目眩可忍受，闭目即止 □4分：视物旋转，如坐舟船 □6分：眩晕欲仆，不能站立		
恶心、呕吐	□0分：无恶心、呕吐 □1分：轻度恶心、呕吐，但不影响日常生活及进食 □2分：影响日常生活及进食 □3分：频繁严重恶心呕吐，需卧床休息		
耳鸣、耳聋	□0分：无耳鸣耳聋 □1分：偶尔出现 □2分：频繁出现，轻度听力下降 □3分：持续出现，影响工作和睡眠，明显听力障碍		

症状	分级量化标准	入院评分	出院评分
倦怠乏力	□ 0分：无倦怠乏力 □ 1分：乏力，偶有倦怠 □ 2分：时有嗜卧，乏力倦怠 □ 3分：整日困卧，对外界事物兴趣下降，坐时即可入睡		
发作频率	□ 0分：无发作 □ 1分：偶尔出现 □ 2分：经常出现 □ 3分：持续存在		
合计			

注：疗效指数 = [（治疗前积分 − 治疗后积分）÷ 治疗前积分] × 100%。

第五章　眩晕的西医概述

第一节　定　义

　　眩晕并非指某一种特定的疾病，而是一种临床综合征，是门诊患者最常见的主诉之一，眩晕涉及多个学科，如神经内科、耳鼻喉科、心理卫生科等，由于眩晕的病因多种多样，针对不同的病因治疗方法也不尽相同，眩晕患者往往凭主观印象就诊于多个科室，做了一系列的检查仍很难明确诊断，这也给后续的诊治带来了困难，结果也只能是对症治疗，而达不到"病因治疗"的目的。因此，提高眩晕的诊疗水平，对提高人们的身体健康水平和生活质量具有重要意义。这就要求医生及时找出患者眩晕发作的病因，从而达到病因治疗的目的，从而提高临床诊断率，提高患者的生活质量。

　　现代医学将眩晕定义为患者对空间定向感觉主观体会的错觉，患者感觉周围景物或自身旋转，或上升下降，或左右摇晃，或有一种移动的感觉，客观表现有平衡的障碍。由于眩晕的临床表现纷繁复杂，且难与头晕、头昏、晕厥等区分，因此现代医学对于眩晕症状学尚缺乏统一规范的定义。临床实践中，一部分医生或患者常会混淆眩晕与头晕，《默克诊疗手册》专业版的描述：头晕是一个不精确的术语，通常用于描述各种相关的感觉，包括虚弱（一种晕厥前期的感觉）、头晕目眩、不平衡或不稳定感、不明确的精神恍惚感。眩晕是一种自身或环境的运动错觉，通常感觉到旋转，但是部分患者只是感到向一侧倾倒。目前对于眩晕的认识尚在不断积累、逐渐丰富的过程当中。

　　国内也有专家主张在临床上直接区分眩晕、头晕与头昏三者更为客观且实用。三个名词的定义：眩晕是由于半规管壶腹嵴至大脑前庭神经系统不同部位的损伤，导致其功能下降、过强或两侧失对称所引起的一种发作性的客观不存在而主观坚信自身或和外物按一定方向旋转、翻滚、飘浮、升降感的运动性幻觉。头晕是由视觉、深感觉、前庭耳石、小脑系统等部位的损伤，导致外周感觉信息传入失真所引起的一种在行走、坐立和起卧等运动中或视物中，自感身体摇晃和不稳感的一种错觉。头昏是由多种器质性、功能性疾病或长期脑力过劳等，导致大脑皮质功能弱化所引起的一种持续性的头脑昏昏沉沉或迷迷糊糊不清醒感。

第二节　流行病学

　　眩晕是最常见临床综合征。据统计，眩晕患者占内科门诊患者的 5%，占耳鼻喉科门诊的 15%。上海医科大学史玉泉教授统计，中年人当中有 20%~30% 的人经历过眩晕，60 岁以上的老年人中，20% 以上经历过严重的眩晕，65 岁以上老人眩晕发病率女性占 57%，男性占 39%。眩晕的患病率随着年龄的增长而上升。据统计，在美国日间医疗中心每年有 760 万头晕患者，头晕是急诊科最主要的主诉之一，国内眩晕患者往往凭主观印象分别在不同科室诊治，做了一系列的检查仍很难明确诊断，这也给后续的诊治带来了困难，故疗效不甚满意。

（一）年龄、性别与眩晕的关系

不同病因引起的眩晕有一定的年龄特点。首次眩晕发作于 45 岁以上者，应考虑动脉粥样硬化、高血压。随着人类寿命的延长，老年性眩晕越来越多见，到 65 岁时，30% 的人有眩晕；到 80 岁，1/3 的男性和 2/3 的女性常有眩晕发作，且发病率随年龄增长而增高。小儿如果发生眩晕，除梅尼埃病外，尚须注意癫痫、内耳病毒感染、低血压和贫血等因素。

性别也是影响眩晕发生的重要因素。原发性低血压好发于女性青少年，妇女更年期、各种妇科病及使用雌激素后都可能出现头昏症状。功能性头昏及运动病亦是女性比男性更为多见。

（二）眩晕与遗传的关系

眩晕只是一种症状，而不是一种疾病，眩晕作为某一种疾病的症状可以遗传给下一代，就是说遗传的是引起眩晕的某种病，而不是单纯的眩晕本身。眩晕主要是伴随这些遗传性疾病而出现的，如遗传性耳聋 - 色素性视网膜炎综合征（Usher 综合征）、遗传性肾病 - 耳聋综合征及前庭小脑共济失调等。

Usher 综合征属家族遗传性疾病，临床特征为视网膜色素变性和进行性感觉神经性耳聋。患者有失明、眩晕及平衡障碍、感觉性聋等症状。

遗传性肾病 - 耳聋综合征主要临床表现是前庭损害（包括前庭器和前庭核损害）导致眩晕、耳聋，以及慢性肾小球肾炎、视系疾病。

前庭小脑共济失调是一种遗传性疾病，有家族史。表现为自发性和位置性眩晕反复发作，发作时有水平或垂直性眼球震颤。小脑共济失调的出现比眩晕迟，本病在间歇期唯一的体征是水平性或垂直性眼球震颤，而听力正常。目前本病无特殊治疗，眩晕发作时只能做对症处理。

第三节　解剖学基础

维持正常的空间位象有赖于视觉、深感觉和前庭系统，这三部分称"平衡三联"。①视觉：提供周围物体的方位和机体与周围物体的关系。②深感觉：传导肢体关节与体位姿势的感觉。③前庭系统：传导辨认机体的方位和运动速度；其中前庭系统病变是引起眩晕的主要原因。眩晕的发病机制还与有两个重要的反射受损有关。前庭眼动 - 反射（vestibulo-ocular reflex，VOR）：前庭神经核团发出的上行纤维经内侧纵束分别与同侧和对侧的Ⅲ、Ⅳ、Ⅵ颅神经核团产生联系，因此前庭感觉可立即产生反射性的眼球活动。前庭 - 脊髓反射（vestibulo-spinal reflex，VSR）：前庭脊髓束纤维分别由前庭外侧核、前庭下核和前庭内核发出的纤维构成，到达同侧或对侧的脊髓前角细胞，对躯体肌肉进行调节，协助维持姿势平衡。同时前庭与小脑、大脑、自主神经存在密切联系，由于核团在中枢的广泛联系，当前庭感受器受到病理或人为刺激时，都会通过中枢间的广泛作用而引起眩晕、眼球震颤、倾倒及自主神经性反应等。

第六章　眩晕的病因与发病机制

眩晕的病因复杂，可以见于多种疾病，有 2000 多种原发性或继发性的因素能导致眩晕，临床与之相关的综合征可达 800 多种，85% 的眩晕由周围性原因引起，15% 的眩晕属于中枢性。美国对近 10 年所有因眩晕而到急诊就诊的患者进行统计分析，结果显示神经系统疾病所致的眩晕占 11.4%，情感障碍相关的眩晕占 7.2%。现将其常见病因分类简介如下。

（一）耳源性疾病

眩晕最常见的原因是内耳前庭受到异常刺激。耳源性眩晕常伴有听力障碍和恶心、呕吐等症状，但无其他神经系统受损的临床表现。

1. 梅尼埃病（Meniere's disease，MD）

梅尼埃病是一种特发性内耳疾病，临床表现为反复发作的旋转性眩晕，波动性感觉神经性听力损失，伴耳鸣和（或）耳胀满感，间歇期无眩晕，可持续耳鸣。其病理改变为膜迷路积水。但该病目前尚无确切的病因，主要有以下几种学说。

（1）自主神经功能紊乱及内耳微循环障碍学说：此学说认为梅尼埃病是自主神经功能失调，导致迷路动脉痉挛，迷路内淋巴液产生过多或吸收障碍，迷路内淋巴积水和淋巴液压力增高，引起内耳前庭末梢器缺氧缺血和变性等病理变化所致。

（2）免疫性损害学说：认为免疫复合物沉淀在内淋巴囊可产生膜迷路水肿，循环免疫复合物介导的Ⅲ型变态反应可能是该病的原因。

（3）变态反应学说：Duke 证明Ⅰ型变态反应与该病有直接的关系，抗原刺激体液免疫系统，产生特异性 IgE 附着于肥大细胞，使机体处于致敏状态，如再接触抗原即可引发内耳变态反应，血管纹处出现大量组胺及 5 - 羟色胺，毛细血管通透性增强，血液中水分进入内淋巴引起膜迷路积水。近 20 年来，医学界也注意到本病与Ⅲ、Ⅳ型变态反应的关系，但还需进行基础研究。

（4）解剖因素：有研究表明，前庭导水管狭窄及周围骨质气化不良在临床症状出现前就隐匿存在，病毒感染、外伤、免疫反应等因素可以诱发。

（5）精神因素：许多人发病与精神、情绪有关。Fowler 认为身心功能紊乱可诱发该病，但 Grary 报道 MD 本身可以引起情绪不稳定，情绪并不是发病诱因。

（6）其他因素：如机体代谢障碍、颅脑外伤、中耳炎、耳硬化症等。

2. 良性阵发性位置性眩晕（benign paroxysmal positional vertigo，BPPV）

良性阵发性位置性眩晕是最常见的周围性眩晕，由椭圆囊耳石膜上的耳石脱落入半规管导致，分为原发性和继发性。原发性 BPPV 占 50% ~ 70%，劳累、情绪紧张时可诱发，可能与前庭一过性供血异常有关。继发性 BPPV 常继发于前庭神经炎、内耳疾病、头部外伤等，有一定的家族倾向性。临床表现：发病突然，持续数秒至数分钟不等，常与体位改变关系密切（在患者躺下、起床、翻身、站立等头位发生改变时引起发作性眩晕），眩晕停止后持续数小时或数天的平衡障碍，或较为模糊的感觉如头昏或漂浮感，严重者可伴有恶心、呕吐。其眩晕具有变位性、疲劳性、短暂性、潜伏期及同时伴随有相应特征性的眼震，其男女之比约为1:2，发病高峰期在40~50岁。本病是自限性疾病，多数于数天至数月后自愈，预后一般良好。

3. 前庭神经炎（vestibular neuronitis，VN）

前庭神经炎是病毒感染前庭神经或前庭神经元的结果。临床特点：①多发生在20~50岁之间，常为突然出现的严重的难以忍受的眩晕，头位改变可加重眩晕，并伴有恶心、呕吐、面色苍白、出汗等，初期可有短暂的眼球震颤，躯体平衡障碍随着身体转动而加重。②无耳鸣、耳聋的耳蜗神经症状。③眩晕发作常持续24小时以上。

前庭神经炎可分为急性和慢性两种。①急性前庭神经炎：起病急，多于晚上睡醒时突然发作，数小时内达到高峰，程度剧烈，表现为急性自发性眩晕、平衡障碍、剧烈旋转性眩晕及向患侧倾倒感，静止时好转，头位或体位改变时加重，重症者可伴有恶心、呕吐、面色苍白、出汗等自主神经症状，但无耳鸣、耳聋等耳蜗及脑干受累症状。可持续数天或数周，之后逐渐减轻，恢复正常。②慢性前庭神经炎：表现为反复发作的眩晕或持续性头晕阵发性加重，多为中年以上人群患病，程度较轻，直立或行走时明显，可持续数年，恶心、呕吐症状较少见，常表现为长期的不稳感和失平衡，持续数周到数月甚至数年，严重影响患者的生活质量和身心健康。

4. 迷路炎

迷路炎，又称内耳炎，是由细菌、病毒、毒物或药物等多种病因引起的一组迷路炎性或变性疾病，为眩晕的常见病因之一，临床表现以前庭和耳蜗症状较严重。根据其病因的不同，可分为细菌性、病毒性、中毒性迷路炎，根据其病理改变又可分为浆液性和化脓性迷路炎，按其病理进展的快慢又可分为急性和慢性，按其病变范围的大小又有局限性和弥漫性之分。

（二）脑血管疾病

由脑血管疾病引起的眩晕较为常见，其中由椎-基底动脉系统疾病引起者较颈动脉系统疾病引起者更为多见。因前庭系统主要是由椎-基底动脉系统供血，且内耳及前庭神经核的供血均为终末动脉，发生病变时侧支循环建立较难。前庭神经核是脑干中最大的神经核，位置较表浅，对缺氧特别敏感，因此较易受损进而引发眩晕。动脉粥样硬化、高血压、低血压，以及其他动脉炎、动脉痉挛、血栓、血管畸形、心血管疾病等为最常见的病因。脑血管性眩晕常见的有以下几种。

1. 迷路卒中

迷路卒中是椎-基底动脉发出的内听动脉痉挛、闭塞或出血所致。常突然发生剧烈的旋转性眩晕，并伴有眼球震颤、恶心、呕吐和耳鸣、耳聋，但神志清醒。病情恢复和反复发作与否取决于病变的性质，短暂性缺血所致者较容易恢复；梗死或出血所致者恢复较慢，疗效差。

2. 延髓背外侧综合征（Wallenberg 综合征、小脑后下动脉血栓形成）

当一侧椎动脉和（或）小脑后下动脉闭塞时，在该侧延髓背外侧形成一个三角形缺血区，称为延髓背外侧综合征。小脑后下动脉是椎动脉的主要分支，较易发生动脉粥样硬化，动脉管腔逐渐变窄，造成局部血流量逐渐减少。诊断要点：①突发性的眩晕、恶心、呕吐及眼球震颤，系前庭下核及迷走神经背核受累所致。②病灶侧舌、咽、喉麻痹；临床出现饮水呛咳、吞咽困难、声音嘶哑、构音障碍。③交叉和分离性感觉障碍，病变累及三叉神经背束及核、脊髓丘脑束；临床有病灶侧颜面痛、温觉减退，病灶对侧肢体痛温觉减退，但触觉正常。④病灶侧 Honer 综合征，延髓网状结构交感神经纤维受累；临床出现病灶侧眼球内陷、眼裂变小、瞳孔缩小、皮肤少汗或无汗。⑤病灶侧肢体小脑共济失调，脊髓小脑前束及后束受累；临床出现步态不稳、躯体向患侧倾倒、病灶侧肢体指鼻及跟膝胫试验不能完成。⑥病灶对侧肢体轻偏瘫，累及锥体束有对侧肢体轻度无力、腱反射亢进、有伸肢病理反射。

3. 椎 – 基底动脉供血不足

椎 – 基底动脉供血不足，又称椎 – 基底动脉短暂性缺血发作（transient ischemic attack，TIA），临床较常见，但其概念至今仍不清晰。病理基础：①两侧椎动脉的走行及管径有很大差异（占正常人的 2/3），甚至单侧椎动脉极细小或缺如。②双侧椎动脉起始于左、右锁骨下动脉，上行穿过第 1~6 颈椎横突孔后经枕骨大孔入颅，即椎动脉行经一条活动度很大的骨性隧道。而 50 岁以后颈椎易发生退行性变和骨赘形成，当颈部急剧活动时，易压迫椎动脉，因此其血流量容易受到颈椎活动的影响。③椎动脉较易发生动脉粥样硬化，随年龄增长，动脉管腔因动脉粥样硬化逐渐变窄，血流量逐渐减少。在上述基础上，一旦血压降低就易导致椎 – 基底动脉供血不足。所以一般认为本病的发病主要是血流动力学改变所致，少数可能由微栓子引起。

4. 锁骨下动脉盗血综合征

1961 年 Reivich 首先提出锁骨下动脉盗血综合征。锁骨下动脉因动脉硬化、感染、先天异常、外伤等因素引起狭窄。当病侧上肢用力时，健侧椎动脉血流可逆流入患侧椎动脉，再流入患侧锁骨下动脉远侧端，这是一种血流代偿性机制。结果可造成两组证候：一组是由椎 – 基底动脉血流被盗而引起的脑干供血不足症状，如一过性眩晕和视力障碍；另一组是患侧上肢供血不足证候，多见于左上肢，当该上肢用力活动后有发作性眩晕，视物模糊、复视、上肢麻木、乏力或在运动后明显加重。检测患肢桡动脉搏动减弱或消失，双上肢血压不对称，收缩压可差 20~30 mmHg 以上，锁骨下可以听到血管性杂音。

5. 小脑血管病

小脑梗死包括脑血栓形成和脑栓塞，因高血压动脉硬化和心脏病、心房纤颤致附壁血栓等导致，多数认为小脑出血以高血压动脉硬化、动静脉畸形、微动脉瘤、血液病及不合理应用抗凝药等引起。多数梗死的病例发生在小脑下后动脉供血区，因为该动脉的行程长，而且其侧支循环较少，其次为小脑上动脉及小脑下前动脉。

（三）颈部疾病

颈部疾病是指颈椎及有关软组织（关节囊、韧带、神经、血管、肌肉等）发生器质性或功能性变化引起的眩晕，是眩晕就诊最常见的原因。其主要特点是当头突然转动或处于一定头位时即出现短暂性的眩晕，数秒至数分钟不等，眩晕常为旋转型，常伴有眩晕、恶心、呕吐、共济失调、平衡障碍，耳鸣、耳聋，以及黑蒙、复视、弱视等内耳、脑干、大脑和小脑缺血症状。有时可有耳鸣，一般无听力减退。

颈部疾病导致眩晕可能的原因：①颈椎骨质、关节、横突孔的增生及骨赘形成，颈肌、颈部软组织病变、肿物或颅底畸形等引起椎动脉受压而发生缺血所致。如椎动脉本身有病变（粥样硬化性狭窄、畸形等）则更易发病。②颈交感神经丛遭受直接或间接刺激，引起椎动脉痉挛或反射性的内耳微循环障碍而发病。此病虽与颈椎增生有关，但与其增生程度无多大关系，而与其增生的位置直接相关。

（四）脑肿瘤

脑肿瘤性眩晕的产生可有两种原因：一是肿瘤直接压迫、浸润前庭神经、前庭神经核、小脑绒球小结叶等处或与其有关的神经径路；二是肿瘤所致的颅内压增高，特别是肿瘤阻塞脑脊液循环而产生脑内积水，引起第四脑室底部前庭神经核受压而产生充血和水肿。最常引起眩晕的脑部肿瘤包括以下几种。

1. 脑桥小脑角肿瘤（如听神经瘤）

患者一般先出现单侧耳鸣及听力减退，进而出现眩晕，也有以眩晕为首发症状者（占10%）。眩晕多呈现摇摆感、不稳感，旋转性眩晕比较少见。以后相继出现同侧的面神经、三叉神经及小脑受损症状和体征。检查可见眼球震颤、同侧神经性耳聋、前庭功能减退或消失，头颅X线、CT、MRI检查可见病侧内耳孔和内听道扩大、骨质破坏和（或）瘤体影像。

2. 脑干肿瘤

因其病变仅累及前庭核，眩晕程度较轻，发作持续时间短暂，但严重者可较持久。患者出现交叉性偏瘫和同侧脑神经（主要为第Ⅴ、Ⅵ、Ⅶ、Ⅸ、Ⅹ、Ⅻ对脑神经）瘫痪，一侧或两侧听力轻度减退。中脑肿瘤则颅内高压出现较晚，而局部症状出现较早。

3. 小脑肿瘤

小脑肿瘤是眩晕常见病因，其眩晕的形式多种多样，常伴有眼球震颤及头痛。小脑蚓部肿瘤导致的眩晕较轻，但伴有明显的平衡障碍和站立不稳现象。小脑半球肿瘤伴有同侧肢体肌张力和腱反射降低和共济失调，如与前庭相联系的小脑绒球、小结叶受损时，眩晕则较剧烈。

4. 第四脑室肿瘤或囊肿

此种患者常在某种头位时出现突发性眩晕、头痛、呕吐，甚至意识障碍，称为Brun征。是肿物堵塞脑脊液通道引起急性颅内压增高所致，所以患者常取固定头位。头位改变试验可诱发眩晕及眼球震颤，颅脑CT和MRI检查可显示肿瘤阴影而具有确诊价值。

5. 幕上肿瘤

该病出现眩晕症状的情况并不多见，眩晕可能与颅内压增高有关，不同部位的肿瘤可引起不同定位症状，如颞叶肿瘤有时可出现以眩晕为主要表现的癫痫样发作，脑电图上则可以有癫痫样放电波；额叶肿瘤则主要表现为精神症状。

（五）颅脑外伤

颅脑外伤导致的眩晕在临床上很常见，发生率为51%~90%，其中闭合性颅脑外伤约占12%。因前庭神经系统受损的部位不同，眩晕的形式、程度和伴发症状也各不相同。如迷路震荡可迅速出现旋转性眩晕、恶心、呕吐、耳聋，以后由于大脑的代偿作用而在较短时间内康复。迷路出血引起的眩晕持续时间较长。颅底骨折可直接损伤第Ⅷ对脑神经，迅速出现眩晕、眼球震颤、耳聋。脑干挫伤后的眩晕则较常见且较持久，其形式多不呈现旋转性，且不伴有听力障碍，但伴有其他脑神经或脑干内的上、下行神经传导束受损症状。

（六）感 染

（1）各种类型的脑炎、脑膜炎、流行性眩晕（脑干下部病毒感染）、神经炎（如前庭神经炎）均可直接或间接损伤前庭神经、神经核及其传导通路而出现眩晕。病前、病中多提示有相应的感染病史和临床症状。

（2）全身感染的高热亦可引起眩晕，是高热刺激内耳迷路引起其功能亢进所致，眩晕常随体温下降而自行缓解或消失。

（3）小脑周围蛛网膜炎的症状与该处的肿瘤相似，但炎症所致的眩晕有较明显的缓解与复发等特点。

（七）药物中毒

许多药物可致前庭损伤，主要为内耳、听神经损伤后出现的眩晕。常见的耳毒性药物包括氨基糖苷类，其他药物还有抗癫痫药、抗高血压药、镇静药、镇痛药等。

（八）癫 痫

眩晕可能是全身性癫痫发作的一种常见先兆，多数见于青少年，发病年龄为25岁以下，20%复杂部分性发作可有眩晕，单纯部分性发作的癫痫性眩晕更是以眩晕为其主要症状。癫痫性眩晕具有以下特点：①发病年龄小，多在少年期前发病；②突然起病，消失也快，持续数秒钟或稍长；③眩晕为其唯一或主要症状，表现为视物旋转、平衡障碍或视物跳跃，常反复发作，不留后遗症；④伴有或不伴有全身性和部分性癫痫发作；⑤发作无诱因，且与体位改变无关；⑥脑电图有棘波或阵发性慢波；⑦抗癫痫药物治疗具有一定疗效。

（九）脱髓鞘性疾病

脱髓鞘性疾病中出现眩晕者，最常见的是多发性硬化病，眩晕可为多发性硬化的较常见症状之一。以眩晕为首发症状者占5%~12%。眩晕是脑干和小脑内的髓鞘脱失区或硬化斑损害了前庭核及与前庭有关的结构所致。多发性硬化导致的眩晕为持续性，但病发初期可为发作性，呈急性阵发性眩晕伴恶心、呕吐，被动或主动转头时可诱发眩晕或使之加重，耳鸣、耳聋较少见；初期当头转回正常位置时，眩晕可消失，故极易误诊为位置性眩晕。40%~70%的脑干和小脑受损者可有多种形式（如水平性、旋转性或持续性）的眼球震颤。

（十）全身性疾病

几乎全身所有系统患病都可以引起眩晕，但以心血管疾病所致者最常见。

1. 阿-斯综合征患者由于心律失常和心动过缓，导致内耳迷路供血严重不足而引起眩晕发作，若同时伴有严重脑供血不足还可能引起晕厥。

2. 颈动脉窦过敏综合征患者常由于衣领过紧、突然转头或颈部突然受压，使过敏的颈动脉窦受刺激，引起反射性的心率变慢和（或）血压下降，内耳迷路供血严重不足而引起眩晕发作，若同时伴有严重脑供血不足则可引起晕厥。

3. 直立性低血压、原发性低血压、一时服降压药过量、交感神经节切除术后或久病卧床不起的虚弱患者，如从卧位突然转为直立位或久立后，是血压过低导致内耳迷路和脑供血不足而引起眩晕发作，如伴有严重脑供血不足还可引起晕厥。

4. 中度或重度贫血、严重贫血的患者由于血红蛋白量和携氧量不足，机体经常处于低氧状态，当患者用力或运动时造成氧耗过量，可引起内耳迷路缺氧而引起眩晕发作。

5. 高血压患者可因血压突然进一步升高，内耳迷路血管痉挛和供血不足而引起眩晕发作。

6. 低血糖患者血糖过低导致内耳迷路神经细胞能量缺乏而致眩晕发作。眩晕一般发生在午夜、清晨、餐前或胰岛素注射过量时，多伴有出汗、全身无力和步态不稳，葡萄糖静脉注射可以立即缓解。

7. 高黏血症患者由于血液黏稠度增高，血流淤滞，致使内耳迷路供血、供氧不足而引起眩晕发作。

（十一）精神性疾病

精神性眩晕是一种神经症，由于心理压力和精神障碍，导致反复或长期的平衡失调感。与精神性眩晕相关的病症有换气过度、焦虑症、恐慌症、抑郁症等，病史、临床检查及实验室辅助检查结果都与器质性前庭病变无直接关系。治疗时应首先解除患者焦虑不安情绪，其次适当给予抗焦虑或抗抑郁的药物，但要避免长期使用镇静药物，以免增强药物的耐受性和依赖性。

第七章 眩晕的诊断和鉴别诊断

一、眩晕诊断

（一）临床诊断思路

在临床实际工作中，面对一个具体的眩晕患者，究竟如何进行诊断？除要掌握相关的基础理论和各种眩晕病的固有表现和内在规律之外，正确的临床诊断思路是至关重要的。眩晕的诊断过程与其他疾病一样，一般通过详细的问诊、查体及实验室检查，收集可靠详实的临床资料；其次将上述资料整理分析，依据神经解剖学、生理学、病理学等基础知识，尽可能合理地解释病变的部位，进行定位诊断；再根据病变的部位、临床的病史与体征，以及相关的实验室检查结果，分析判断疾病的病因，做出定性诊断；最后抓住关键，全面地综合分析推理，对疾病做出初步诊断。

1. 根据眩晕持续时间诊断

持续数秒者考虑为 BPPV；持续数分钟至数小时者考虑为梅尼埃病、TIA 发作或偏头痛相关眩晕；持续数小时至数天者考虑为前庭神经炎或中枢性病变；持续数周到数月者考虑为精神生理性疾病。不同疾病导致的眩晕持续时间绝非固定，亦非诊断的重要依据，其他的临床表现甚至更为重要。

2. 根据眩晕发作频度诊断

单次严重眩晕应考虑前庭神经炎或血管病；反复发作性眩晕应考虑梅尼埃病或偏头痛；伴有其他神经系统表现的反复发作性眩晕应考虑 TIA 发作；反复发作性位置性眩晕应考虑 BPPV。

3. 根据伴随症状诊断

不同疾病会伴随不同症状，包括耳闷、耳痛、头痛、耳鸣、耳聋、面瘫、失衡、明显畏光和畏声或其他局灶性神经系统体征。

4. 根据诱发因素诊断

有些眩晕为自发性或位置性，有些则是在感染后应激、耳压、外伤或持续用力后发病。

（二）病变的定位诊断

眩晕是前庭神经系统功能受损所致。只依靠主诉症状是不能做出定位诊断的，还要根据伴随症状、体征及辅助检查。

1. 根据眩晕的伴随症状和体征进行定位诊断

临床上常将有无听力障碍及其他脑神经和脑干、小脑的损伤，作为耳源性、前庭神经性、脑干性和小脑性眩晕病变定位诊断的一组重要依据。若为伴发一侧听力障碍的眩晕病例，则多考虑耳部和脑底病变（如耳源性、前庭神经性眩晕，因耳蜗和前庭神经相处甚近而易同时受损）。若伴有其他脑神经和（或）脑干、小脑实质受损症状，则多考虑脑底和（或）脑部病变（前庭神经性、脑性眩晕）。若眩晕、眼球震颤、倾倒和恶心、呕吐等症状同时出现，则考虑内耳迷路、前庭神经或前庭神经核病变（耳源性、前庭神经性、前庭神经核性眩晕）；前庭神经核以上的脑干病变，因其低位的前庭迷走神经反射弧不受影响，所以临床上不出现恶心、呕吐等自主神经系统症状。

2. 根据眩晕的发生机制进行定位诊断

眩晕分为前庭性眩晕和非前庭性眩晕，前庭性眩晕又分为前庭周围性眩晕和前庭中枢性眩晕。

前庭周围性眩晕占 73% ~ 87%，其病变部位为耳蜗前庭器官，起病突然，有明显的自身旋转或外物旋转感，伴有明显的自主神经反应，持续数分钟或数小时，呈阵发性，无意识障碍，可出现水平或水平旋转性眼震，如梅尼埃病、良性阵发性位置性眩晕、前庭神经炎、Hunt's 综合征、伴有眩晕的突发性耳聋、变压性眩晕、前庭迷路震荡等。

前庭中枢性眩晕占 7% ~ 10%，是由全身某些病变累及前庭中枢引起的眩晕。起病缓慢，呈持续性，可持续数日至数月。眩晕较轻，多向一侧移动，头重脚轻，晕晕忽忽，眼球震颤方向无规律性或无眼球震颤，体检中常有脑干损害体征，如椎 – 基底动脉供血不足、小脑出血、蛛网膜炎、脑膜炎、脑瘤、脑脓肿等。

非前庭性眩晕占 6% ~ 15%，是因功能性或器质性疾病引起的眩晕。如眼源性眩晕、颈源性眩晕、血液和心血管系统性疾病引起的眩晕、消化和自主神经系统引起的眩晕、更年期等内分泌性疾病引起的眩晕。

3. 根据辅助检查的结果进行定位诊断

（1）眼球震颤电图的检查：中枢性前庭病变多数表现为扫视精确度下降、欠冲或过冲；跟踪试验 n 型或 w 型改变；视动试验表现为双侧眼球震颤节律、振幅不规则，不对称或双侧反应减弱；冷热试验固视抑制失败。外周性前庭病变则表现为一侧或两侧的前庭冷热试验反应低下。视频眼球震颤电图检查对患者前庭病变部位鉴别诊断具有重要的意义。

（2）脑干听觉诱发电位检查：BAEP 能客观地反映外周听觉通路及脑干的功能状态。内耳型异常者主要是 I、V 波 PL 延长，应考虑是前庭周围性眩晕，常见于内耳或中耳病变波及前庭神经或听神经，可为局部或全身疾病引起。脑干型异常者主要表现为 I 波正常、DI 波或 V 波 IPL 延长，应考虑是前庭中枢性眩晕，常见于椎 – 基底动脉缺血、炎症、脱髓鞘病变及肿瘤等。健康人 BAEP 检测是稳定而可靠的，且不受意识状态的影响。

（3）其他：颅脑、内耳迷路和颈椎的 CT、MRI 等检查所显示的异常，均可协助眩晕的定位诊断。

（三）病变的定性诊断

定性诊断是建立在定位诊断的基础上，在眩晕的临床诊断工作中，绝不能把定性诊断与定位诊断过程截然分开。将年龄、性别、病史特点、体征及各种辅助检查结合在一起，进行分析。病史中特别要重视起病形式和病程特点这两方面资料。一般而言，急性发病时，可迅速达到疾病的高峰，应考虑血管病变、急性炎症、外伤及中毒等；当发病缓慢隐匿且进行性加重时，病程中无明显缓解现象，则多为肿瘤或变性疾病等。因此，眩晕的定性诊断可按照下述原则进行。

1. 按照一般病变性质的临床特点进行定性诊断

（1）心血管性疾病：起病急骤，于数分钟、数小时或数天内达到高峰。其共同特点是有脑供血不足和缺氧存在。高脂饮食、高血压病、冠心病、动脉粥样硬化、心房颤动、心力衰竭与眩晕有肯定的关系，它们导致的供血障碍所引发的眩晕表现可能是脑血管疾病的最早信号。多为椎-基底动脉系统（如前庭动脉分支、迷路动脉、小脑下前动脉及椎动脉等）和颈内动脉系统的病变引起微循环障碍所致。

（2）感染：脑干脑炎起病较急，迅速出现头痛和眩晕，以中脑及脑桥的局灶损害较常见。脑膜炎、脑炎、脑脓肿所致眩晕常由于原发病症状突出而被忽视，眩晕表现为非旋转性、缓慢进行性，也可出现位置性眩晕及自发性眼球震颤，如累及脑干的耳蜗核、前庭核及小脑，将出现听力减退、旋转性眩晕及共济失调等。感染经内耳道、内淋巴管侵入内耳将引起耳源性眩晕、感觉神经性耳聋。

（3）外伤：指颅脑、前庭系统或颈部受外力作用引起的，可以在受伤后立即发生，也可能在伤后数周至数年出现，其发病机制十分复杂。颞骨骨折者可直接损害内耳，横行骨折可将骨迷路一折为二，使内耳功能遭到彻底破坏，患者出现自发性眼球震颤、旋转性眩晕及严重的感觉神经性耳聋；颈部肌肉痉挛引发过多的本体感觉冲动传入脑干与小脑，引起小脑的相应传出反应，导致眩晕。

（4）中毒：具有明确的毒物接触史或药物服用史。其发作与用药时间、剂量等相关，眩晕程度较轻，即只有昏昏沉沉的感觉，一般无旋转感，没有自发性眼球震颤，前庭功能检查多为正常，除非是长期慢性的毒害。

（5）肿瘤：具有起病缓慢、进行性加重的特点，当颅内肿瘤过大时，阻塞脑脊液循环而产生脑积水，导致颅内压增高，引起前庭神经核充血和水肿，而出现眩晕、头痛呕吐和视神经乳头水肿等。另外，肿瘤浸润前庭神经核或其纤维，可引起眩晕。

（6）内分泌、代谢障碍：内分泌功能障碍可引起非旋转性眩晕，与激素分泌紊乱引起内耳功能紊乱有关。大多起病缓慢，具有自身内分泌、代谢障碍病史及其相应的生化检查等异常，如糖尿病、低血糖症、高脂血症、尿毒症、痛风病、黄疸、更年期综合征、甲状腺功能低下，以及由嗜铬细胞瘤伴发的高血压等。

（7）血液病：眩晕发作与原发病密切相关，为前庭系统出现缺氧所致，且有相应的血液学检查异常，如红细胞增多症、高黏血症、白血病和严重贫血等。

（8）先天性疾病：多数在幼年发病，少数在成年后才发病。如扁平颅底和 Arnold-Chiari 畸形等。除眩晕等症状外还可有以步态不稳和垂直性眼球震颤为主的相应神经体征，并有相应的颈短、发际低和影像学异常可协助诊断。

2. 按眩晕分类的临床特点进行定性诊断

（1）脑源性眩晕：由前庭神经核及与其相联系的脑干、小脑及颞上回皮质受损引起的眩晕。有以下几个临床特征：①眩晕相对较轻；②多为持续性，时间较长，可达数周至数月，甚至更长；③可伴有水平性或旋转性眼球震颤，多为快相偏向患侧；④前庭功能试验大都正常；⑤有脑干、小脑及其他神经系统的阳性体征；⑥脑脊液检查、脑电图检查和某些特殊检查（如头颅 CT 检查）等可有异常。该类病情多较复杂，往往需要请神经内、外科会诊并协助处理。

（2）耳源性眩晕：指由耳病引起内耳迷路受损导致的眩晕。除眩晕、眼球震颤和前庭功能改变外，还伴有耳鸣和听力减退，多为单侧性。常见的病因：①外耳疾病，如外耳道耵聍或异物阻塞，以及疖肿等；②中耳疾病，如严重的鼓膜内陷或钙化、中耳炎、耳硬化症、耳咽管阻塞或开放等；③内耳疾病，如迷路积水（梅尼埃病）、迷路炎（化脓性、黏液性和药物中毒性等）、晕动病、迷路外伤（含岩骨骨折和炮震伤等）、壶腹嵴顶结石病、迷路卒中（内耳出血或供血不全）、内耳手术等。此类患者需请耳科会诊并协助处理。

（3）前庭神经性眩晕：因脑桥小脑角部位的前庭神经病变导致的眩晕，以肿物（如听神经瘤、脑膜瘤、胆脂瘤等）、炎症（如脑膜炎、前庭神经炎等）和外伤较多见，伴有患侧的耳鸣、耳聋。但与内耳迷路病变不同点为症状持续时间较长，伴有其他（如第 V ～ Ⅷ、K ～ M 对）脑神经和脑桥、小脑实质受损的体征，严重病例还有颅内压的增高。若为病毒感染所致的前庭神经炎，除眩晕和其他前庭神经功能障碍外，并无邻近的其他脑神经和（或）脑实质的受损症状和体征，病前常有感冒或低热的前驱症状，病情一般持续 1 ～ 2 周，并在其周围还可发现其他类似患者，可资鉴别。需要时可请神经内、外科会诊并协助处理。

（4）颈源性眩晕：颈椎骨质病变时，可压迫椎动脉，使前庭系统缺血，从而引起颈源性眩晕。常见病因有：①神经反射。颈部软组织内有大量本体感受器及伤害感受器，颈椎系有病变时，则由伤害感受器传入异常冲动，到达前庭神经下核，诱发平衡系症状。②血管受压。椎动脉受压、狭窄、扭曲或闭塞，导致内耳及神经核区缺血，引起眩晕。③交感神经刺激。颈交感神经干或椎动脉丛受颈椎病变的刺激，使椎动脉发生痉挛，血流量减少，前庭系统因缺血而发作眩晕。眩晕发作与耳源性和前庭神经性眩晕相似，多发病于转头、仰头、低头之时，椎动脉压迫试验阳性。

二、眩晕的鉴别诊断

1. 头昏
头昏是以持续性的头脑昏昏沉沉、不清晰感为主症，伴有头重、头闷和其他神经症或慢性躯体性疾病的症状，在劳累和紧张时加重，休息和心情轻松时减轻。多为神经衰弱或慢性躯体性疾病等所致。

2. 头晕
头晕是以间歇性或持续性的头重脚轻和摇晃不稳感为主症，多在行立起坐时加重。临床上常见的头晕有以下几种。

（1）眼性头晕：因视力或眼肌障碍引起。睁眼、用眼时加重，闭眼后缓解或消失。多因屈光不正（最常见）、视网膜黄斑病变和各种先天性眼病等引起的视力障碍及眼外肌麻痹（常伴有复视）等引起，查体可发现视力和眼肌运动功能等方面的异常。

（2）深感觉性头晕：因深感觉障碍引起。头晕多在行走站立时出现，闭眼和在暗处加重，睁眼和在亮处减轻（因视力代偿），坐卧后消失。伴肢体肌张力降低，腱反射和深感觉减退或消失等神经体征。是脊髓后索或下肢自主感觉神经病变所致。

（3）小脑性头晕：因小脑性共济失调引起。头晕多在行走站立中出现，坐卧后消失，睁闭眼无影响（因视力不能代偿），与深感觉性头晕有别。伴肢体肌张力降低、腱反射减弱和小脑性共济失调等体征。是绒球、小结叶以外的蚓部旧小脑病变所致。

（4）耳源性头晕：指内耳前庭感受器受到病理性损伤时，引起的头晕、不稳和某些自主神经症状。其中，头晕突出表现为旋转性眩晕感者，可称耳源性眩晕。通常仅有耳部症状，不包括其他脑神经和脑实质病变。常见于以下几种情况：①外耳疾病，如外耳道耵聍栓塞、异物阻塞压迫及外伤等；②中耳疾病，如鼓膜内陷、中耳炎、耳硬化症等；③内耳疾病，如迷路炎、梅尼埃病、良性阵发性位置性眩晕等；④前庭神经周围性病变，如前庭神经炎等。

3. 晕厥

晕厥是由于突然发生的一过性全脑供血不足，引起网状结构抑制出现短暂意识丧失状态，患者肌张力消失、跌倒，可于短时间内恢复。意识丧失时间超过 10～20 秒，可发生抽搐。患者常先有头晕、胸闷、心悸、黑蒙、出冷汗和全身发软，随即意识不清倒地，数秒至数十秒后多能自动清醒，但常遗有短时间的乏力。一般经短时间休息后康复，常易在直立位、站立过久、自蹲位骤起或过强精神刺激等因素诱发下发病。临床上，晕厥分为反射性晕厥、心源性晕厥、脑源性晕厥等。

（1）反射性晕厥：包括血管减压性晕厥（普通晕厥）、直立性低血压性晕厥、特发性直立性低血压性晕厥、颈动脉窦性晕厥、排尿性晕厥、吞咽性晕厥、咳嗽性晕厥、舌咽神经痛性晕厥、仰卧位低血压综合征。

（2）心源性晕厥：①心律失常所致晕厥，如心动过缓、心动过速或心搏骤停、Q-T 间期延长综合征；②急性心腔排出受阻，如心瓣膜病、冠心病和心肌梗死、先天性心脏病（如法洛四联症）、原发性心肌病、左房黏液瘤和左房巨大血栓形成、心脏压塞等；③肺血流受阻，如原发性肺动脉高压症、肺动脉栓塞等。

（3）脑源性晕厥：包括各种严重脑血管闭塞性疾病引起脑局部供血不足；主动脉弓综合征；短暂性脑缺血发作；高血压脑病；基底动脉性偏头痛；脑干病变，如肿瘤、炎症、血管病、损伤和延髓血管运动中枢病变等。

（4）其他晕厥：包括哭泣性晕厥、过度换气综合征、低血糖性晕厥、严重贫血性晕厥。

第八章 眩晕的西医治疗

第一节 药物治疗

一、选择治疗眩晕药物的原则

目前，药物治疗仍是控制眩晕的主要手段。应根据病情轻重、药理作用强弱、不良反应大小选药，避免多种同类药物同时使用，如氟桂利嗪和尼莫地平同为钙通道阻滞药，同时应用可引起药物作用过强，导致眩晕、嗜睡。恢复期或慢性期仍然用地芬尼多等前庭神经镇静药，有碍前庭功能的代偿，使眩晕及平衡障碍恢复延迟。老年患者应注意全身系统疾病及药物的不良反应。轻症眩晕者不宜使用镇静药。很多抗组胺药、抗胆碱药、抗血管扩张药都兼有镇静作用，使用不当反而会加重眩晕。另外，功能性眩晕患者容易产生药物依赖性，应当注意避免。

二、临床上常用的抗眩晕药物分类

（一）前庭神经镇静药

前庭神经镇静药如地西泮、艾司唑仑、利多卡因等。安定类药物可抑制前庭神经核的活性，通过降低神经兴奋性，减少神经冲动的传入，最大限度地减轻大脑对运动性眩晕的感受。该药还有抗焦虑和肌肉松弛的作用，适合于眩晕伴恐惧、烦躁的患者。利多卡因能阻断各种神经冲动，降低脑干前庭神经核及前庭终器的神经兴奋性，心动过缓或心肌传导障碍者禁用。

（二）抗胆碱能制剂

抗胆碱能制剂如阿托品、山莨菪碱、东莨菪碱等。能阻断胆碱能受体，使乙酰胆碱不能与其受体结合，可解除平滑肌痉挛，扩张血管，改善内耳循环，抑制腺体分泌。适用于胃肠自主神经反应严重，恶心、呕吐明显者，但青光眼患者禁用。

（三）改善血液循环药

改善血液循环药主要是改善脑和内耳的微循环。该类药物主要有倍他司汀、氟桂利嗪、尼莫地平、碳酸氢钠、盐酸罂粟碱、磷酸组胺、灯盏花黄酮注射液、麦角隐亭咖啡因口服液、金纳多注射液等。

（四）抗组胺药及其各种合成剂

抗组胺药及其各种合成剂如异丙嗪、苯海拉明、地芬尼多等。此类药物对前庭神经元有抑制作用，它们是 H_1、H_2 受体阻断药，具有止吐和镇静作用。

（五）利尿药

利尿药通过利尿和（或）改变内淋巴的渗透压，以减轻内耳水肿和迷路水肿。如乙酰唑胺、氢氯噻嗪、呋塞米、甘油等。

（六）降低血液黏稠度药

降低血液黏稠度药如川芎嗪、复方丹参注射液等。川芎嗪有抗血小板聚集作用，对已聚集血小板有解聚作用，抑制平滑肌痉挛；扩张小血管，改善微循环；能通过大脑屏障，有抗血栓和溶血栓作用。复方丹参能活血化瘀，具有扩张小血管、抑制凝血、促进组织修复的作用。

（七）其他药物

其他药物如低分子右旋糖酐、ATP、类固醇、维生素等。

三、临床上常用的抗眩晕药物

（一）甲磺酸倍他司汀

1. 药理作用

甲磺酸倍他司汀是血管扩张类药物，属组胺衍生物，可选择性增加脑、小脑、脑干和内耳微循环，调整内耳毛细血管的通透性，促进内耳淋巴液的分泌和吸收，改善内耳循环障碍，消除膜迷路积水，改善脑内血流量。

2. 临床应用

用于梅尼埃病、外周性眩晕症伴发的眩晕和头晕感。

3. 用法用量

成年人 1~2 片（6~12 mg)/次，每天饭后服用，可视年龄、症状酌情增减。

4. 禁忌证

对甲磺酸倍他司汀或处方中任何辅料有过敏史的患者禁用。

5. 毒副作用

有消化性溃疡的病史或患有活动性消化性溃疡、支气管哮喘、肾上腺髓质瘤的患者应慎重给药。偶有恶心、呕吐、皮疹、嗜睡等症状。对孕妇及可能妊娠的妇女，治疗上只有在判断其有益性高于危险性时方可给药。老年患者需注意减量服用。

（二）盐酸地芬尼多片

1. 药理作用

本品对痉挛的血管有扩张作用，能增加脑动脉的血流量，特别是椎－基底动脉的血流量。另外，本品能调整前庭神经的异常冲动，抑制呕吐中枢及改善眼球震颤，因此可用于眩晕、呕吐的患者。本品无抗组胺作用，无镇静作用，无麻醉强化作用。

2. 临床应用

用于多种疾病引起的眩晕与呕吐（例如椎－基底动脉供血不足、梅尼埃病、自主神经功能紊乱、高血压、低血压、颈源性眩晕、外伤或药物中毒）、手术麻醉后的呕吐；对晕动病有预防和治疗作用。

3. 用法用量

口服，每次 25～50 mg，每天 3 次。预防晕动病应在出发前 30 分钟服药。

4. 禁忌证

6 个月以内婴儿禁用，肾功能不全患者禁用。

5. 毒副作用

由于本品有轻度抗 M－胆碱作用，故慎用于青光眼、胃肠道或泌尿道梗阻性疾病及心动过速患者。过敏体质及孕妇慎用。主要有口干和轻度胃肠不适症状，停药后即可消失。此外有报道称，可有幻听、幻视、耳鸣、定向力障碍、精神错乱、手足发冷感、食欲缺乏、心悸、嗜睡、不安、忧郁和 M－胆碱作用等，偶可见一过性低血压、头痛和皮疹。各种不良反应的总发生率约为 10%。出现以上不良反应不影响继续治疗，一般在停药后消失。儿童用量请咨询医生或药师。

（三）盐酸氟桂利嗪胶囊

1. 药理作用

本药是一种钙通道阻断药，能防止因缺血等原因导致的细胞内病理性钙超载而造成的细胞损害。本品具有缓解血管痉挛作用，尤其对基底动脉和颈内动脉作用明显，其作用比桂利嗪强 15 倍；该药还能增加耳蜗小动脉血流量，改善前庭器官循环；另外，本品还有抗癫痫、抗组胺作用。

2. 临床应用

用于脑供血不足、椎动脉缺血、脑血栓形成后等；前庭功能紊乱引起的眩晕的对症治疗；典型或非典型偏头痛的预防性治疗；癫痫辅助治疗；耳鸣。

3. 用法用量

中枢性眩晕及外周性眩晕患者，每日 10～20 mg，2～8 周为 1 个疗程，如症状未见任何改善，则应停药；特发性耳鸣者，10 mg，每晚 1 次，10 日为 1 个疗程；间歇性跛行者，每日 10～20 mg；预防偏头痛，5～10 mg，每日 2 次；脑动脉硬化、脑梗死恢复期，每日 5～10 mg。起始剂量：65 岁以下患者每日 10 mg，65 岁以上患者每日 5 mg，每晚口服。

4. 毒副作用

中枢神经系统的常见不良反应有嗜睡和疲惫感；长期服用者可以出现抑郁症，以女性患者较常见；锥体外系症状表现为不自主运动、下颌运动障碍、强直等，多数用药 3 周后出现，停药后消失，老年人容易发生；少数患者可出现失眠、焦虑等症状；消化道症状表现为胃部烧灼感、食欲亢进、进食量增加、体重增加；少数患者可出现皮疹、口干、溢乳、肌肉酸痛等症状，但多为短暂性，停药可以缓解。

5. 禁忌证

有本药过敏史或有抑郁症病史时，禁用此药。急性脑出血性疾病忌用。妊娠与哺乳期妇女不宜应用。儿童慎用，老年人应减量使用。

（四）长春西丁

1. 药理作用

增加脑血流量，具有抑制钙离子依赖性磷酸二酯酶活性及增加血管平滑肌松弛的信使——环磷酸鸟苷的作用，能选择性地增加脑血流量；改善血液流动性和微循环，具有增强红细胞变形力、降低血黏度及抑制血小板凝聚作用；改善脑代谢，增加脑组织氧气供给，促进脑组织摄取葡萄糖，促进脑内单胺的代谢转化，抑制脑缺血时脑内乳酸的增加，增加 ATP 含量，增加血红蛋白氧解离力；保护缺血脑组织，延迟脑缺血时血管痉挛发生时间，同时还能抑制过氧化脂的产生。

2. 临床应用

用于治疗老年性耳聋、眩晕等。对改善脑梗死后遗症、脑出血后遗症、脑动脉硬化、大脑血管痉挛、大脑动脉内膜炎引起的眩晕、耳聋、头痛、头昏、四肢麻木感、大小便失禁等症状及抑郁、焦虑、睡眠障碍等精神症状有效。对病程较长、症状趋向固定化的病例也有效。

3. 用法及用量

口服，适用于慢性患者；每次 1～2 片，每天 3 次；维持剂量为每次 1 片，每日 3 次。静脉注射或静脉滴注，每次 10 mg，每天 1～3 次；用时以 0.9% 生理盐水稀释 5 倍，适用于急性病例。

4. 毒副作用

用药后有时出现血压轻度降低、心动过速等不良反应；进行长期治疗时应注意观查血常规变化。

5. 禁忌证

不能和肝素同时应用。

（五）丁咯地尔

1. 药理作用

本品是一种血管活性化合物，能有效增加末梢血管和脑部缺氧组织的供血、供氧量。

2. 临床应用

用于脑部血供不足，包括脑血管硬化、脑血管栓塞、老年性痴呆症；耳蜗前庭病，如耳鸣、头晕、眩晕等。

3. 用法及用量

口服，每次 150 ~ 200 mg，每天 2 或 3 次。静脉或肌内注射，每日 200 ~ 400 mg。静脉滴注，可加于 200 ~ 400 mg 0.9% 氯化钠注射液或葡萄糖溶液中缓慢滴注。

4. 毒副作用

常见的有眩晕、头痛、胃肠道不适、消化不良、腹泻，少数因胃肠道不适及恶心等不良反应而停药，此外还有皮肤瘙痒等不良反应。超剂量应用或急性中毒可致痉挛性运动、肌肉痉挛和焦虑不安，以及周围血管扩张、窦性心动过速、呕吐、嗜睡、昏迷、激动及惊厥等症状。

（六）托呢酮

1. 药理作用

具有血管扩张作用及中枢性肌肉松弛作用，直接扩张血管平滑肌和抑制多突触反射，降低骨骼肌张力，缓解因脑、脊髓受损而出现的肌肉强直、阵挛等。尚能使外周血流量增加。

2. 临床应用

对各种脑血管疾病引起的头痛、眩晕、失眠、肢体发麻、记忆力减退、耳鸣等症状也有一定疗效。

3. 用法用量

口服，1 次 50 ~ 100 mg，每天 3 次，可随年龄、病情增减用量。

4. 毒副作用

少数人有食欲缺乏、头晕、嗜睡、颜面或皮肤潮红、乏力、腹痛、患肢肿痛。

（七）倍他司汀

1. 药理作用

本药为一种组胺类药物，具有扩张毛细血管的作用，作用较组胺类持久，能增加脑血流量及内耳血流量，消除内耳性眩晕、耳鸣和耳闭感，又能抑制组胺的释放，产生抗过敏作用。

2. 临床应用

临床用于内耳眩晕症，对脑动脉硬化、缺血性脑血管病、头部外伤或高血压所致直立性眩晕、耳鸣等亦可用。欧洲一些随机对照试验研究证实其治疗梅尼埃病有效。

3. 用法用量

口服，每次 4 ~ 8 mg，每天 2 ~ 4 次。肌内注射，1 次 2 ~ 4 mg，每日 2 次。

4. 毒副作用

偶有口干、心悸、头痛、皮肤瘙痒、恶心、胃部不适、食欲缺乏、消化性溃疡加重等。

（八）尼莫地平片

1. 药理作用

尼莫地平是一种 Ca^{2+} 通道阻滞药。通过有效阻止 Ca^{2+} 进入细胞内，抑制平滑肌收缩，达到解除血管痉挛之目的。可选择性地作用于脑血管平滑肌，扩张脑血管，增加脑血流量，显著减少血管痉挛引起的缺血性脑损伤。

2. 临床应用

适用于各种原因的蛛网膜下腔出血后的脑血管痉挛和急性脑血管病恢复期。

3. 用法用量

口服，1 次 1~2 片（30~60 mg），每日 4 次，或遵医嘱。

4. 毒副作用

最常见的不良反应有血压下降、肝炎、皮肤刺痛、胃肠道出血、血小板减少，偶见一过性头晕、头痛、面色潮红、呕吐、胃肠不适等。

5. 注意事项

脑水肿、颅内压增高及肝功能损害者应当慎用。高血压合并蛛网膜下腔出血或脑卒中患者，应注意减少或暂时停用降血压药物，或减少本品的用药剂量。本药可产生假性肠梗阻，应当减少用药剂量和保持观察。本药避免与 β 受体阻断药或其他钙拮抗药合用。哺乳期妇女不宜应用，动物实验提示本品有致畸性。

（九）苯巴比妥东莨菪碱片

1. 药理作用

东莨菪碱具有中枢神经抑制作用，能降低前庭神经及内耳功能的敏感性，并抑制胃肠道蠕动，产生镇静、镇吐和抗眩晕作用；苯巴比妥具有镇静、催眠作用。

2. 临床应用

用于防治乘车、船和飞机引起的眩晕、恶心和呕吐等晕动病症状。

3. 用法用量

口服，1 次 1 片，于乘车前 20 分钟服用。

4. 毒副作用

有口渴、瞳孔散大、视物模糊、嗜睡、心悸、面部潮红、定向障碍、头痛、尿潴留、便秘等。与其他中枢抑制药合用，可加剧中枢抑制作用。与口服避孕药合用，可使避孕药代谢加快，避孕失败。如正在服用其他药品，使用本品前请咨询医生或药师。

5. 禁忌证

对本品过敏者禁用，过敏体质者慎用；青光眼、前列腺肥大、严重心脏病、器质性幽门狭窄、麻痹性肠梗阻及肝硬化患者禁用；孕妇及哺乳期妇女禁用；哮喘史及未控制的糖尿病患者禁用。

第二节　前庭康复训练

眩晕和平衡障碍疾病采用锻炼或康复治疗并非全新的概念。据文献记载，英国耳鼻喉科医生 Terrance Cawthorne 最早倡导采用锻炼的方法治疗前庭疾病。Cawthorne 在 1945 年先后撰文描述前庭系统的复杂性，如一侧迷路切除后，患者积极活动比静卧在床者功能恢复更快。此后 Cawthorne 和 Cooksey 制定了一系列的练习方案促进中枢代偿和习服。但在两位笔者文献发表后的 25 年里，人们虽认为锻炼可作为一种治疗选择，却几乎没有任何进展。在 20 世纪 80 年代，一些文章的发表拓展了前庭代偿的理论，重新引起对前庭锻炼的认识。1972 年，McCabe 首次提出前庭锻炼是减轻眩晕最有用的工具。他强调对患者进行教育是非常重要的，通过适当的刺激使大脑克服前庭功能丧失的影响。McCabe 把两侧前庭终器描述为"伙伴"，他对前庭锻炼的一些解释有重要价值：①通过仔细的研究排除神经科进行性疾病、耳科疾病和其他疾病。②向患者解释清楚疾病的特点。告之患者所患疾病为平衡功能病，有如下特点：两侧平衡中心为伙伴关系，互相协作而非对立；一侧前庭不能独自完成任务；两侧迷路兴奋性不均衡就产生前庭性眩晕；两侧前庭兴奋性越不均衡，眩晕就越严重；两侧前庭锻炼后使彼此均衡，新的平衡就建立了。③让患者了解这些疾病的过程并无大碍。在锻炼时，会出现病症，这是疾病康复的前提，克服了这些症状，疾病也就治愈了。McCabe 也写道，强烈抑制前庭症状的药物也将延缓康复过程。

1980 年，Norre 和 DeWeert 根据前庭习服的理论，提出一种用于治疗外周前庭疾病的治疗计划。该组病例 50% 为阵发性位置性眩晕，91% 的患者好转，64% 的患者症状减轻。一组患者给予假性前庭练习治疗，无好转。一些患者疗效差，认为主要是不能正确进行练习的结果。治疗开始的早晚与疗效无关。

1984 年，英国 Magaret Dix 医生积极倡导前庭康复的观念，鼓励、调动患者的内在动力和患者教育是治疗成功的关键所在。她在 Cawthorne 的基础上又有所发展，增加了头动练习，有目的地激发眩晕症状。

小脑适应的可塑性是通过重复刺激，整合感知为异常的刺激；而习服则是将前庭信号视为异常。当两侧迷路对头动的反应不对称或当前庭、视觉和本体觉传入存在矛盾时，就产生了所谓的感觉冲突，典型例子是当坐在汽车上，能产生运动感或方向感知的迷惑，当对面的大卡车向前移动时，产生向后的短暂的运动错觉。前庭系统功能正常的个体，很快可以区分传入信号，并非依靠前庭反应提示本身并未移动。而前庭功能低下的患者，不能很快做出正确判断，出现平衡障碍或方向迷惑。

一、前庭中枢系统传递模式的特性

（一）速度存储

正常 VOR 仅对短暂的头部运动发挥高效作用。换言之，VOR 可补偿高频率的头部运动，但不能补偿低频率的头部运动。前庭神经元放电呈指数性衰减，指数变化的持续时间约为 7 秒，放电率在 7 秒内衰减为起始量的 32% 。显然，持续时间 7 秒不够长，因为中枢神经系统不能维持反应，所以用约 20 秒中枢持续时间代替外周 7 秒的持续时间。通过脑干结构的速度存储机制来维持反应。速度存储机制可存储头速的信息。旋转过程中，视网膜移动速度是眼速和头速之差。视网膜移动可驱动速度存储机制，在前庭传入信息衰减以后仍保持前庭相关信息继续存在，前庭系统也运用躯体感觉和耳石信息驱动速度存储机制。

（二）头动超负荷的补偿

人可以很容易以超过 300°/秒的速度移动头部。如驾车时，在听到侧面的喇叭声时，可迅速转头以看清周围的情况，避免发生碰撞。但前庭功能损伤后患者可能对高速头动反应并不完美。由于前庭系统的传出截断作用，高速头动时抑制侧前庭神经的放电率可降至 0，而兴奋侧的放电率可达到更高水平，单侧前庭功能丧失没有这个机制来处理超负荷的头动，头向患侧快速转动常发生前庭功能障碍。

（三）感受器的不确定性

耳石的感觉传入信号在本质上是不确定的，线性加速度或头的倾斜可以产生相同的耳石激活模式。同样，半规管解决不确定性的过程也不是很有效，当处于旋转和倾斜过程中，如在发生强烈倾斜和（或）平移的地铁和飞机上可能就如此。视觉和触觉可被用于判断发生何种情况，只要不是必须迅速做出决定，这些感觉非常合适。另一个策略是大脑也参与从线性加速度中区分倾斜。存在多重感觉障碍的患者，不能运用其他感觉形成适当的前庭反应，感觉不确定性问题就更为明显。

（四）前庭损伤的修复

前庭修复的能力非常强，对于外周前庭病变的修复，必须在很大程度上考虑背景依赖性。头处于直立位时，患者能够稳定地凝视目标；但在头后仰位时，往往不能稳定凝视。背景依赖性的另一种类型与前庭脊髓反射有关，前庭功能障碍的患者经过步态训练，可以改善前庭脊髓反射功能。

中枢病变的修复比外周病变更有限，这是前庭器官中最薄弱的环节。中枢病变引起的症状持续时间更长，例如小脑病变，前庭功能障碍的症状可为重度、永久的。因此，持续超过几周的自发性眼震，一般是由中枢病变引起的；外周性眼震通过完好的脑干和小脑很快得到修复。

二、前庭康复的原理

中枢神经系统的独特之处是能够调整稳定的外周前庭系统的不对称，而对中枢前庭通路内的病变的调节作用就差得多。这种调整过程指前庭代偿，在多数前庭病变后可以自然发生。这种可塑性要求小脑和脑干对中枢或外周病变引起的感觉冲突发生反应。多数情况下，这个过程将使前庭症状减轻，这就是前庭性平衡康复计划和特异性练习的基础。前庭代偿至少有 4 个独特的区域，其中 3 个与前庭康复训练计划的特异性练习有关，要求个体必须积极参与锻炼；第 4 种是突发性外周病变的结果，无须头动和步态活动，分为静态和动态代偿。

（一）外周前庭病变的静态代偿

急性前庭病变的眩晕通常伴有眼震和自主神经症状，如恶心、呕吐、固视不能抑制眼震和眩晕。此时，并不说明是中枢神经系统疾病，只是反映前庭神经急性病变时双侧前庭兴奋性的差异明显。眼震强度在没有固视抑制时增加。随着外周前庭病变的静态代偿的开始，主观症状明显减轻，眼震逐渐消失。开始是前庭核紧张性静息电位的再平衡。这些改变可以减少两侧次级神经元紧张性发放的差异。病变 24～72 小时后，剧烈的眩晕和呕吐症状就可缓解。然而，患者还有明显的平衡障碍，因为前庭系统对前庭传入的正常头部运动刺激不能产生适当的反应。因此，在剧烈的眩晕控制后，运动激发的眩晕还会持续存在，直到动态代偿完成为止。

（二）动态代偿

前庭病变后，为了消除持续的平衡障碍和运动诱发的眩晕，前庭系统必须对头动产生准确的反应。动态代偿是通过脑干和小脑通路的再组织实现的。该过程较静态代偿缓慢，一般要求对头动和姿势控制程序重调。这需要对凝视稳定性和姿势控制系统都有刺激。同侧前庭核对对侧前庭神经发放改变的反应是由联合纤维通路传导的，使得前庭系统在单侧前庭工作的情况下，中枢前庭系统仍能产生反应。前庭代偿的这种特点对于广泛的病变和前庭破坏性手术后功能恢复至关重要，如迷路切除或前庭神经切断。动态前庭代偿在以下三个方面较为活跃。

1. 适应

适应是头动激发的凝视稳定性反应长期改变的神经机制。诱导适应的神经信号主要是视网膜上的视觉影像发生视网膜滑动。这一现象是前庭 - 眼反射异常产生的，头动后感觉物体在运动，而实际上视觉环境是稳定的。这样所产生的错误信号可以引起前庭 - 眼反射发生即时改变。全视野刺激也有可能对该过程有利（甚至在没有头动的情况下）。这种视网膜滑动产生的适应过程依赖于适应的形成环境，使得对不同频率、不同方向、眼球在眶内的位置和视靶的距离改变引起的头动加以调整。这说明前庭适应过程的复杂性，以及在代偿非常好的情况下有些残留症状不可避免。前庭适应也可改善姿势稳定性，这是通过减少振动幻视对姿势控制的影响实现的。

一侧或双侧前庭功能丧失的患者，均可通过采取一些动作增加头动时的凝视稳定性。除通过中枢神经系统实现前庭 - 眼反射功能的恢复外，也可发生一些行为改变和感觉替代。

（1）颈 - 眼反射传入：从 20 世纪早期 Barany 的工作开始，人们已经开始认识颈 - 眼反射（cervico-ocular reflex，COR）传入的问题。COR 是对来自颈部肌腱、肌肉和关节的刺激的一种反射性、代偿性眼动。前庭功能正常者，COR 传入对于凝视稳定不重要。一侧前庭功能丧失时，COR 可能也不重要。只有两侧前庭功能丧失者，COR 在头低速运动时，对眼 - 头运动的协调有些许作用。

Bronstein 和 Hood 曾报道前庭功能丧失时，COR 通过以下途径发挥作用：①启动将眼带向视靶方向的抗代偿性扫视；②产生后续的缓慢代偿性眼动。Kasai 和 Zee 认为，中枢程序重调在 COR 中发挥重要作用。正常受试者，COR 只在很低的频率才起作用（0.025 Hz 时增益最大，0.4 Hz 时可以忽略不计）；但是对前庭功能丧失的患者，COR 作用很大，起作用的频率可达 0.5 Hz。对于正常人，由于将麻醉药注入颈部可产生一过性平衡失调和共济失调，说明 COR 对姿势稳定性也起一定的作用。

（2）扫视的改善：扫视是一种最快的眼动，可以是自主和非自主性的运动（如眼震的快相）。扫视能使患者尽快以最小的视网膜滑动实现再固视。视靶不确定时扫视启动的时间是 150 ~ 250 毫秒，视靶固定时间为 76 毫秒。研究显示，通过练习可以提高扫视的效率。Fischer 报道，坚持每天锻炼可以缓慢缩短潜伏期，并增加准确性。由于可预见的视靶可以明显减少反应的潜伏期，前庭功能丧失的患者头动时，可能会出现眼动的中枢程序重调。这些患者在头动相反的方向产生自主的扫视，用以代偿前庭－眼反射的不足。经过反复练习和反馈，患者逐渐能够预见头动反应必要的扫视。一侧或双侧前庭功能丧失的患者都可见扫视改善的情况。

（3）平稳跟踪的改善：当物体在视野内来回平稳移动时，能够保持对该移动物体的视觉稳定，受小脑的调节，在头静止不动时可独自发挥作用，或者可以与前庭－眼反射交互作用，帮助运动时维持凝视稳定。无论是正常人还是前庭功能缺陷者，平稳跟踪能力在 1 Hz 左右都将失去作用。有报道儿童中枢神经系统的可塑性增强，成年前出现的双侧前庭功能丧失不会出现振动幻视，而在成年后出现者就有振动幻视出现。儿童期出现的双侧迷路功能障碍，平稳跟踪的频率可达 3 Hz。

（4）感觉传入的替代与减少头动：双侧前庭功能丧失后，为了维持平衡和姿势控制，要对视觉和本体觉传入的优先利用情况重新估量。开始有视觉依赖的趋势，步行时，患者可能通过视觉锁定视靶。通过这种作用，提供有关相对运动的信息。患者逐渐学会分配对视觉和本体觉的依赖。

头静止不动时，前庭－眼反射缺陷对患者没有影响。因此，一些患者就采用避免快速头动的策略去避免视网膜滑动的症状。这种策略妨碍自然发生的前庭代偿过程，在快速头动时，将出现眩晕症状。

2. 习服

习服是反复接触有害刺激后反应性下降的现象。习服依赖于形成的环境，不能从一种头动推广到另一种头动。该机制对于很多头动敏感或视觉环境运动敏感的疾病非常重要。外周不对称性是这些症状的共同原因，其他常见的原因尚有中枢病变、焦虑和偏头痛。习服产生的这些调整很快，也很准确，但中枢系统要求习服传入的一致性。因此，不稳定的前庭病变不能代偿。适应和习服的主要目标是产生静态和动态的凝视稳定和姿势稳定。但凝视和姿势稳定的反应频率范围不同。为了达到凝视稳定，所依赖的机制必须从静止（无运动）到高达 10 Hz 的头动都能很好地执行功能；姿势稳定性主要要求在 4 Hz 以下的反应性。

3. 感觉替代

除了适应和习服，动态代偿的另一个关键的部分是感觉替代。感觉替代是采用另外的策略来维持凝视和姿势控制，替代丧失的或受损害的感觉功能。例如，双侧前庭功能丧失的患者主要依赖视觉和（或）本体觉维持姿势稳定性。尽管这些机制在治疗时建立，很多患者在就诊前可能通过尝试已经建立起一些替代。感觉替代虽然有用，在一些环境背景下还有可能出现适应不良，如过度依赖视觉，不能应用本体觉和残留的前庭传入维持在暗环境的平衡（在黑暗中站立和行走）。除常见的视觉和本体觉传入外，在前庭功能丧失的情况下可能有用的机制包括：①颈-眼反射的激活（该反射在正常人中并不活跃）；②利用平稳跟踪系统和扫视。一侧和双侧前庭功能障碍患者利用矫正性扫视调整头动后前庭-眼反射诱发的眼动减少。通过接触特异性的眼-头协调运动产生的中枢程序预编。在前庭-眼反射有缺陷时，人类可以自动利用这些眼动帮助维持凝视稳定。头动可以促进中枢代偿但不活动可造成代偿延迟。先前存在的或共存的中枢前庭功能障碍也妨碍代偿。控制急性眩晕症状的药物，如美克洛嗪、东莨菪碱和苯二氮䓬类药物可引起镇静和中枢抑制。尽管这些药物在开始时可以缓解急性迷路症状，但对中枢代偿有不良反应，特别是长期应用可以导致前庭代偿延迟。此外，慢性焦虑或其他精神疾病也可能推迟或阻断代偿过程。

中枢代偿非常可靠，但有时也很脆弱。即便完全代偿后也会由于失代偿而再现症状。如果一段时间活动过少、过度疲劳、换药或患病都可激发失代偿。症状复发并不意味着有进行性的或新近出现的迷路功能低下。中枢代偿的特点决定了采取避免激发眩晕的动作和体位，以及使用前庭抑制性药物是不当的。由于功能恢复的刺激可能是反复接触运动产生的感觉冲突，一旦严重的急性期症状消失，患者应该停用抑制性药物，并鼓励其积极锻炼。对多数人而言，恢复很快且可几近完全。也有一些人，前庭功能障碍的症状可能持续存在，这些患者应行前庭康复治疗。可望促进前庭代偿的机制，包括适应、习服和感觉替代。

三、前庭康复治疗技术和目标

通过前庭锻炼缓解持续性前庭症状有赖于物理治疗，治疗师需要与其他多学科的医生，包括前庭功能检查小组合作。前庭康复目前已作为很多眩晕和平衡障碍患者主要的治疗方法。前庭康复训练计划有两个目标：①促进中枢的前庭代偿过程，减轻静态和动态症状并改善前庭-眼反射功能；②改善静态和动态平衡功能和步态，可能与中枢代偿无关，但可作为康复锻炼的第一个目标。为了达到这一主要的目标，可用很多技术。每项治疗都有各自的目标，并非每个患者要进行所有的锻炼。

1. 适应性练习

改善前庭-眼反射增益。

2. 习服性练习

降低或消除对特异性刺激重复性暴露的反应。

3. 替代性练习

使在应用替代性感觉传入和运动传出通路获得头动信息时凝视控制的稳定及姿势和步态的控制。

4. 平衡练习

改善静态和动态姿势控制功能。太极拳是一种有效的辅助方法，特别是站立时平衡失调的患者。

5. 步态练习

改善行走能力。随着锻炼计划的进展，可获得步行时步态活动与水平转头联合的习服。

6. 一般性练习

可能最为困难，但也最重要，包括生活方式改变。维持性锻炼是持续的锻炼活动。在某些中枢神经系统疾病康复中特别重要。

四、前庭代偿的评价

（一）临床病史的意义

平衡障碍患者诊断评价最重要的部分是完整的神经耳科学病史。平衡功能检查结果必须将症状和病史一并解释。一般情况下，收集的信息应包括症状的开始、症状特点、症状的进展、典型发作的性质和持续时间、易患因素、用药情况和其他治疗。应注意焦虑、抑郁和药物的影响。必须进一步了解患者前庭症状在职业方面产生的功能障碍及程度。就诊时仍有症状说明代偿是不完全的。要确定这些持续存在的症状是波动性迷路病变的结果还是前庭病变未代偿。对于不稳定病变，由于中枢系统代偿不能对变化的系统发生反应，致代偿难以实现。不稳定病变的病史特点是其症状有自发性的特点。而对于稳定病变的失代偿，症状主要是由头动或眼动诱发的。对于后者，更应采用前庭或平衡康复为主的治疗方法。前庭不稳定病变患者，可以把前庭或平衡康复作为治疗的一部分，而不应作为主要的治疗手段。询问病史的主要目的是确定代偿尚未完成的原因。此外，有其他疾病共存，如同时有偏头痛或焦虑也可引起前庭代偿不全。

（二）前庭功能检查的作用

平衡功能研究最传统的目的是确定病变的侧别，着眼于感觉传入成分、运动输出成分或产生这些症状的神经通路。其次要以整合的方式评价利用感觉传入系统的功能情况，这包括摆动前后姿势的维持和凝视过程中头–眼的协调性，最后评价代偿的程度。用于确定前庭病变的范围和部位的检查不能预测前庭症状的类型、症状的严重性或功能障碍的程度。因此，还应进行这些方面的评价，尽管在眼震图、转椅和姿势控制的检查对代偿的状态显示很有限。一般情况下，各种检查所获得的信息与静态代偿的关系比动态代偿更为密切。自发性眼震、位置性眼震和（或）传统眼震图都可作为眼动控制代偿失效的证据。转椅可在很宽的频率和加速度范围内检查刺激外半规管及其传入，尽管这是一种生理评价而非功能评价，但它可以提供有关前庭–眼反射的信息，这是常规眼震图所不能提供的。总体上，尽管眼动的相位或振幅可以提供关于外周前庭功能障碍的证据，但并未阐明中枢系统代偿的问题。另外，向右或向左的旋转产生的持续的慢相眼速的不对称，强烈提示外周病变在生理上的未代偿状态。如果采用低的速度梯度检查，左、右速度梯度的增益不对称也可解释生理上代偿不良。动态姿势图提供关于平衡系统功能的有关信息，这是其他前庭功能检查所不能提供的。动态姿势图对感觉组织的检查是一种功能检查，而非病变定位。在几种检查状态下，测量姿势摆动度数，可以确定患者是否能够利用来自视觉、前庭觉和本体觉系统维持稳定的姿势。

通过识别一种或几种感觉传入障碍，来定量评价功能代偿异常的情况。在有运动诱发的症状、转椅检查发现明显不对称或有病理性眼震的患者中，感觉组织检查正常者并不少见。相反，一些患者显示姿势控制明显异常，说明功能代偿不佳，尽管前庭功能检查部分提示已有部分代偿。动态姿势图的运动协调性检查可评价对姿势反应的中枢神经系统的运动传出。检查如果发现异常，有助于解释感觉组织检查的结果。特别是本体感觉和前庭功能障碍的本质。它也可以提供既往未经诊断的外周病变或已知肌肉骨骼疾病导致的缺陷。但这种检查方法不能反映代偿状态。

五、前庭康复患者选择标准

前庭康复训练可作为老年人以平衡障碍为特征的疾病的主要治疗方法。利用非个体化的治疗方案如 Cawthorne 练习治疗 BPPV 已有很长的历史，也非常成功。但很多患者，Cawthorne 练习过于剧烈，经常引起严重的前庭症状，有时伴恶心和呕吐。BPPV 非个体化练习是 Brandt-Daroff 练习。另一种治疗管结石症的方法是颗粒复位法。如果这些方法不能使眩晕缓解，应该介绍患者接受个体化的治疗方案。前庭康复治疗主要用于一侧稳定的外周或中枢神经系统功能低下，而自然代偿又不完全的患者。如果没有进行性或波动性的病变，前庭康复治疗的疗效优于前庭抑制药。多数患有稳定性前庭疾病的患者，长期应用前庭抑制药没有意义。但是，在前庭病变的急性期或在康复治疗的开始阶段，前庭抑制药可以减轻患者的症状，使得患者能够坚持所需要的练习，从姿势控制练习和个体化的训练计划获得很大的益处。在康复训练的过程中，患者应多与医生交流。为了康复锻炼的安全，可以应用一些辅助设备。

第三节　外科手术治疗

尽管大部分眩晕患者通过休息、药物及功能锻炼等非手术治疗可以获得满意疗效，仍有一小部分较重的眩晕患者，眩晕使其正常的工作及生活受到很大威胁，甚至丧失生活自理能力，需要寻求外科治疗。这部分患者包括：①顽固性梅尼埃病（MD）；②良性阵发性位置性眩晕（BPPV）；③前庭神经血管压迫症，国外又称失能性位置性眩晕（DPV）；④其他：前庭神经炎，颞骨骨折，继发于感觉神经性耳聋的迟发性膜迷路积水等。只有当内科治疗无效，患者强烈要求手术时，才考虑外科治疗。医生对手术适应证的掌握有很大差异，大部分倾向于保守，但适应证选择并不严格，由手术者根据患者情况决定，例如：同样程度的眩晕，有的患者只觉得生活有一些不便，适应后，并不特别在意；而另外一些患者每次发作感到极度恐惧，正常生活难以自理。对这两种患者，在决定是否采取外科治疗的态度上是截然不同的。

术前准备除按耳神经外科全身麻醉或局部麻醉常规准备外，还需评价患者听力及前庭功能，是否适宜手术治疗，考虑患者在前庭破坏性手术后的代偿能力。对有些患者，如高龄、心血管功能差、视力差、严重的关节炎、严重的神经肌肉病变导致功能障碍等，患者缺乏代偿潜能，手术后会遗留长期的不平衡感，决定是否手术治疗时应慎重。

一、内淋巴囊的外科手术

内淋巴囊手术主要用于治疗 MD，其病理基础是膜迷路积水，手术目的是缓解症状，不能使该病停止进展。只有当系统内科治疗（至少 1 年）无效，患者生活工作受到极大干扰而强烈要求手术和（或）每次发作均伴有显著听力下降且间歇期不能恢复正常时才考虑外科治疗。手术方式：①内淋巴囊手术，包括内淋巴囊蛛网膜下腔引流术、内淋巴囊乳突引流术、内淋巴囊减压术；②前庭神经切断术；③迷路切除术；④球囊造口术；⑤星状神经节切断术。后 2 种手术因疗效不佳及不良反应较多，目前已逐步废弃，本文不赘述。

当 MD 患者有实用听力时，内淋巴囊手术、前庭神经切断术及鼓室内注射氨基糖苷类药物是适宜的治疗方式。由于前庭神经切断术难度较大，极有可能出现严重并发症，如面瘫、听力下降等；也由于鼓室内应用氨基糖苷类药物的合适剂量、给药方式还在探索之中且尚有致聋之可能性；内淋巴囊手术自然成为治疗 MD 的首选手术。内淋巴囊手术自 Portmann 首次描述以来，其眩晕控制率达 50%～80%，特别适用于甘油试验阳性者。但也曾有学者怀疑过它的有效性，Tokumasu、Goin 等分别认为 MD 患者眩晕的自然缓解率及听力转归与内淋巴囊手术所达到的效果无明显区别。可是大部分学者，如 Silverstein、Stahle、Filipo、Telischi 等，在长期（2～10 年）随访中发现，内淋巴囊手术在眩晕缓解率及保存听力方面均优于非手术治疗。

手术时机：对有手术适应证的患者应尽快手术。Maddox 发现在眩晕控制方面，早期手术有 75% 的改善率，晚期手术有 55% 的改善率，听力改善方面没有明显差异。Brown 认为早期病变是可逆的。

内淋巴囊手术包括内淋巴囊乳突引流术、内淋巴囊蛛网膜下隙引流术及内淋巴囊减压术三种。

（一）内淋巴囊乳突引流术

内淋巴囊乳突引流术顾名思义是在内淋巴囊与乳突腔之间建立引流通道，以缓解内淋巴积水。1927 年 Portmann 首次介绍了这种手术，当时他报道的眩晕改善率是 93%，之后 Paparella 报道了 84% 的手术有效。后来此类文章在 MD 外科治疗中一直占据主导地位。

引流管的种类多种多样：Goldenberg 发明 L 形硅胶引流管，Huang 用扇形硅胶引流管，Morrison 及 Gibson 用尼龙毛细管，Arenberg 的活瓣引流管系从青光眼前房减压装置改进而成。据 Huang 的研究，该活瓣引流管优于其他引流管。

应用解剖：内淋巴囊窝位于岩骨后面，乙状窦沟的前方，其前内有一骨裂，即内淋巴囊裂，裂底有一小孔，即前庭水管外口，其内有一条向前内上走向的骨性前庭水管，直通到前庭内壁椭圆囊隐窝的下方，即前庭水管内口。内淋巴囊窝中容纳内淋巴囊，它位于岩骨后面两层硬脑膜之间，骨性前庭水管中有内淋巴管，内淋巴管与球囊相通，在内淋巴囊管的整个行程中又分为近侧部、中间部、远侧部。

从手术位置看，在完成乳突轮廓化后，经外半规管做一延长线（Donaldson 线），在后半规管走行的后方、Donaldson 线下方打开颅后窝脑板，暴露硬脑膜，内淋巴囊 2/3 位于

Donaldson 线的下方，上下径 5.5 ~ 12.2 mm，平均 8.9 mm，前后径 5.5 ~ 11.2 mm，平均 9 mm，内淋巴囊的后外侧为乙状窦，前方为面神经，前上为后半规管，下方为颈静脉球。正常人内淋巴囊的位置变异很大，相当一部分患者内淋巴囊偏下偏内，接近颈静脉球。

正确识别内淋巴囊是手术成功的关键，尸头解剖中的内淋巴囊颜色偏白，表面有致密的放射状纤维纹理，质地较周围硬脑膜明显厚。在活体上内淋巴囊表面有较多的小血管。

1. 手术步骤

（1）全身麻醉后，仰卧，头偏健侧，耳后常规切口。

（2）行乳突轮廓化，磨出水平及后半规管轮廓，不必磨出蓝线。

（3）在后半规管走行的后方，Donaldson 线下方打开颅后窝脑板，暴露内淋巴囊，贴岩骨后面向前可探到前庭水管的外口。

（4）切开内淋巴囊外壁：可做一蒂在前方的瓣，将其向前翻转，压到岩部后方，以保持引流通畅；也可做一前后走行切口，放置各式引流管。

（5）放置引流，分层缝合切口，包扎。

2. 主要并发症

（1）感觉神经性耳聋：一般是后半规管损伤，一旦出现应取筋膜修补；有 1% ~ 2% 的患者后半规管未暴露，手术过程也顺利，最后也出现感觉神经性耳聋，原因不明，可能是切开内淋巴囊后，对内耳有干扰。

（2）脑脊液漏（3%）、脑膜炎：多为寻找内淋巴囊时，误切脑膜所致，术中脑膜撕裂应缝合修补。

（3）面瘫（0 ~ 4%）：当乙状窦前移时，内淋巴囊不易找到，向前扩充视野时，易损伤面神经垂直段。术中应注意面神经标志，操作仔细。

（4）颈静脉球损伤：在低位内淋巴囊时易发生，一旦出现，用大块明胶海绵塞入撕裂处（勿全部塞入血管中），压迫止血。

（二）内淋巴囊蛛网膜下隙引流术

由于内淋巴囊乳突引流术的切口或引流管常会膜性封闭，House 于 1962 年首先介绍了内淋巴囊蛛网膜下隙引流术，即将内淋巴液从内淋巴囊引流到蛛网膜下隙。而后，Shea、Brackmann、Luetje、Gardener 和 Aglan 相继介绍了此种手术的各种改进型手术。根据 Brackmann 和 Nissen 的分析，内淋巴囊乳突引流与内淋巴囊蛛网膜下隙引流术在眩晕控制、听力保存、改善耳胀满感及耳鸣方面无明显区别。

1. 手术步骤

（1）麻醉、体位、切口，同内淋巴囊乳突引流术。

（2）行乳突轮廓化，磨出水平及后半规轮廓，不必磨出蓝线。

（3）打开颅后窝脑板、暴露内淋巴囊及探查方法同内淋巴囊乳突引流术。

（4）在内淋巴囊上缘切开内淋巴囊外壁，暴露其内壁后，并做一横行切口，此时脑脊液外流，随即放置硅胶引流管，不要伤及小脑表面的血管。

（5）回复内淋巴囊外壁，外壁切口用颞肌筋膜覆盖，用脂肪填塞乳突术腔。放置引流，分层缝合切口，包扎。

2. 主要并发症

同内淋巴囊乳突引流术。

（三）内淋巴囊减压术

1966 年 Shambaugh 首先介绍了这种手术，即内淋巴囊、乙状窦（从窦脑膜角到颈静脉球）的广泛减压，然后用颞肌填塞术腔。该手术对内淋巴囊缺血的患者有较好疗效，机制不明，有以下假说：①内淋巴囊周围压力减轻；②内淋巴囊及周围区域新血管再生；③内淋巴与内淋巴囊及其周围之间的被动扩散吸收增强。该手术的主要优点在于手术操作相对简单，无须精确定位并切开内淋巴囊，从而避免误切脑膜、后半规管损伤及感音神经性聋。

Graham Kemink 报道了 49 例减压术；70% 的患者眩晕消失，10% 的患者眩晕明显减轻，听力改善者占 21%，听力稳定的有 65%，没有全聋发生，而内淋巴囊乳突引流术并发全聋的发生率即使在世界最著名的耳鼻喉科也在 1%～2%。Wright 比较内淋巴囊减压术与内淋巴囊乳突引流术，发现在控制眩晕方面，后者稍好；在听力改善方面，两种手术效果一致。Brown 比较各种内淋巴囊手术与迷路切除的效果，发现内淋巴囊减压术的手术效果最好。Huang 发现仅内淋巴囊的局限性减压没有包括乙状窦、颈静脉球广泛的减压效果好。

1. 手术步骤

（1）全身麻醉后，仰卧，头偏健侧，耳后常规切口。

（2）行乳突轮廓化，磨出水平及后半规管轮廓，不必磨出蓝线。

（3）去除内淋巴囊、乙状窦（从窦脑膜角到颈静脉球）表面的骨质，进行广泛减压，然后用带蒂的颞肌填塞术腔。

（4）放置引流，分层缝合切口，包扎。

2. 主要并发症

同内淋巴囊乳突引流术。

（四）再次内淋巴囊手术

对于内淋巴囊手术失败的患者有必要再次手术，是再次内淋巴囊手术，还是选择迷路切除或前庭神经切断术？目前认为再次内淋巴囊手术简便易行，效果良好，较之迷路切除或前庭神经切断术，应优先考虑。House 报道，在 788 例内淋巴囊蛛网膜下隙引流术患者中有 81 例再次手术，术中发现内淋巴囊内纤维组织增生及胶状物质堵塞引流管，分解粘连后，可换新的引流管。再次手术病例中 55% 的患者眩晕消失，29% 的患者改善；30% 的患者听力改善，19% 的患者听力稳定。Paparella 报道，7% 的内淋巴囊乳突引流术患者需再次手术，22 例再次手术患者中，12 例眩晕完全消失，10 例改善；13 例听力改善，9 例稳定。术中发现骨质增生、囊外瘢痕堵塞内淋巴流入乳突的通道。

二、前庭神经切断术

前庭神经切断术是破坏性手术，应选择适宜的患者，以消除眩晕及保存听力为目标。但是对于 MD 保存听力的手术，内淋巴囊手术是首选，而且对于内淋巴囊手术失败的患者可再次手术，而前庭神经切断术在听力保存方面并不优于内淋巴囊手术，因此前庭神经切断术对早期 MD 并不是优先考虑的。一般在听力很差或在实用水平以下，非手术治疗及内淋巴囊手术无效时才考虑。

Frazier 首次通过颅后窝切除第Ⅷ对脑神经来治疗 MD。McKenzie 切除第Ⅷ对脑神经的前庭神经部分治疗 MD。Dandy 报道了 624 例前庭神经切断术，在当时是最多的，但由于较高的面瘫及耳聋发生率，在 Dandy 之后前庭神经切断术被迷路破坏术取代。Schuknecht 及 Cawthorne 创立了前庭神经切断术的当前式式，大幅度地降低了并发症发生率，使该手术获得了新生。W. House 开创了颅中窝途径前庭神经切断术。Fish 及 Glasscock 改进了颅中窝技术（包括切除 Scarpa 神经节），取得了较好的眩晕改善及听力保存率。由于手术技巧上的极高要求，颅中窝途径前庭神经切断术在美国及欧洲从未受到普遍的欢迎。Silverstein 采用经乳突迷路后入路，1987 年采用迷路后乙状窦后联合入路。目前在美国绝大多数前庭神经切断术通过颅后窝途径完成。

适应证：①单侧 MD，包括复发性前庭神经炎、创伤性迷路炎等其他非 MD 性眩晕，当非手术治疗无效、患者生活工作受到极大干扰、患者强烈要求手术时才考虑外科治疗；②对于不能控制的顽固性耳鸣，在做前庭神经切断的同时切断耳蜗神经可缓解 2/3 患者的耳鸣。

禁忌证：①双侧前庭病变所致的眩晕；②由唯一有听力耳侧病变所致的眩晕；③中枢性眩晕；④全身情况差；⑤超过 60 岁不考虑颅中窝入路，颅后窝途径可在较大年龄的患者身上采用。

前庭神经切断术有颅中窝和颅后窝途径，颅后窝途径包括：①迷路后；②乙状窦后；③迷路后乙状窦后联合入路。

（一）颅中窝进路

House 开创了颅中窝途径前庭神经切断术，极大地丰富了前庭神经切断术的内容。Fish 及 Glasscock 改进了颅中窝进路技术（包括切除 Scarpa 神经节），取得了较好的眩晕改善及听力保存率。Silverstein 报道 27 例，93% 的患者眩晕完全缓解；8% 的患者全聋，92% 的患者听力得以保存，其中 78% 的患者与术前在一个水平；3 例患者暂时性面瘫，后完全恢复。

1. 手术步骤

（1）全身麻醉后，仰卧，头偏健侧，术者位于患者头端，颅中窝途径常规切口：耳轮前 0.5 ~ 1 cm，从颧弓平面垂直向上延伸 7 cm。

（2）切开颞肌筋膜，从骨面上连同骨膜一起分开颞肌，暴露颧弓根及颞鳞部，靠近颧弓根水平做骨窗，骨窗的前 2/3 位于骨性外耳道前壁延长线之前，后 1/3 位于骨性外耳道前壁延长线之后，骨窗为 3 cm × 4 cm。骨瓣保存在生理盐水中。

（3）沿颞骨岩面抬起颞叶及脑膜，暴露棘孔、岩大浅神经、弓状隆起。轻磨弓状隆起，露出前半规管蓝线。沿前半规管蓝线走行前 60°角假想线打开内听道的上壁，约占周长的 1/3，勿暴露面神经迷路段，切开硬脑膜，暴露内听道全长。

（4）正常人垂直嵴分隔前上方的面神经与后上的前庭上神经，水平嵴分隔前庭上下神经，前庭神经内段膨大形成 Scarpa 神经节。切断面神经前庭上神经吻合支，切断前庭上下神经，包括切除 Scarpa 神经节，但保留前庭下神经椭圆囊支。如为重度感觉神经性耳聋伴严重耳鸣，可切除一段蜗神经。

（5）用带蒂颞肌筋膜填塞内听道缺损，防止脑脊液耳漏，回复颞叶及骨瓣，放置引流，分层缝合切口，包扎。

2. 主要并发症

（1）感觉神经性耳聋：因蜗神经或耳蜗血供受损，发生率为 8%。

（2）脑脊液漏、脑膜炎：术中带蒂颞肌筋膜填塞内听道缺损，用肌肉或脂肪填塞开放的乳突气房，另外可采取利尿、腰穿放脑脊液来促使瘘口封闭。严格无菌技术，杜绝脑脊液漏及围术期预防性抗菌药物的应用，是防止发生脑膜炎的根本措施。

（3）面瘫：多为暂时性，可用激素治疗；如面神经断离可行面神经吻合或移植。

（4）硬脑膜外血肿：术中将硬脑膜固定在骨瓣边缘，关闭术腔之前硬脑膜表面彻底止血。若术后出现头痛、意识障碍，应想到硬脑膜外血肿的可能，及时行 CT 检查，手术止血。

（5）脑水肿：多发生在术后 48 小时之内，为术中颞叶受压创伤所致，给予甘露醇及地塞米松治疗。

（二）迷路后前庭神经切断术

迷路后前庭神经切断术是从迷路后乙状窦前暴露脑桥小脑角，选择性地切断前庭神经的一种术式，此术式对小脑损伤小，手术安全、直接，不足之处在于视野小，不能直接看到内听道。Silverstein 报道 78 例，88% 的患者眩晕完全缓解，7% 的患者部分缓解；37% 的患者术后纯音听力保持在术前听力 10 dB 以内；语言识别率保存在术前识别率 15% 以内；另外，23% 的患者有大于 10 dB 的纯音听力改善或 15% 的语言识别率改善，有 60% 的患者听力保持在术前水平。

1. 手术步骤

（1）全身麻醉后，仰卧，头偏健侧，耳后切口。

（2）行乳突轮廓化，磨出水平及后半规管轮廓，不必磨出蓝线。

（3）在后半规管后方，去除内淋巴囊、乙状窦表面的骨质。

（4）在乙状窦前缘切开硬脑膜，放脑脊液，放置特制的颅后窝牵开器，暴露脑桥小脑角及进入内听道的耳蜗、前庭神经及面神经。

（5）鉴别耳蜗、前庭及面神经：从图 8-1 看脑桥小脑角到内听道蜗神经、前庭神经及面神经的位置发生了转位，从术者的角度，后方为蜗神经和前庭神经，蜗神经在上，前庭神经靠下，它们粗看像一根神经，在显微镜下可看清两者之间的缝隙，但越靠近脑干两者越难分；两者之间颜色也有细微区别，前庭神经更灰暗。也有学者用面神经刺激器、脑干诱听发电位（ABR）来鉴别神经。

（6）靠近内听道分开前庭蜗神经，切断前庭神经。

（7）严密止血后，缝合硬脑膜，乳突腔填以脂肪，放置引流，分层缝合切口，包扎。

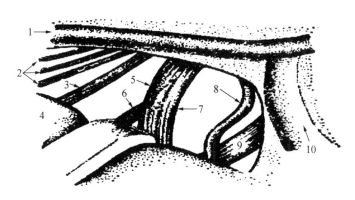

图 8-1　迷路后进路暴露脑桥小脑角

1. 面神经；2. 迷走神经；3. 舌咽神经；4. 侧窦；5. 蜗神经；
6. 面神经颅内段；7. 前庭神经；8. 血管；9. 三叉神经；10. 半规管

2. 主要并发症

（1）感觉神经性耳聋：误伤蜗神经或耳蜗血供受损。

（2）脑脊液漏：发生率较高，约 10%，主要是硬脑膜缝合时张力较大所致，必要时可用颞肌筋膜修补，手术结束时，必须严密封闭鼓窦入口，并用肌肉或脂肪填塞乳突术腔，术区加压包扎 1 周以上。另外可采取利尿、腰穿放脑脊液来促使瘘口封闭。

（3）面瘫：多为暂时性，可用激素治疗。如面神经断离可行面神经吻合或移植术。

（4）小脑前下动脉、后下动脉及 Dandy 静脉出血会导致严重后果，术中谨慎操作，切勿损伤。

（5）硬脑膜外血肿：关闭术腔之前硬脑膜表面彻底止血。若术后出现头痛、意识障碍，应想到硬脑膜外血肿的可能，及时行 CT 检查，手术止血。

（6）脑水肿：多发生在术后 48 小时之内，给予甘露醇及地塞米松治疗。

（三）乙状窦后前庭神经切断术

乙状窦后进路相对迷路后进路有以下优点：①视野大，能看到内听道开口；②硬脑膜缝合时张力小，脑脊液漏发生率低。该进路更适合慢性乳突炎、硬化乳突及乙状窦前移的患者。1990 年以前，在美国通常还将内听道后壁磨到单孔神经管处，前庭上及单孔神经在此平面被切除。但术后 75% 的患者常遗留头痛，估计是骨渣进入蛛网膜下隙引起蛛网膜炎所致，目前已较少应用。Silverstein 报道 14 例，90% 的患者眩晕完全缓解，71% 的患者听力保持在术前水平。

1. 手术步骤

（1）全身麻醉后，仰卧，头偏健侧，耳后切口。

（2）在乙状窦投影以后，横窦投影以下做一 3 cm×3 cm 的骨窗。

（3）切开硬脑膜，放脑脊液，将小脑半球推向后内方，暴露脑桥小脑角池及进入内听道的耳蜗、前庭及面神经。

（4）靠近内听道口分开前庭蜗神经，切断前庭神经。如不能分开蜗神经及前庭神经，可进一步磨开内听道后壁到单孔神经管处，再切断前庭神经；也可在靠近脑干处切断第Ⅷ对脑神经的上半部。余同迷路后前庭神经切断术。

2. 主要并发症

本术式显露小脑半球较多，术中须推压之，有损伤小脑表面血管及脑组织，引起出血及脑组织肿胀之可能性，应特别警惕，其他同迷路后前庭神经切断术。

（四）迷路后乙状窦后联合入路

1987 年由 Silverstein 开创，目的是希望能紧密缝合硬脑膜，暴露内听道，使手术过程更顺畅。Silverstein 报道 124 例，眩晕控制效果与迷路后进路相同，而听力保存效果更好，85% 的患者保持在术前水平，7% 的患者听力有较大改善。

1. 手术步骤

（1）全身麻醉后，仰卧，头偏健侧，耳后切口。

（2）行乳突轮廓化，去除乙状窦表面的骨质：从横窦到颈静脉球，乙状窦后硬脑膜暴露 1.5 ~ 2.0 cm。

（3）距乙状窦后缘 3 mm，平行乙状窦切开硬脑膜，放脑脊液，牵拉乙状窦前移，暴露脑桥小脑角及进入内听道的蜗神经、前庭神经及面神经。余同乙状窦后前庭神经切断术。

2. 主要并发症

同迷路后前庭神经切断术。

三、迷路切除术

1895 年 Jasen 首先介绍了迷路切除术，当时他在给 1 例慢性中耳炎患者行乳突根治时，通过打开外半规管去除了迷路的神经上皮。1900 年，Lake 及 Milligan 也报道了通过外半规管去除迷路神经上皮的操作；1903 年 Crockett 报道了经耳道取出镫骨，经前庭窗去除部分迷路上皮的操作；1948 年 Lempert 提倡取出镫骨后吸出前庭内容物。以上为迷路切除术开创初期的原始术式。迷路切除术的现代术式是由 Schuknecht 及 Puleck 开创的。Schuknecht 开创了经耳道途径，先镫骨切除术，再行迷路切除术。Puleck 开创了乳突径路迷路切除术。这两种术式至今未有改变。从理论上说迷路切除术如有神经上皮残留可能形成创伤性神经瘤，会复发眩晕，为避免这一理论上的并发症，目前很多医生在行迷路切除的同时切断第Ⅷ对脑神经。迷路切除术（包括或不包括神经切除）的眩晕治愈率在 90% ~ 97%。

手术适应证：单侧 MD，也包括复发性前庭神经炎、创伤性迷路炎等其他非 MD 性眩晕，伴重度感音神经性听力下降，系统保守治疗无效，患者生活工作受到极大干扰，强烈要求手术时才考虑选用迷路切除术治疗。听力下降的手术指征，不同的学者有差异。普通为言语识别阈须高于 50 dB，语言识别率须小于 50%。有些学者提出了更严格的标准，Nadol 和 Mckenna 提倡言语识别阈高于 75 dB，语言识别率小于 20%；Silverstein 提倡言语识别阈高于 80 dB，语言识别率小于 20%。

禁忌证：①双侧前庭病变所致的眩晕；②由唯一听力耳病变导致的眩晕；③中枢性眩晕；④全身情况差；⑤估计术后无代偿能力的患者，如高龄、视力差、严重的关节炎、严重的神经肌肉病变导致功能障碍等。

（一）经耳道途径迷路切除术

该手术不须凿开乳突和打开半规管，创伤小，术后不遗留术腔，无须经常换药，是最直接、最简便的手术。

1. 手术步骤

（1）全身麻醉后，仰卧，头偏健侧，耳内式镫骨手术切口。

（2）翻开皮瓣，进入鼓室，磨除上鼓室盾板及部分外耳道后壁，暴露前庭窗、圆窗及鼓岬。

（3）摘除砧骨和镫骨，亦可只摘除镫骨，磨除前庭窗及圆窗间的骨质，广泛暴露前庭池。

（4）切除球囊及椭圆囊斑神经上皮，然后用直角钩伸入前庭，向前上破坏前半规管壶腹，正上破坏外半规管壶腹，后下破坏后半规管壶腹。因后半规管壶腹不易达到，国外一些医生常同时行后壶腹神经（单孔神经）切断：磨除圆窗龛，暴露圆窗膜，紧靠圆窗下壁向后下内磨一圆盘状凹陷，深度 1～2 mm 即可见到单孔神经，予以磨除。

（5）切除神经上皮后，内耳可滴入无水乙醇，或放入蘸有氨基糖苷类抗生素的明胶海绵，再用中胚叶组织充填前庭术腔。

（6）回复外耳道皮瓣，碘仿纱条填塞耳道。缝合切口，包扎。

2. 主要并发症

（1）眩晕：迷路切除术如有神经上皮残留将导致创伤性神经瘤，眩晕会复发，为避免这一并发症，目前很多医生在行迷路切除的同时切断第Ⅷ对脑神经。

（2）脑脊液漏：术中刮除球囊斑时应小心，前庭内壁较薄，易损伤。一旦穿破，则发生脑脊液漏。如发生，用肌肉或脂肪填塞开放的前庭。

（3）面瘫：迷路切除时面神经水平段及垂直段易损伤，术者应熟悉面神经标志，术中谨慎操作，如面神经被断离可行面神经吻合或移植。

（二）乳突径路迷路切除术

1. 手术步骤

（1）全身麻醉后，仰卧，头偏健侧，耳后常规切口。

（2）行乳突轮廓化，磨出外、前及后半规管轮廓。

（3）磨开 3 个半规管，在面神经管深面进入前庭池，剔除膜半规管及前庭池内之神经上皮。

（4）用带蒂的颞肌填塞术腔。放置引流，分层缝合切口，包扎。

2. 主要并发症

同经耳道途径迷路切除术。

（三）经耳道途径迷路及第Ⅷ对脑神经切除术

1. 手术步骤

（1）全身麻醉后，仰卧，头偏健侧，耳内式镫骨手术切口。

（2）翻开皮瓣，进入鼓室，磨除上鼓室盾板及部分外耳道后壁，暴露前庭窗、圆窗及鼓岬。

（3）摘除砧镫骨，磨除前庭窗及圆窗间鼓岬的骨质，广泛暴露前庭池。

（4）切除球囊及椭圆囊神经上皮，然后用直角钩伸入前庭，前上破坏前半规管壶腹，正上破坏外半规管壶腹，后下破坏后半规管壶腹。

（5）磨除圆窗龛，暴露圆窗膜，紧靠圆窗下壁向后下内磨一圆盘状凹陷，深度 1 ~ 2 mm 即可见到后壶腹神经（单孔神经），跟踪它到内听道，显露和切除水平嵴，磨开内听道后下部，打开耳蜗基底转以鉴别蜗神经，打开硬脑膜，切断蜗神经及前庭神经。

（6）用颞肌填塞前庭术腔，防止脑脊液漏。

（7）回复外耳道皮瓣，碘仿纱条填塞耳道。缝合切口，包扎。

2. 主要并发症

此术式有损伤面神经迷路段的可能，应注意防范，此外同经耳道途径迷路切除术。

四、良性阵发性位置性眩晕的外科治疗

1921 年 Barany 首先把 BPPV 作为一种特殊的疾病来描述。1962 年 Schuknecht 发现 BPPV 患者患耳的后半规管壶腹有嗜碱性的物质沉积，1969 年他提出了壶腹嵴顶结石症的假说。Hall 及 Epley 修正了 Schuknecht 的理论，提出了半规管结石症的假说。

BPPV 通常是一种自限性疾病，病程从数星期到 6 个月不等。但是有 15% ~ 20% 的患者会发展为顽固的反复发作的眩晕。在 BPPV 的治疗上，药物治疗收效甚微；"前庭体操"（Cawthorne，Brandt 及 Semon 等提出）是主要的治疗方法。对于少部分非手术治疗 12 个月无效的患者，患者生活工作受到极大干扰强烈要求手术时，才考虑外科治疗。

1972 年 Gacek 介绍了第一例单孔神经切断术，从理论上说是一理想的手术方式，但是在技术上难度较大。在其后的大宗病例报道上，Silverstein 和 White 报道了 79% 的眩晕完全缓解率，感觉神经性耳聋的发生率为 9%；Meyerhoff 报道眩晕完全缓解率为 88%，感觉神经性耳聋的发生率为 9%。1990 年 Parnes 和 McClure 首次报道了 BPPV 的另一变通手术：后半规管堵塞术。随后 Anthony、Hawthorne、Kartush 等陆续报道后半规管堵塞术的手术效果，眩晕缓解率接近 100%。在所有报道的病例中，仅 Anthony 报道 1 例感觉神经性耳聋，总发生率在 1.8%。疗效明显优于单孔神经切断术。

（一）单孔神经切断术

单孔神经即后壶腹神经，是前庭下神经的分支，其远段平行于圆窗膜的后半部，在圆窗龛的内面。戴朴通过对颞骨的连续切片进行三维重建发现，后壶腹神经长 6.32 mm，圆窗龛的后下方后壶腹神经距圆窗龛最近，是暴露神经的最佳部位，此点距圆窗膜中点的平均距离

是 1.7 mm，两点的连线与圆窗膜下边缘的夹角是 38.07°。圆窗龛到圆窗膜的距离：上 1.43 mm，后 2.41 mm。Rudolf 通过颞骨解剖发现，后壶腹神经长 4.2 mm，直径 0.6 mm，不能通过耳道途径暴露后壶腹神经，因此他认为经耳道途径单孔神经切断术只能在部分病例上实现。

手术治疗适用于病程在 1 年以上，非手术治疗无效、活动严重受限者。病史不到 1 年者仍宜继续观察，采用非手术治疗，除非症状明显、严重影响患者工作和生活，并经 Dix-Hallpike 位置试验、脑 CT 及 MRI 排除其他病变者可行手术治疗。

1. 手术步骤

后壶腹（单管）神经切断术具体操作方法：在局部麻醉下按耳内式镫骨手术切口，掀起皮肤鼓膜瓣，进入鼓室，暴露鼓室后下部。必要时磨去外耳道近鼓室处部分骨壁以暴露圆窗龛，若露出面神经乳突段的鞘膜，应注意避免损伤。用微型 1 mm 金刚钻小心磨除龛上缘的悬垂部骨质，直至能完全看清圆窗龛为止。圆窗龛的后上部比较隐蔽，因为它与手术者的视线是平行的，轻晃镫骨可见圆窗膜同步运动，有助识别。龛内细小的黏膜皱襞应尽量清除。用微型钻头在紧靠圆窗膜后上缘的略下方将鼓岬骨壁钻一小洞，钻磨的方向应指向后半规管的壶腹和内听道之间，深 1.5 ~ 2 mm，即可暴露单管和其内的神经。磨除龛窝骨质的高度切勿超过圆窗水平，以免误入耳蜗基底周，造成感觉神经性耳聋。当用电钻磨除龛底暴露神经时，患者可感到眩晕和（或）疼痛。用小直角钩针探入单管，借患者对刺激神经的反应，可判断神经的位置并将其完全切断。最后恢复耳道皮肤鼓膜瓣的位置，骨性耳道内填以明胶海绵及碘仿纱条，缝合切口，用小纱块填压包扎 1 周。

术后患者有不同程度的眩晕和自发性垂直眼震，兼有旋转性成分，一般 24 小时后消失，Dix-Hallpike 位置试验呈阴性。大部分患者遗留有非疲劳性眼震和不稳感，可能是后半规管失能后小脑蚓部的代偿性表现。术后患者可在 2 ~ 4 日后出院，2 ~ 3 周后即可恢复工作，治愈率可达 94%。以下原因可能引起手术失败：①诊断有误，常将中枢性位置性眼震误诊为 BPPV；②适应证选择有误，对前半规管或外半规管性 BPPV 做了后壶腹神经切断术。目前许多学者认为本手术虽然有效，但手术技术难度大，失败率与并发症发生率均较高，在个别患者甚至不能找到后壶腹神经，这与该神经的位置变异较大有关。

2. 主要并发症

（1）感觉神经性耳聋：误伤圆窗膜所致。

（2）脑脊液漏：搔刮后壶腹神经管时，易发生脑脊液漏。如发生，用骨蜡填塞神经管。

（3）面瘫：磨除部分外耳道后下壁时，易损伤面神经垂直段。术者应熟悉面神经标志，术中谨慎操作，如面神经被断离可行面神经吻合或移植。

（二）后半规管阻塞术

由 Parnes 等于 1990 年创用后半规管阻塞术。其目的在于通过封闭嵴顶与阻塞部位间的液体腔隙，使嵴顶处于生理学固定状态。术前常规行听力学检查，本手术不宜用于仅一侧耳听力保存者或听力相对较好耳。颞骨高分辨率 CT 扫描有助于确定解剖结构，排除并发症，并利于确定是否能经乳突径路到达后半规管。有中耳炎病史者术前应用广谱抗生素，而急性或亚急性中耳炎是本手术的禁忌证。

1. 手术步骤

患者全身麻醉后，仰卧位，头转向健侧45°，耳后皮肤切口暴露并开放乳突，无须确定天盖或二腹肌嵴。找到后半规管后，用电钻画出其轮廓。从外半规管向后画一假想线，在与后半规管相交处，用微型金刚钻（0.7~1 mm）开1个1 mm×3 mm×4mm的骨窗。选择此点是因为它距壶腹和椭圆囊均相对较远，不易伤及它们。开窗时不应直接磨穿骨壁，要先从周围磨起以出现"蓝色"窗框线为度，然后将磨出的"骨岛"揭除。外淋巴腔开放后宜用细棉条吸除淋巴液，切勿用吸引器直接对骨窗吸引。此时膜迷路的轮廓和边界不易分清，吸除外淋巴液后可见到膜半规管塌陷。看清膜半规管后，将用纤维蛋白胶黏合均匀的骨屑团或筋膜块经骨窗填满后半规管管腔，将膜半规管紧压在窗孔对面的骨壁上。膜半规管韧性很强，只要不施以剪切力，一般不易破裂。填入管腔内的骨屑将会骨化而引起半规管内的完全而永久的阻塞。若没有纤维蛋白胶，可用骨膜、筋膜、骨蜡或凝血块代替。最后另用一筋膜片盖在骨窗外，其周边用生物胶黏合以防发生外淋巴瘘。

部分患者术后有短暂的不同程度的听力下降，数天后即恢复，另有部分患者则出现眩晕及水平性眼震，1周内即有显著改善，6~8周内完全消失，这可能与局部轻微的迷路炎或迷路部分失能后的代偿有关。患者平均住院2~5日。

Anthony用氩激光行半规管开窗阻塞术，经动物实验证实，其作用是通过烧灼骨半规管，由其热效应造成膜半规管局部纤维化而闭塞，从而减少内淋巴流动而实现的，不过存在着半规管闭塞不完全的可能。为此，Kartush等应用 CO_2 激光行半规管开窗阻塞术，即在用电钻磨除半规管骨质形成开窗后，用0.5 W、0.1 s、600 μm点径的 CO_2 激光直接烧灼膜迷路，使膜半规管皱缩闭塞。此法在术中即可迅速、完全地闭塞膜半规管，且降低了膜半规管穿孔和内淋巴瘘的危险，减小了迷路创伤和术后发生感觉神经性耳聋的可能。

2. 主要并发症

同单孔神经切断术。

五、微血管减压术

微血管减压术（MVD）治疗眩晕的理论基础是根据其他脑神经微血管压迫综合征如半面痉挛、三叉神经痛推断出来的。MVD治疗眩晕的历史可追溯到20世纪初，1928年Dandy报道1例MD患者，在其第Ⅷ对脑神经上有一异常血管横过。1年后另一神经外科医生将这条血管夹闭，患者症状无改善，这是有记录的第一例MVD。6年后Dandy第一个推测三叉神经痛与微血管压迫有关。36年后由于Janetta的工作，脑神经微血管减压术成为治疗半面痉挛、三叉神经痛及舌咽神经痛的一个有效的手段。1975年Janetta首次报道了MVD治疗眩晕的大宗治疗结果。Janetta提出了一个新的眩晕综合征，失能性位置性眩晕（diabling positional vertigo，DPV），认为这类眩晕是微血管搏动性压迫、刺激位听神经易感区所致。但这一推理始终没有得到广泛接受。Adams提出正常人中血管襻与脑神经相接触的情况是普遍存在的。Sunderland报道面神经在神经根进入区与微血管接触的比例是12%。Hardy和Rhoton对无三叉神经痛的尸检发现，60%的三叉神经有血管压迫，20%是双侧压迫。但MVD的支持者提出了如下理论：脑神经微血管压迫综合征的原发病变在中枢，可能在前庭核，主要表现为中枢截断性抑制的降低。由于神经元传递的易化，使受微血管波动性压迫的前庭神经产生的活动信号异常放大、畸变，从而产生眩晕。还提出神经根进入区是脑神经最易受血管压迫的区域，也是脑神经中枢部与周围部髓鞘相交的区域，三叉神经的神经根进入区距脑干 0.5 ~ 1.0 cm，而第Ⅷ对脑神经的神经根进入区延伸到整个颅内段。Moller 报道 41 例第Ⅷ对脑神经微血管减压术患者：48% 的患者效果好，28% 改善，14% 轻微改善，10% 无变化。

1. DPV 的诊断

持续存在的严重的位置性眩晕或不稳感，使患者生活不能自理，其他的伴随症状包括恶心、耳鸣等。ABR 示Ⅱ波潜伏期延长或Ⅱ波分裂，Ⅲ ~ Ⅴ波潜伏期正常。它与良性阵发性位置性眩晕（BPPV）有明显区别。BPPV 是头偏向一侧时发生短暂的、强烈的眩晕。而 DPV 是任何方向的头部移动都能诱发，持续性、无疲劳性眩晕是其特点。

2. 手术步骤

（1）全身麻醉后，仰卧，头偏健侧，耳后切口。

（2）在乙状窦投影以后，横窦投影以下做一 3 cm × 3 cm 的骨窗。

（3）切开硬脑膜，放脑脊液，将小脑半球推向后内方，暴露脑桥小脑角池及进入内听道的蜗神经、前庭神经及面神经，检查有无小脑前下动脉血管襻压迫前庭神经。

（4）将明胶海绵或筋膜隔于血管与神经之间，若为静脉可凝固、切断，余同迷路后前庭神经切断术。

3. 主要并发症

同迷路后前庭神经切断术。

六、其他眩晕的外科治疗

其他眩晕包括前庭神经炎、颞骨骨折、继发于感觉神经性耳聋的迟发性眩晕等。对于这些眩晕，只有当内科治疗无效，患者生活工作受到极大干扰，患者强烈要求手术时才考虑外科治疗。手术方式可根据听力状况选择前庭神经切断术或迷路切除术，根据 Silverstein 及 Glasscock 的统计，这类眩晕的外科治疗是能够取得较好疗效的。

第九章 中枢性眩晕

中枢性眩晕指前庭神经核以上部位病变所致的眩晕。中枢性眩晕的病因有血管源性、感染免疫性、癫性、肿瘤、外伤等。病变累及部位主要有脑干、小脑、枕叶、颞叶、丘脑等。

一、中枢性眩晕的发病机制

(一) 解剖

机体平衡的维持，定向、定位功能的保持，均借助于视觉、本体感觉和前庭位置觉三者的协同作用才可圆满完成；而前庭系统对机体的姿势平衡维持则更为重要。前庭系统的解剖分布涉及面较为广泛，包括周围和中枢两部分：周围部分包含内耳末梢感受器、前庭神经；中枢部分为前庭核、前庭脊髓核、小脑、内侧纵束、前庭脊髓束、前庭颞叶皮质代表区。此部位病变引起眩晕者属中枢前庭性病变。正常情况下，前庭器活动很少为人们所感知；半规管的壶腹适宜刺激为角加速度的刺激；球囊、椭圆囊斑接受直线加速和重力加速刺激，冲动沿前庭神经传入中枢，反射性地调节机体的平衡。

(二) 病理生理

当受损害或病理性刺激时，来自前庭、本体觉、视觉感受器的刺激，导致空间定向冲动不一致，产生错觉，即眩晕。因前庭诸核通过内侧纵束和动眼神经核及外展神经核间有密切联系，故当前庭器受到病理刺激时产生眼震。

因前庭诸核通过内侧纵束、前庭脊髓束及前庭、小脑、红核、脊髓等通路和脊髓前角细胞相连，故在病理状态下，除眼震外尚可出现指物偏向及躯干向一侧倾倒。

前庭诸核和脑干内网状结构中的血管运动中枢、呼吸中枢、迷走神经核相连接，故眩晕常伴有恶心、呕吐、面色苍白、出汗及血压、脉搏、呼吸等自主神经体征。

前庭神经和蜗神经形成第Ⅷ对脑神经，故眩晕同时可伴耳鸣及重听，亦是周围性与中枢性眩晕的鉴别要点。

二、中枢性眩晕的特点

中枢性眩晕和周围性眩晕无论在主观症状及客观体征上均有很大不同，其主要特点：①眩晕感较轻，但持续时间较长，可达数周、数月；②自主神经功能紊乱症状少；③多有意识障碍；④常不伴有耳蜗症状；⑤如前庭、耳蜗功能均受累则常伴有脑干各水平部位受累临床表现，客观检查可见水平或水平旋转性眼震，主要累及延脑、脑桥和小脑；⑥如为中脑病变则有垂直性眼震，而中脑以上病变则虽前庭通路受累但眼震很少出现；⑦常有脑干各水平受累的交叉性麻痹综合征；⑧眼震与眩晕程度不一致，其慢相和躯体倾倒方向不一致。常见病因有脑血管性疾病、脱髓鞘病、炎症、肿瘤、颅脑外伤、癫痫及畸形。

第一节　血管源性眩晕

血管源性眩晕临床最常见，其中以椎-基底动脉系统疾病所致者较颈内动脉系统疾病为多。后循环又称为椎-基底动脉系统，由椎动脉、基底动脉、大脑后动脉及其分支组成，主要供应脑干、小脑、枕叶、颞叶后部、丘脑、上段脊髓。前庭系统主要是由椎-基底动脉系统供血，并且供血给内耳及前庭神经核的均为终末动脉，发生病变时较难建立侧支循环；但是前庭神经核是脑干中最大的神经核，位置较表浅，对缺氧特别敏感而较易发生眩晕。

一、病因

最常见的病因是高血压、动脉粥样硬化、动脉炎、动脉痉挛、血栓、血管畸形、心血管疾病等。

二、临床特点

多发在中年以后，常突然发病。一般而言，病变越接近动脉的末端，眩晕症状越剧烈；病变越接近动脉主干，神经症状越多见；病变越接近内耳，耳鸣、耳聋症状越明显。

三、辅助检查

眼震电图、ABR 独立检查、TCD 或 rcBF 均异常则可确诊。如有一项正常为可疑，三者均正常排除诊断。但上述辅助诊断必须在发病 3 日内进行，确诊意义较大。如临床已出现上述脑干各水平定位常见综合征，且有 CT 及 MRI 脑扫描证实病灶所在，则可确诊为脑梗死。

四、分型

（一）迷路卒中

1. 病因
由内听动脉痉挛、闭塞或出血导致。

2. 临床表现
突然发生剧烈的旋转性眩晕，可伴恶心呕吐，若同时有前庭耳蜗动脉受累则伴有耳鸣、耳聋，其眩晕性质属于前庭周围性眩晕，而病因则归类为脑血管性眩晕。

（二）脑干梗死

1. 病因
延髓背外侧综合征（Wallenberg 综合征、小脑后下动脉血栓形成）是脑干梗死最常见的类型，是当一侧椎动脉、小脑后下动脉闭塞时，在该侧延髓背外侧形成一个三角形缺血区，小脑后下动脉是椎动脉的主要分支，较易发生动脉硬化，使得动脉腔逐渐变窄，造成局部血流量逐渐减少而致。

2. 临床表现

（1）病灶侧霍纳综合征：病变累及网状结构，为下行交感神经纤维受损，出现病灶侧眼球内陷、眼裂变小、瞳孔缩小、面部皮肤少汗或无汗。

（2）三叉神经脊束核及脊髓丘脑束受累：病灶同侧面部及对侧肢体呈交叉性浅感觉减退，可伴以角膜反射消失。

（3）病灶侧前庭神经下核及迷走神经背核受累：眩晕、恶心、呕吐、伴眼震。

（4）病灶侧舌咽、迷走神经麻痹：饮水呛咳、吞咽困难、声音嘶哑及构音不清；查体见腭垂（悬雍垂）偏向健侧，病灶侧软腭活动受限，声带麻痹，咽反射消失。

（5）病灶侧小脑共济失调：脊髓小脑前束及后束受累，病侧肢体共济失调，向病侧倾倒。

（6）神经影像学检查：头颅 MRI 检查可示延髓缺血性病灶；DSA 检查可见病灶侧椎动脉闭塞或明显狭窄。

（7）其他辅诊检查：ABR 可示Ⅰ、Ⅲ波潜伏期延迟、波幅下降，严重者可波形消失；Ⅰ～Ⅲ、Ⅰ～Ⅴ波峰间潜伏期明显延迟。

（8）鉴别诊断：须与延髓旁正中动脉及长旋动脉供血障碍引起延髓被盖综合征相区别。

（三）基底动脉尖部综合征

1. 病因

基底动脉尖部综合征（rostral basilar artery syndrome，RBAS）由 Caplan 于 1980 年首先提出，使之有别于椎 – 基底动脉缺血综合征。此综合征是指以基底动脉顶端 2 cm 内为中心的 5 条血管交叉部，即由双侧大脑后动脉、双侧小脑上动脉和基底动脉顶端组成，由于各种原因导致的血循环障碍，使幕上和幕下的脑组织同时受累，包括中脑、丘脑及其下部、脑桥上部、小脑、枕叶、颞叶各部。病因主要为血栓及栓塞。本症占脑梗死的 7% 左右。

2. 临床表现

以眩晕、眼球运动障碍、视觉障碍及意识行为异常为主。

3. 临床分型

分为脑干 – 间脑缺血型及大脑后动脉半球型两类。发病时均有明显的眩晕性发作（77%）和视物模糊（74%）。

（1）脑干 – 间脑缺血型

1）眼球运动障碍（74%）：可因双侧中脑顶盖部病灶致垂直注视麻痹，上视麻痹较多；分离性斜视，因中脑导水管灰质区受累而致，常伴瞳孔异常及动眼神经麻痹征；核间性眼肌麻痹，因内纵束病变而致；眼球过度聚合呈假性展神经麻痹。

2）瞳孔异常（52%）：因 E-W 核受累，有瞳孔散大，光反射消失；亦可由于间脑功能障碍致双侧交感神经功能受损致瞳孔缩小，光反射弱；中脑被盖内侧病灶致瞳孔异位。

3）眼震（52.6%）：脑干内纵束受累。

4）意识障碍（74%）：由嗜睡到昏迷，各种程度不等的意识障碍，缄默症。

5）精神症状：常于黄昏时有视幻觉，可持续1小时左右；虚构症，在回答问题时，常离奇古怪，答非所问且为远离现实的虚构。

6）睡眠周期异常：由于网状激活系统受损，可有睡眠倒错，周期性嗜睡；在发病后1周左右出现较多，且可持续数天。

7）运动感觉障碍：由于大脑后动脉近端深穿支闭塞，致大脑脚梗死，可有偏瘫及偏身感觉障碍（37%）；另因丘脑膝状体动脉缺血可引起丘脑外侧核病变致舞蹈症或手足徐动症；影响红核则可致震颤及偏身投掷。

（2）大脑半球缺血型

1）偏盲（32%）：与一侧大脑中动脉征区别在于有视动性眼震；视觉缺失的自知性，由于距状裂病灶故偏盲视野中存在部分视觉，偏盲视野边缘有火花闪烁，无视觉忽视。

2）皮质盲（21%）：由于双枕叶梗死导致。

3）神经行为异常：主侧半球大脑后动脉缺血可致颞枕交界21区、37区受累引起失命名症；胼胝体压部受累阻断左半球语言区到右半球枕叶联系致失读、失写症；颞叶海马区或Paperz环路受损可致Korsakoff遗忘症，可有近记忆障碍伴虚构，另可有视觉失认症，对物体、颜色、图像不能辨认其名称及作用。

4）辅助检查：CT、MRI扫描可在上述各部位有脑梗死灶，与临床症状基本符合。脑血管造影：85%的病例在基底动脉尖端2 cm直径范围内有狭窄或闭塞，或示尖端区脑动脉瘤。脑电图：75%的病例有广泛中度异常，慢波为主；事件相关电位（event related potential，ERP）测定可有P300、N200、N400各成分潜伏期延迟，频谱异常或消失、波幅低下；显著概率地形图（significant probability mapping，SPM）示频段为主体，且有高功率谱值显示。

（四）锁骨下动脉盗血综合征（subclavian steal syndrome，SSS）

1. 病因

锁骨下动脉虽不直接参与脑供血，但其起始部的阻塞可引起椎动脉系统血液逆流而产生脑缺血症状，是脑动脉盗血综合征中最常见的一类，多见于左侧，其病因通常是动脉粥样硬化。当锁骨下动脉第一段起始端或无名动脉近心端发生狭窄或闭塞，心脏流出的血液不能直接流入患侧椎动脉，而使健侧椎动脉的血流一部分流入患侧脑组织，另一部分则经基底动脉逆流入患侧椎动脉，再进入患侧上肢，进而出现相关缺血临床症状。诱因常为患侧上肢活动需血量增加。此征占短暂性脑供血不足病因的1%～4%。

2. 临床表现

（1）上肢供血不足表现：患侧上肢常有乏力、麻木、沉重感，可有疼痛或冷感。特别是上肢活动时易出现症状或使原有症状加重，患侧上肢桡动脉搏动减弱或消失，收缩期血压比健侧低20 mmHg以上，患侧上肢皮肤温度降低，约2/3的患者可在锁骨上窝听到血管杂音。

（2）椎－基底动脉供血不足表现：本症最常见的症状是眩晕，患侧上肢用力活动时头晕、眩晕更明显，伴有恶心、呕吐、视物模糊、复视、共济失调等，少数可有意识障碍或倾倒发作，亦常有颈枕部疼痛和不适感。

（3）盗血严重时还可引起颈内动脉系统缺血表现：出现发作性轻偏瘫、偏身感觉障碍、一过性失语等。

3. 治疗

此征内科缺乏特异性治疗方法，一般禁用血管扩张药和降压药，以手术疗法效果为佳。

（五）颈动脉窦综合征（carotid sinus syndrome，Weisis-Baker 综合征）

1. 病因

颈动脉窦反射过敏。

2. 临床表现

突发晕厥、头晕、无力、面色苍白、冷汗、意识丧失、心率减慢、血压下降、EEC 高波幅慢波。

（六）小脑卒中

1. 病因

国内学者认为，非高血压性小脑出血应考虑淀粉样血管病。经证实，60～80 岁老年人中 23% 的患者有淀粉样物质沉积于脑血管壁；而大脑淀粉样血管病的患病率随年龄增长而增加。病理研究证实，血管内淀粉物质与老年斑的淀粉物质是同一种 β 蛋白，提示本病与年龄老化密切相关。

2. 分型

（1）小脑梗死

1）发病机制：绝大多数小脑梗死病例发生在小脑后下动脉供血区；堵塞可发生于该动脉本身，亦可发生在发出小脑后下动脉的椎动脉，其发生率高于小脑后下动脉；其次为小脑上动脉及小脑前下动脉，但由于后二动脉与基底动脉的桥支有较丰富的血管侧支吻合，使其代偿能力极强，所以小脑梗死发生率不高。而小脑后下动脉则行程长，且侧支循环较少，故当缺血发生时最易形成梗死灶。

2）临床表现：①小脑症状：眩晕、呕吐、眼震（50% 以上可有水平、垂直、旋转或混合性眼震）、小脑性言语、病侧肢体共济失调。②脑干受压症状：很少见，可出现在危重型小脑梗死患者。部分患者可有复视、一侧瞳孔散大、眼球运动障碍、耳鸣、周围性面瘫、交叉性麻痹或眼球麻痹。③意识障碍：少数病例可有急性大面积梗死或合并有脑干梗死，可影响网状结构上行性激活系统，致各种程度的意识障碍，在发病初期小脑体征可因之而无法查出，延误诊断。另有部分病例意识清晰，且小脑体征轻微或缺如，但影像诊断结果却有大面积梗死灶，而临床症状仅有眩晕、恶呕、头痛。其发生机制为在小脑半球病变时，代偿能力强，另亦有学者认为未严重影响半球齿状核的患者体征轻。④颅内压增高：小脑梗死范围较大，超过一侧小脑半球的 2/3；或梗死灶周围小脑组织严重水肿，压迫第四脑室，造成梗阻性脑积水时可有明显的颅内压增高；除头痛、颈项强直、呕吐外，可有视盘水肿，严重者可发生小脑幕切迹上疝或小脑扁桃体征，须与颅后窝占位性病变鉴别。本症可迅速进展至昏迷，终至死亡。

（2）小脑出血：小脑出血占脑出血的 5%~10%。小脑出血的临床表现常有突发性程度剧烈的眩晕，有时眩晕为首发症状，伴发频繁的呕吐，剧烈头痛尤其是后枕部。症状与出血量多少有直接关系，出血多者颅压迅速增高，很快出现各种不同程度的意识障碍；凡血肿体积≥6 mL 者，起病时意识障碍明显，而 <6 mL 者，多无明显意识障碍。轻型可伴一侧肢体笨拙、平衡失调。重型可出现意识障碍、脑干受压、颅内压增高等症状。

第二节　颅内肿瘤与眩晕

脑干包括延髓、脑桥和中脑，为脑的传导束和脑神经核集中的部位，它将脊髓与间脑及大脑互相联系起来，且是第Ⅲ~Ⅻ对脑神经进出脑的部位。脑干内部的主要结构为白质，还有少量脑干中央神经核，如红核、黑质、中脑和脑桥内散在小的神经核。脑干内布满神经核团与传导束，其结构与功能十分复杂和重要。腹侧部分主要是白质纤维束，背侧部分则是灰质核团所在部位（如脑神经核团）。在白质和灰质之间，有由白质和灰质交织而成的网状结构，内有调节血压、呼吸和心跳的中枢，因而有"生命中枢"之称。眩晕是听神经（蜗神经和前庭神经）或其传导路径病变所致，因二者感受器相邻、传入神经相伴、蜗神经和前庭神经进入脑干后彼此分开等特点，可与听力障碍同时（内耳病变）或单独（脑干病变）出现。

一、原因

一种是由于肿瘤直接压迫或浸润前庭神经核或其中枢通路；另一种由于颅内压增高，特别是肿瘤阻塞脑脊液循环而产生脑积水，引起第四脑室底部前庭神经核充血和水肿。

二、临床表现

1. 眩晕

程度较轻，旋转性或向一侧运动感，持续时间长（数周至数年），与改变头部方向或体位无关。

2. 眼震

与眩晕程度不一致，粗大，持续；眼震快相也向健侧（小脑例外）或方向不一致。

3. 平衡障碍

站立不稳或向一侧运动感。

4. 自主神经症状

不明显。

5. 耳鸣和听力障碍

无或不显著。

三、肿瘤类型

临床常见早期可致中枢性眩晕的肿瘤，包括脑桥小脑角肿瘤、小脑半球肿瘤、小脑蚓部及第四脑室肿瘤或囊肿、脑干肿瘤、颞叶肿瘤。上述肿瘤以幕下颅后窝或颅底部为主；幕上肿瘤除颞叶外，其他部位肿瘤均与颅内压增高有关。

(一) 脑桥小脑角肿瘤

脑桥小脑角肿瘤以神经纤维瘤为最多，尤以听神经瘤为主；国内统计占该区肿瘤的76.8%；其次为胆脂瘤、脑膜瘤。

脑桥小脑角肿瘤的早期症状为眩晕、恶心、呕吐及耳鸣、耳聋；当进一步发展侵及邻近组织，其临床症状取决于肿瘤的性质、大小及发展方向，基本表现为脑桥小脑角综合征，即有三叉神经、面神经、听神经及后组脑神经损害征，且合并有小脑、脑干征。

1. 听神经瘤

听神经瘤常发生于前庭神经鞘，仅有极少数源于听神经；听神经瘤多在内耳道区生长，增大后突入内耳门，向脑桥小脑角发展，绝大多数病例为单发；双侧听神经瘤仅占2%，见于多发性神经纤维瘤。

听神经瘤是脑桥小脑角肿瘤最具代表性的，是颅内常见的肿瘤之一，多属良性，故进展缓慢，可全部切除，预后良好。患病率占颅内肿瘤的8%，约占颅后窝肿瘤的1/4，在脑桥小脑角肿瘤中占90%~95%。发病年龄为30~60岁，女性多于男性，病程多经1~2年甚至10年以上。而本组肿瘤早期诊断极为重要，因听神经瘤发展有其规律，故确诊较易。典型者可分为三个阶段：第一阶段，第Ⅴ、Ⅶ、Ⅷ对脑神经受损；第二阶段，除第一阶段加重外，出现同侧小脑征、水平眼震向病侧注视更为明显，如有脑干受压移位，则CSF通路受阻，可有颅内压增高；第三阶段，除上述症状加重外，颅后窝、后组脑神经受损，颅内压增高明显，少数可因视神经继发性萎缩而失明。其余该区肿瘤合并有中枢性眩晕，为早期症状者尚有脑桥小脑角脑膜瘤、第四脑室室管膜瘤、小脑半球星形细胞瘤、小脑蚓部髓母细胞瘤，及该区表皮样囊肿及皮样囊肿等，应早期确诊，尽早手术切除。

2. 脑桥小脑角脑膜瘤

脑桥小脑角脑膜瘤在脑桥小脑角肿瘤中占3%~4%，多源于岩下窦、乙状窦部位的硬脑膜，紧靠颈内静脉孔，球形，质硬。上极可伸入颅中窝，下极可抵枕骨大孔。早期即有眩晕、耳鸣、耳聋；进展不如听神经瘤规律，前庭、听力征较轻，但第Ⅸ~Ⅺ后组脑神经受累较多且明显；其他可累及第Ⅴ、Ⅶ对脑神经。较易压迫导水管故早期可有颅内压增高；肿瘤亦可同时伸到颅中窝致第Ⅲ、Ⅳ、Ⅵ对脑神经及颞叶受累；晚期可有小脑征。CSF蛋白增高，岩骨尖和嵴部骨质吸收或破坏，肿瘤钙化斑，但内听道正常；椎动脉造影显示基底动脉向对侧向后移位，有时可见病理血管团影。

3. 脑桥小脑角胆脂瘤 (表皮样囊肿)

脑桥小脑角胆脂瘤为异位胚胎残留的外胚层组织，在胚胎发育晚期继发性脑泡形成时将表皮带入所致。囊肿常位于中线外侧，多发生于脑基底部蛛网膜下腔。发生率占脑桥小脑角肿瘤的4.7%。临床先以三叉神经痛为症状，包括运动根受累、面肌痉挛、眩晕、恶心、呕吐、耳鸣、耳聋，与听神经瘤征相似，后可有颅中窝神经、小脑、脑干征，颅内压增高征。X线片多正常，仅可见岩骨尖骨质吸收，内听道多正常，有助于和听神经瘤鉴别。

（二）第四脑室内室管膜瘤

第四脑室内室管膜瘤是该脑室中最常见的一类肿瘤，多数起于第四脑室底部，起源于脑室系统的管室膜细胞，生长慢；渗透性低，其中 80% 长在脑室系统内，为神经胶质细胞瘤中较良性者；在神经胶质细胞瘤中占 12.5%；60% 部位在幕下，儿童、青年患者为多，儿童幕下多见，青年及以上年龄者幕上比例大。肿瘤一般无广泛粘连，瘤体充满第四脑室致显著扩大，经常通过中孔延伸到小脑延髓池，甚至经枕骨大孔进入椎管内。

早期症状由于压迫第四脑室底前庭诸核可致剧烈头痛、眩晕、恶心、呕吐；另因肿瘤在脑室内活动，当体位或头位变化时可突然阻塞第四脑室出口，致急性梗阻性脑积水，可有发作性意识丧失、剧烈眩晕、头痛、呕吐，称为 Brun 征；亦可因急性严重颅内压增高致小脑危象（脑干性强直发作），即发作性去皮质强直；发作时，意识丧失，全身肌紧张，四肢伸直呈角弓反张状，呼吸缓慢，面色苍白，出冷汗，一般数秒、数十秒即缓解。但本征为一严重征象，可因肿瘤直接压迫或刺激脑干、小脑上蚓部，通过小脑幕切迹向幕上疝出而致。另压迫小脑腹侧或小脑脚可有小脑症状，见于 1/3 的患者，可伴各型眼震。当肿瘤压迫第四脑室上部可累及第 V ~ Ⅷ 对脑神经核；向中线生长影响内侧纵束，可致内纵束综合征。位于第四脑室下部的肿瘤可有第 Ⅸ ~ Ⅻ 对脑神经根受累较显著。脑干长束受累中，感觉障碍多不出现，运动障碍亦少见。晚期可因枕骨大孔疝压迫呼吸、心搏中枢，终至死亡。

（三）小脑星形细胞瘤

小脑星形细胞瘤占幕下肿瘤的 1/3，在小儿颅内肿瘤中占 20%，好发于小儿及青年。以小脑半球最多，其次为蚓部，少数见于第四脑室。

症状有眩晕、呕吐、头痛（枕部为重），初期为发作性，可因颅内压增高或肿瘤直接压迫第四脑室底部而致。颈项强直及强迫头位为保护性反射；亦可因小脑扁桃体疝出枕骨大孔刺激或压迫上颈部神经引起。小脑蚓部肿瘤者常仰卧位，头向前倾；小脑半球肿瘤者头常偏向病侧。有 1/2 ~ 3/4 的病例可有颅内压增高、视盘水肿，晚期均有颅内压增高，而蚓部肿瘤则出现较早。小脑性眼震特点为振幅大、速度慢、水平性、不规律、快相向注视方向；另可有小脑性共济失调，重者可有小脑危象。

颅片可示枕骨大孔边缘骨质不整齐及颅后窝示肿瘤钙化影约占 5%。脑室造影示中脑水管以上脑室系统扩大；位于半球肿瘤第四脑室及导水管下端向前侧方移位；小脑蚓部肿瘤者第四脑室受压前移或闭塞。椎动脉造影诊断半球肿瘤价值高，小脑上动脉向上移位，小脑后下动脉向下移位。巨大肿瘤可致基底动脉向前或向对侧移位。CT、MRI 头颅扫描应做加强法，则显示肿瘤范围及性质更为明确。

（四）小脑蚓部髓母细胞瘤

小脑蚓部髓母细胞瘤是极度恶性肿瘤，约占儿童颅内肿瘤的 10%，主要发生于 14 岁以下儿童，发病高峰在 3 ~ 10 岁，少数可在 20 岁以上发病，男性比女性发病高 2 ~ 3 倍。

本瘤亦源于小脑胚胎的外颗粒细胞层，位于软膜下小脑分子层胚胎的外颗粒细胞层，为软膜下小脑分子层表层，约在出生后一年半内逐渐消失，若出生后数年仍存在则可致肿瘤。儿童肿瘤多位于小脑中线部位，即源自第四脑室顶的后髓帆，可向上侵犯小脑蚓部（75%），向下伸入第四脑室或充满延髓池，甚至经枕骨大孔突入椎管上端，向上累及导水管。成人亦可见于小脑半球。此瘤易有瘤细胞脱落入蛛网膜下隙脑脊液内，顺流或逆流致播散种植，尤其术后更易发生，多见于脊髓马尾部，且迅速向上蔓延，可有脊髓压迫症。

临床早期症状可有头痛、眩晕、呕吐、视力减退、视盘水肿，因第四脑室底部受压或颅内压增高均可致上述症状；可有躯体性共济失调、小脑性语言，约 1/3 的患者有眼震。

放射治疗为本瘤重要的治疗措施，如无特殊治疗，平均生存时间为 1 年，80% 的患者死于 3 年内；经放射治疗及化学治疗，5 年生存率为 20%～30%，甚至可达 50%，10 年生存率达 15%。本瘤多数死于局部复发；有神经系统内种植播散者，约 95% 种植于脊髓，致截瘫，仅 5% 种植于大脑。

（五）脉络丛乳头状瘤及癌

脉络丛乳头状瘤及脉络丛乳头状癌为一种少见的颅内肿瘤，约占 0.7%。起源于脉络丛上皮细胞，儿童、青年及成年均可发生。10 岁以下儿童较多见，占 1/3～1/2；另有统计，在 20 岁以后发病者占 70%，30～39 岁患病率最高。发病年龄和肿瘤部位似有一定关系：位于第四脑室者常发生于儿童后期；发生于侧脑室者多为儿童，甚至为新生儿。男性患病率高于女性。肿瘤发生部位，侧脑室、三角区为最多，第四、第三脑室内者次之。极少数脉络丛的上皮肿瘤属于恶性肿瘤，即脉络丛乳头状癌。有 10.5% 可有蛛网膜下隙播散，多发生在侧脑室脉络丛的乳头状瘤，个别可有颅外转移。

早期临床症状视病灶部位而定，可因肿瘤使脉络丛分泌增多，而产生交通性脑积水；亦可因阻塞脑脊液循环通路引起梗阻性脑积水，均可导致颅内压增高及呈强迫头位。如肿瘤位于第四脑室内压迫菱形窝底脑神经核，则出现眩晕、耳鸣、听力减退；压迫内囊可有偏瘫及偏身感觉障碍；压迫小脑脚或蚓部可致小脑征。肿瘤常引起蛛网膜下隙出血，故可出现脑膜刺激征；脑脊液压力增高，常有黄染，蛋白质含量多明显增高；脑室造影有脑室系统向健侧移位，脑室内有边界不整的圆形肿瘤阴影。

第三节 炎症及脱髓鞘性疾病所致眩晕

一、多发性硬化症（MS）

MS 是脱髓鞘性疾病中致眩晕最常见的疾病。MS 是一种免疫介导的中枢神经系统慢性炎性脱髓鞘疾病，具有时间和空间多发的特点，其病因及发病机制尚不清晰。可能是遗传易感个体与环境因素作用发生的自身免疫性病理过程。病变可累及大脑半球、视神经、脑干、小脑、脊髓等。本病以眩晕为首发症状者占 5%～12%，在病史中有眩晕者占 30%～50%。

（一）流行病学特征

MS 患病率较高，倾向于青壮年罹患，且每次发作常遗留神经系统症状、体征，最终导致神经功能残障。患病率随纬度增高而增高，离赤道越远患病率越高。女性 MS 患病率高于男性。移民的流行病学资料显示，15 岁以后移民仍保持出生地的高患病率。遗传因素对 MS 易感性起重要作用。MS 与 6 号染色体组织相容性抗原 HLA-DA 位点相关。

（二）可能的病因

病毒感染与自身免疫反应、遗传因素、环境因素。

（三）诱因

感冒、发热、感染、败血症、外伤、手术、拔牙、妊娠、分娩、过劳、寒冷、中毒、精神紧张、药物过敏等。

（四）临床分型

根据病程分为以下类型。

1. 复发－缓解型（RRMS）

临床最常见，占 80%～85%，发病年龄多在 20～40 岁，男性发病少于女性，疾病早期出现多次复发－缓解，可急性或亚急性发病或病情恶化，症状在数周内可以完全或部分消失，两次复发间病情稳定。

2. 继发进展型（SPMS）

复发－缓解型患者经过一段时间可转为此型，患病 25 年后 80% 的患者转为此型，病情进行性加重不再缓解，伴或不伴急性复发。

3. 原发进展型（PPMS）

占 10%～15%，起病年龄偏大（40～60 岁），亚急性或慢性起病，病情逐渐进展，无缓解期，但有间断的稳定期。发病后轻偏瘫或轻截瘫在相当长时间内缓慢进展，神经功能障碍逐渐进展，常出现脊髓、小脑或脑干症状，MRI 显示增强病灶较继发进展型少，脑脊液炎性改变较少。很少出现视觉受损或皮质功能异常。

4. 进展复发型（SPMS）

临床少见，仅约 5%，隐袭起病，逐渐加重，可在原发进展型病程基础上同时伴急性复发。

5. 良性型

约占 10%，病程呈现自发缓解。

（五）临床表现

1. 眩晕（约 50%），可为首发症状，可呈发作性，亦可持续数日。伴有眼震明显、不稳感、平衡障碍，眩晕消失后眼震仍存在。不同程度听力障碍，约 1/3 的患者听力检查或脑干听觉诱发电位异常。

2. 一个或多个肢体局部无力、麻木、刺痛感、单肢不稳、单眼突发视力丧失或视物模糊、复视。

3. 神经功能缺失的体征：①肢体瘫痪，常见双下肢无力或沉重感，亦有截瘫、四肢瘫、单瘫、偏瘫。②视力障碍，约占50%，一般从一侧开始侵犯对侧，常有缓解 – 复发的特点。③眼球震颤，以水平眼震为主，亦可见水平加垂直眼震；内侧纵束受累可致核间性眼肌麻痹；两者并存提示为脑干病灶。④感觉障碍，约50%的患者有深感觉障碍和 Romberg 征。⑤共济失调。

（六）辅助检查

T 细胞数低下，尤以 TS 细胞活性减退更为明显；在病情活跃时可显示 TH/TS 比值上升（正常两者比值为 2：1），恢复期 TS 升高，故比值下降。CSF 检查：60% 的患者有单核细胞轻、中度增高，但多不超过 $50 \times 10^6/L$，大多为 T 淋巴细胞，主要为 TH；CSF 中 B 细胞少见，30%～40% 的患者蛋白质轻、中度升高；90% 的患者有 γ 球蛋白含量增高，其中大部分为 IgG，偶见 IgA 及 IgM 升高。寡克隆带（OB）阳性率达 40%～45.8%，明显低于西方人群，在诊断多发性硬化症中具有较高的敏感性，但缺乏特异性，各种中枢神经感染性疾病中 OB 阳性率可达 28%～72%，故不能把 OB 的存在作为 MS 确诊的依据。抗髓素碱性蛋白抗体（myelin basic protein，MBP）在多发性硬化症中占 88%。在早期诊断中，眼震电图阳性率达 77%，视觉诱发电位阳性率为 64%，体感诱发电位阳性率为 43%，脑干听诱发电位阳性率为 23%，运动诱发电位，有锥体束征者阳性率可达 90%。CT 及 MRI 脑扫描对定位有较高价值，但定性则尚须结合临床症状分析；MRI 可示等 T_1 长 T_2 异常信号，或长 T_1 长 T_2 异常信号。

二、脑干脑炎

脑干脑炎，临床上并非少见，其病变局限于脑干或以脑干为主，可累及邻近组织，多为急性或亚急性起病，以多脑神经损害、长束征及小脑征为突出表现。

（一）病因和发病机制

多数学者认为，脑干脑炎与病毒或细菌等感染有关，患者大多数有前驱性感染，如流感、单纯疱疹病毒、巨细胞病毒、EB 病毒、带状疱疹病毒、弯曲菌、支原体等。根据文献报道，主要有两种观点，即免疫受损学说和病毒感染学说。前者通过免疫介导产生迟发性过敏反应，以脑干白质为主的斑片状脱髓鞘软化灶，血管充血，血管周围淋巴细胞浸润，血管袖套形成，灰质神经胶质细胞受累较轻，无明显神经元被噬现象和胶质瘢痕形成。如病毒直接侵犯脑干可见神经元被噬现象，胶质增生和胶质瘢痕形成，而白质无明显脱髓鞘改变。严重者可见组织坏死、出血灶、大片状脱髓鞘及轴索破坏等改变。

（二）临床表现

该疾病因病变程度不同和病灶大小不等，临床症状常不典型，综合有关文献总结其主要临床特点：①病前多数患者有前驱性感染病史。②急性或亚急性起病，以急性起病为多见。③多脑神经受累，四肢瘫或交叉性瘫痪，双侧或一侧锥体束征，偏身或交叉性痛觉减退，双侧或一侧肢体共济失调等小脑束受损征。有国内研究报道，脑神经受累以第Ⅸ、Ⅹ对脑神经为多见，其次为第Ⅶ、Ⅴ、Ⅵ、Ⅲ、Ⅳ等对脑神经，锥体束征占90.9%，小脑征占72.7%，偏身或交叉性痛觉减退占63.6%。④实验室检查：腰椎穿刺示颅内压正常或轻度增高，可见 CSF 细胞数及蛋白轻度增高。⑤呈单相病程，多数患者预后良好。

（三）治疗与预后

多数学者认为皮质类固醇激素、抗病毒药及免疫球蛋白对脑干脑炎治疗有效。

有研究发现，脑干脑炎患者随访中复查颅脑 MRI 发现病灶逐渐缩小至消退，无复发病例，可见 BSE 并不是 MS 首次发作。也有观点称，约有 20% 的患者可以转化成多发性硬化，该观点需进一步论证及完善。

第四节　眩晕性癫痫

眩晕性癫痫也称前庭性癫痫，是一种特殊形式的感觉性癫痫，是由前庭系统皮质中枢神经元的异常放电导致短暂的、反复发生的自身或周围景象的旋转、漂动、倾斜及空间坠落感等错觉。其特点为发作性眩晕伴面色苍白、恶心、呕吐或出汗而无神志丧失或抽搐，脑电图有特异改变。眩晕可以作为癫痫的一种先兆，也可以是癫痫发作的主要表现形式。有研究报道，发作性眩晕在就诊的癫痫患者中仅占 3%，而眩晕性癫痫发生率约为癫痫总数的 1%~4.6%，在临床中非常少见。

一、病变部位

眩晕发作认为是前庭系统皮质中枢的神经元异常同步化放电所致。但目前关于眩晕中枢的皮质定位尚不明确。通常认为前庭皮质定位于颞上回后部或颞顶交界处。前庭系统皮质中枢包括颞上回后部、颞顶交界区、额叶皮质的运动前区及顶–脑岛前庭皮质（parieto-insular vestibular cortex，PIVC）。而 PIVC 被认为是前庭皮质中枢的核心区域，与前庭脑干核团及其他前庭皮质区域存在密切的联系，而上述诸多皮质区的激动均可以引起眩晕性癫的发作。

近年研究表明，以眩晕为主要或唯一表现的癫痫发作是进行前庭皮层定位的一种方法，可通过发作期脑电图或影像学检查及治疗效果明确眩晕与病灶间的关系。有文献报道，采用皮质电刺激、正电子发射计算机断层显像技术（PET）、功能磁共振成像（fMRI）等技术，发现眩晕与顶上小叶、颞叶后上部、颞横回、颞顶交界区、颞叶外侧裂周围、扣带回前部、额叶运动前区、PIVC、丘脑枕等区域有关。另有学者认为，前庭信息是通过包括颞顶额区在内的前庭皮质系统网络综合处理的结果，多位于非优势半球。以上多个前庭皮层定位区是否通过皮层网络处理前庭信息，以及各前庭皮层定位区的具体分功尚有待进一步的研究和探讨。

二、病因

当任何病理损害产生皮质激惹，影响颞叶眩晕中枢或相关传导纤维时都可以引起眩晕发作。脑部的器质性或代谢性障碍是较为常见的病因，如颅内肿瘤、脑血管畸形或脑室穿通畸形、脑软化灶及颅脑外伤后的瘢痕、脑卒中、脑发育不全、神经元异位症、局灶性中枢神经系统感染性疾病、免疫相关性脑炎、脑寄生虫病等。但多数患者目前仍未找到确切病因。

三、临床表现

本症常见于儿童和青少年，起病多在 15 岁以前，成人发病较少，男性多于女性。发作时主要表现为发作性眩晕，躯体移动感或周围环境物体旋转感，患者常常感到头晕、视物旋转、不敢睁眼、姿势不稳、头重脚轻或躯体向一侧倾斜，可伴有面色苍白、出汗、恶心、呕吐等自主神经症状，但症状相对较轻，个别患者可能出现腹痛或肌肉小幅度的抽动，发作后可有头痛、嗜睡、疲乏。如果发生在夜间，患者可被眩晕发作唤醒；如果发生在站立时，可引起姿势控制障碍，甚至摔倒。由于前庭系统皮质中枢与听觉中枢靠近，当症状发作扩散刺激颞横回前部而引起幻听，患者可听见一种熟悉的声音，有时易被误认为是耳鸣。发作过程中多无意识明显障碍，有时可合并瞬间不能运动或言语，一般不伴有二便障碍、眼球震颤。部分患者可合并有不自主咂嘴、咀嚼、摸索等口咽手足自动症，面部抽动，头眼转向一侧，意识朦胧，则提示发作已扩散至颞叶，而引起精神运动性发作。症状发作多无明显诱因和先兆，与体位、姿势改变无关，不伴有听力障碍、耳鸣等脑干损伤表现。眩晕发作的特点是突发突止，历时短暂，持续数秒或数分钟，通常反复频繁发作。频率为每周 1 次或每天数次不等。

眩晕性癫痫发作目前认为是单纯部分性发作，也可以进展为复杂部分性发作或全面性发作。

患者在发作间期神经系统体格检查无阳性体征。

四、辅助检查

脑电图在癫痫的诊断中是不可或缺的检查方法。常规脑电图的阳性率不高，建议行视频长程脑电图监测及闪光刺激、睡眠诱发试验以提高检查阳性率。在眩晕发作间期，脑电图提示局灶性慢波及癫样放电，呈阵发性棘波、尖波、棘慢综合波、尖慢综合波或阵发性高波幅慢波发放，主要分布于额区、颞区及顶区，尤以颞区为著。眩晕发作时的异常脑电图是临床诊断的重要依据。

对临床怀疑或已确定为眩晕性癫痫的患者，应通过神经影像学等相关检查确定或排除颅内疾病。对于反复发作性眩晕的患者，需要完善前庭功能、听觉诱发电位、颈部及颅内血管、颈椎 CT 或磁共振等检查，以除外非癫痫性的眩晕综合征。

五、诊断

眩晕性癫痫需要详细地询问病史、体格检查，完善脑电图、相关的神经影像学及其他神经电生理检查以明确诊断。眩晕性癫痫在诊断时需要排除其他眩晕相关疾病，如耳源性眩晕、前庭神经性眩晕、小脑及脑干病变所致的眩晕、颈源性眩晕等。可根据下列几方面做出诊断：①起病年龄较早，大多在少年期以前。②眩晕为唯一或主要症状。③眩晕起病突然、消失也突然，发作时间短暂（数秒至数分钟）。④发作表现为视物旋转、平衡障碍或视物跳跃；与体位无关也无外界诱发因素，伴自主神经系统症状。⑤神经系统检查正常。⑥伴或不伴大发作。⑦脑电图有特异改变：呈阵发性尖、棘波，棘慢综合波或阵发高波幅慢波发放，尤以颞叶偏胜。⑧抗眩晕药物治疗无效，而抗癫痫药物治疗有效。

六、鉴别诊断

主要与晕厥和椎-基底动脉供血不足鉴别。

(一) 晕厥

晕厥是一过性脑缺血表现，有突发短暂的意识障碍，血压下降，面色苍白明显，持续时间较长，发病之初常有心悸、胸闷、冷汗、头晕、视物不清等不适，如血管反射性晕厥、心源性晕厥等。发作后全身软弱无力，不愿讲话和活动，脑电图发作时为普遍性慢波，间歇期正常。而眩晕性癫痫以眩晕发作为主，无意识丧失，血压正常，发作时间短暂，发作过后仍能继续原来的活动和工作，脑电图呈癫性放电改变。

(二) 椎-基底动脉供血不足

椎-基底动脉供血不足多为中老年发病，大多有动脉粥样硬化，起病也为突然眩晕，反复发作，但常与头位有一定关系，眩晕可持续数小时至数日，可伴有肢体麻木乏力，有的出现位置性眼震，偶有轻度锥体束征，影响前庭小脑系统时可有平衡障碍。

七、防治与预后

对眩晕性癫痫的防治包括预防、病因治疗和抗癫痫治疗。对能找到确切病因的患者需要进行相应的病因治疗，包括手术。而大多数需要抗癫痫治疗，对确诊为眩晕性癫痫的患者及时给予抗癫痫治疗。抗癫痫药物的选择根据患者癫痫发作类型，可以选用丙戊酸钠、丙戊酸镁、卡马西平、托吡酯、苯巴比妥等。治疗应以一种药物为主，剂量由低限开始，当控制不佳时才逐渐增量，应避免出现毒性反应，再无效时则撤换或加用第二种抗癫痫药，有时不增量也配合第二种药同时治疗。在治疗过程中需要注意药物的不良反应，定期复查肝肾功能、血常规、血药浓度，调整药物用法用量。药物疗法开始后即应该长期服用，至少控制发作6个月以上才酌情减量至停药，在减量、停药以后如再发作则应重复治疗如初。通常患者的治疗效果比较肯定，预后良好。发作间歇期应保持心情舒畅，避免精神刺激和过度疲劳，戒烟酒，加强身体锻炼以防止和减轻发作。

第五节　脑外伤后眩晕或头晕

眩晕和头晕是脑外伤后经常出现的症状，眩晕和头晕的症状可开始于外伤后数天或更长时间之后，往往可随头部运动加重。其发作可呈突发性、阵发性，会在某些位置突然暴发，形成良性阵发性位置性眩晕或眼震。外伤可引起迷路和其他前庭结构的损伤，从而导致迷路性脑震荡、外淋巴瘘、单侧前庭功能丧失、外伤性椭圆球囊损伤和外伤性淋巴积水。脑震荡和其他颅脑损伤可以导致慢性头晕，而没有明显的迷路损伤或功能不全。多数患者在伤后可出现持续性眩晕，经数周后逐渐消退，少数也可长期存在，持续数年不消退，导致丧失工作能力，尤其对某些闭合性颅脑损伤患者，常因一般的神经内外科和耳神经科检查无阳性发现，而误诊为神经症。脑外伤后中枢性眩晕或头晕包括脑震荡后遗症、脑外伤后偏头痛性眩晕、弥漫性轴索损伤和焦虑相关的头晕。

一、耳迷路损伤所致眩晕

（一）良性阵发性位置性眩晕

良性阵发性位置性眩晕是脑外伤后眩晕最普遍的原因。脑外伤发生时，外力作用于颅骨，导致位于椭圆囊黄斑的耳石脱位，从而导致眩晕发生。患者往往在床上翻身时或头部做垂直运动时出现眩晕，每次发作持续 10 ~ 30 秒。当颅脑外伤的患者主诉眩晕时，要首先考虑良性阵发性位置性眩晕的可能性。良性阵发性位置性眩晕的发作频率同特发性良性阵发性位置性眩晕，但是前者需要更多次的手法复位才能达到治疗效果。此外，外伤所致良性阵发性位置性眩晕往往是双侧的。

（二）迷路性脑震荡

迷路性脑震荡是指颅脑闭合伤时无颞骨骨折的迷路损伤，有时可伴有迷路穿破裂。据统计，40% 的脑震荡患者有迷路症状。

1. 病因

头部外伤时的加速运动中，由于惯性而发生的听觉及前庭末梢感受器的移位，以及强大震动波经颅骨传导到内耳，是迷路震荡的直接原因。头外伤时脑脊液压力的突然升高可通过蜗导水管或内听道底的传导使外淋巴压力升高，以致迷路穿［圆穿膜和（或）卵圆穿环韧带］破裂。爆炸或打耳光时，外耳道或鼻咽部局部气压的骤然升高，也可通过中耳向内传导，致迷路窗向内爆裂。

2. 临床表现及诊断

主要有感觉神经性耳聋、耳鸣、眼震及平衡障碍。当有耳石沉积于后半规管壶腹嵴的嵴顶沉石症时，可有典型的良性阵发性位置性眩晕。常伴有脑震荡症状及精神症状。有些伤员听力可恢复，前庭症状一般在一年内可消失。若听力、眩晕常有波动，应考虑迷路窗破裂所导致的淋巴瘘，此时多有典型的耳蜗性聋，活动量增加时外淋巴溢出增多，耳蜗及前庭症状可加重；阈上听功能试验、瘘管试验、位置试验和 Romberg 征可为阳性，前庭功能检查常有不同程度的减退。近年来，手术探查及手术标本的组织症状等耳神经学检查，证明头部外伤后前庭障碍不仅限于迷路，第八脑神经与脑干相接处病变或脑干病变约占 50%。因此在诊断为迷路震荡时，应进一步确定其损伤部位。

3. 鉴别诊断

主要与迷路窗破裂导致的淋巴瘘相鉴别，后者听力、眩晕常有波动。迷路窗破裂，耳科检查鼓膜一般正常，偶有充血混浊和液平面，患耳朝下侧卧有旋转性眼震，有潜伏期，伴有眩晕感，呈疲劳性周围前庭型，据 Singleton 报告，外淋巴瘘时位置性眼震潜伏期短，不易疲劳，26%~60% 的瘘管试验呈阳性反应，凡有明显头面或耳部气压创伤或外伤史，或在飞行、潜水和用力后突然出现眩晕耳聋，并有瘘管试验阳性者，应考虑此病，应住院观察，进行颅脑 CT 检查。

4. 治疗

迷路震荡的治疗可按脑震荡处理原则进行。卧床休息 1~2 周，酌情给予镇静、止痛剂，必要时适当输液。迷路窗破裂者卧床休息，床头应抬高 30°，避免引起颅内压增高的活动和动作，如擤鼻、剧咳、用力大便等。若症状继续加重，或卧床一周后症状不减弱，可考虑行鼓室探查，证实为迷路窗膜破裂后立即进行修补。

（三）外伤后梅尼埃病

梅尼埃病是一种特发性膜迷路积水的内耳病，表现为反复发作的旋转性眩晕、波动性听力下降、耳鸣、耳胀满感。梅尼埃病的眩晕发作至少会维持 20 分钟，通常持续 2~4 小时。低频纯音听力的丧失是其典型特点，随着时间的推移，听力丧失将变成永久性的。目前没有特效疗法，主要采用药物治疗、手术治疗缓解，一般需治疗 3~6 个月。

（四）椭圆球囊损伤

脑外伤发生后，很多患者的耳器官（椭圆囊和球囊）会发生代谢紊乱。患者椭圆球囊的功能紊乱可以通过前庭诱发肌电位来测定。耳石感觉器官急性受损的患者会出现严重的姿势失衡和倾倒感。耳石感觉功能失衡的患者会影响头部的快速运动。单侧椭圆球囊功能缺失的恢复时间目前尚没有定论，通常对称的站立姿势调节功能恢复较快，而运动时的姿势调节功能恢复则需要较长的时间。

（五）外淋巴瘘

1. 病因

气压伤，如潜水、爆炸、大气压波动、涉及颞骨骨折的头部外伤往往容易导致外淋巴瘘。脑外伤后通常会导致膜迷路的破裂，使膜迷路内的淋巴液流入内耳。通常在中耳和内耳之间的膜脆性较大，所以这里是容易出现外伤破裂的地方。

2. 临床表现及诊断

外淋巴瘘会导致单侧耳聋、感觉神经性听力损失、脑脊液耳漏、鼓膜穿孔、耳鸣、眩晕和站立不稳。其中最普遍的症状是以听力下降、耳鸣、眩晕为主的症状，耳聋、眩晕、耳鸣为外淋巴瘘的三联征，外淋巴瘘的主要症状为前庭症状，在听力方面多表现为突发性感觉神经性耳聋，耳鸣、耳胀满感可作为伴随症状但不具有特异性。

3. 辅助检查

鼓膜检查多为正常，颅脑外伤者可能有鼓膜穿孔。眼震电图检查可发现一侧前庭功能有不同程度减退或 Hallpike 位置试验阳性。瘘管试验中 30%~50% 的患者呈阳性。耳蜗电图中约 50% 的患者 SP/AP 比值 >30%，可轻度升高。影像学检查高分辨率 CT 可显示先天性耳囊畸形、骨折、瘘管，甚至迷路内气体存在。

4. 鉴别诊断

与特发性耳聋、梅尼埃病、听神经瘤及脑桥小脑角其他占位性病变等鉴别。

5. 治疗

包括非手术治疗和手术治疗。非手术治疗主要是卧床休息，避免诱发因素，对症治疗（给予前庭抑制药）。手术治疗主要是确诊瘘管部位并修补瘘孔。

（六）单侧前庭功能丧失所致眩晕

颅脑损伤的患者会出现前庭功能丧失，发生机制可能是前庭蜗神经的牵拉或损伤导致了脱髓鞘病变、外伤后出血或缺血性改变或前庭结构的直接损伤。颞骨骨折可以导致单侧前庭功能丧失从而引发眩晕。颞骨岩部的纵行骨折往往会累及中耳，但很少影响前庭蜗结构和面神经，多由颞骨的钝伤导致。横行骨折往往会累及听软骨囊、内耳和前庭蜗神经，并且容易损伤面神经，多由来自额枕轴的钝伤导致。

二、中枢神经系统创伤所致头晕

脑外伤后容易出现平衡失调，尤其是严重脑外伤。如果外伤导致的脑桥延髓区域的损伤是双侧的并且可以在颅脑 MRI 上看到，则预后较差。颅脑创伤可以导致弥漫性轴索损伤、脑干或小脑牵拉或挫伤，其可以损伤前庭和姿势反射通路，导致头晕。弥漫性轴索损伤容易损伤的部位有灰白质联系、脑干、胼胝体、大脑小脑脚、基底节和丘脑、大脑额叶和颞叶的白质。轻微的颅脑损伤通常定义为闭合性颅脑损伤，闭合性颅脑损伤是指硬脑膜仍属完整的颅脑损伤，虽然头皮和颅骨已有开放性创口，但颅腔内容物并未与外界接触。头颅 CT 提示无出血及其他可见的创伤性异常。绝大多数头部创伤或脑震荡的患者可以归类于轻微的颅脑损伤。

三、创伤后偏头痛性眩晕

脑部创伤后出现偏头痛性眩晕的患者出现的头晕多为旋转、摆动、往复振荡感、漂浮或醉酒感，与非创伤性的前庭性偏头痛和一般的脑震荡后头晕很难区别。脑创伤的严重程度与偏头痛没有必然的相关性，但是创伤带来的精神因素往往成为出现偏头痛的关键因素。此外，有学者发现，患者可能没有解剖上的损伤，也没有经受脑创伤，同样也会出现偏头痛症状。有研究表明，脑创伤后预防性口服偏头痛的药物，有助于预防偏头痛性眩晕的发生。

四、脑震荡后头晕

脑震荡后头晕是由于大脑振动引起了脑功能受损。头晕症状通常被患者描述为摇摆感、头重脚轻感、醉酒感，或者在头部运动时失衡的感觉加重，其包括创伤后偏头痛性眩晕、迷路性头晕、颈源性眩晕、焦虑相关的头晕等。慢性眩晕的患者很难在短时间内返回到工作岗位。精神因素会加重前庭症状，阻碍功能恢复。不同文化、不同语言背景的患者，恢复也不尽相同。也许脑部创伤只是一个诱发因素，精神因素则使脑震荡后头晕症状持续不断。脑震荡后头晕的治疗要注意休息，避免过度活动。同时口服扩张脑血管及改善循环的药物，如氟桂利嗪等药物，可帮助缓解症状。也可以口服营养神经的药物，如胞磷胆碱钠胶囊及脑活素。

第六节 血管源性孤立性中枢性眩晕

孤立性眩晕（isolated vertigo，IV）是指由各种原因引起的不伴听力受损及神经系统定位症状和体征的眩晕，可伴有眼震、步态不稳及恶心、呕吐等症状。事实上，从外周迷路到中枢的病变都可导致 IV 的发生，临床上尤其是中枢血管源性孤立性眩晕（central vasogenic isolated vertigo，CVIV）可能导致严重的后果。随着神经病学和影像技术的发展，临床医生对 CVIV 患者的识别能力正逐步提高，但其诊断颇为困难，极易误诊而致恶性事件发生。因此，进一步熟悉 CVIV 的定位、相关评价及诊断/鉴别要点，将有助于临床医生对 CVIV 的早期快速识别及更为精准的治疗。

一、CVIV 的病变部位和血供

CVIV 大多为供应小脑和脑干的椎 – 基底动脉系统缺血或出血性病变所致，而以脑梗死最为多见。最常受累的血管是小脑后下动脉（posterior inferior cerebellar artery，PICA）和小脑前下动脉（anterior inferior cerebellar artery，AICA），小脑上动脉（superior cerebellar artery，SCA）供血区病变颇为少见。由 PICA 供血的小脑小结叶、扁桃体、小脑下脚，由 AICA 供血的前庭神经核、前庭神经入颅处、绒球，以及由基底动脉供应的舌下神经前置核（NPH）等部位的孤立性梗死均可导致 IV。

（一）PICA 供血区

PICA 主要供应延髓背外侧、下部小脑半球、小脑下蚓部和小脑下脚。小脑小结、小叶、扁桃体和旁绒球等前庭小脑结构也由 PICA 供血。在 Lee 等的研究中，入组 240 例孤立性小脑梗死，结果显示，10.4%（25/240）的患者表现为 IV，MRI 可见 PICA 内侧支供血区最常受累（24/25，占 96%）；17% 的 PICA 区域梗死表现类似前庭外周病变。该区域与眩晕相关的关键结构是小脑小结叶、扁桃体和小脑下脚。

（二）AICA 供血区

AICA 为中枢和外周前庭结构（包括迷路、小脑、绒球、脑桥、小脑中脚、延髓）供血。孤立的 AICA 梗死大部分是基底动脉斑块延伸至 AICA，或小动脉粥样硬化堵塞 AICA 入口所致。AICA 梗死可同时导致中枢和外周前庭病变，前庭神经根入颅处及前庭神经核受累导致的孤立性眩晕与前庭外周病变难以鉴别，被称为"假性前庭神经炎"。AICA 区域的梗死较少表现为孤立性眩晕，Lee 等的研究中 AICA 导致的 IV 仅占 4%，大多 AICA 受累患者除了眩晕和共济失调，常伴有一侧听力受损及脑干体征。Lee 等早在 2002 年回顾性分析 12 例 AICA 患者的 MRI，结果显示小脑中脚受累最常见，其中 4 例在梗死之前 2 个月内出现眩晕、耳鸣或听力下降，提示眩晕和听力受损可能是 AICA 梗死的一个先兆。仅累及小脑中脚、绒球、前庭神经核的梗死可导致 IV。

（三）SCA 供血区

SCA 供应脑桥、小脑半球、蚓部、小脑上脚及齿状核。以往的报道认为，该区域与前庭相关的结构联系较少，很少引起眩晕。但近年有研究显示，近 50% 的 SCA 区域梗死导致眩晕症状，可能是因为小脑上部对同侧前庭神经核有抑制作用，该处损害产生向患侧的水平自发眼震。但 SCA 区梗死导致的眩晕多合并构音障碍、共济失调等症状，很少表现为 IV。

二、CVIV 相关的前庭及视眼动通路等评价

CVIV 患者行常规神经科、耳科查体通常无阳性体征，以下前庭及眼动通路评价有助于CVIV 的诊断。

（一）眼侧倾

眼侧倾是一种眼球的静止性稳态倾斜，让患者闭目，再迅速睁开，患者闭目时眼球向一侧倾斜，在睁开眼直视的瞬间可见纠正性扫视，眼球自倾斜位回到正中位。它主要是下橄榄核 - 小脑通路受损所致。眼侧倾与耳石张力关系不大，所以不受体位改变影响，延髓外侧受损时常可见到同侧眼侧倾，小脑上脚损害则出现对侧眼侧倾。

（二）眼偏斜反应（OTR）

OTR 包括头偏斜、眼偏斜和静态眼扭转，主要是耳石重力传导通路受损所致。外周损害表现为同侧 OTR。中枢性传导通路起自前庭神经核，在脑桥经内侧纵束交叉至对侧，向上到中脑的 Cajal 间质核。丘脑损害累及邻近的 Cajal 间质核时，OTR 偏向对侧；脑桥下部和延髓交叉以上损害时 OTR 偏向同侧；一侧前庭皮质中枢受损可不伴眼偏斜和头偏斜，但可表现为主观垂直视觉向对侧偏斜。OTR 不能鉴别外周/中枢受损，其联合头脉冲试验（HIT）、凝视变向眼震（GEN）有助于鉴别急性期 IV。

（三）各种眼震形式

1. 自发眼震

自发眼震是患者头部保持直立位，眼睛直视前方观察到的眼震。中枢性自发眼震是由于小脑和脑干等中枢前庭结构受损导致的双侧前庭张力不平衡。一侧前庭小脑病变导致对同侧前庭神经核的抑制信号中断，产生朝向患侧的自发眼震。中枢性自发眼震表现多样，通常不被固视抑制。垂直性自发眼震高度提示中枢受损，其中下跳性眼震最常见，多为双侧小脑绒球受损所致，也见于延髓中线旁受损；其次是上跳眼震，见于延髓或中脑受损，如脑干肿瘤、缺血、多发性硬化、Wernicke's 脑病等。垂直性、纯扭性自发眼震在诊断中枢性孤立性眩晕时具有很高的特异性；但水平自发眼震需与周围性自发眼震相鉴别：后者快相向健侧，眼震可被固视抑制，向快相侧注视时眼震增强，向慢相侧注视时眼震减弱。事实上，临

床上常常仍需进一步进行冷热试验、HIT 及中枢影像学进行甄别、确诊。

2. 诱发眼震

（1）位置性眼震是指头部位置变化诱发的眼震：通过 Roll、Dix-Hallpike 及深悬头等位置试验可诱发。中枢性位置性眼震多为下跳和水平背地性，眼震方向与位置改变时受刺激的半规管平面无关，无疲劳性，眼震可持续存在数小时至数年。怀疑中枢性位置性眼震时应行头颅 MRI 检查鉴别。

（2）GEN 为眼球由正中注视眼位移动至离心眼位时诱发的眼震：患者向左注视时为左向水平眼震，向右注视时为右向水平眼震。Cajal 间质核、NPH 和前庭神经核损害可出现 GEN。如果仅在向一侧注视时出现，需与周围性眼震相鉴别。

（3）摇头眼震：患者以 2~3 Hz 的速度摇头 20 秒，观察有无眼震。中枢性摇头眼震表现形式多样，如水平摇头出现垂直或扭转性眼震（倒错摇头眼震）、轻微摇头出现强烈眼震、无双温异常的强烈摇头眼震等。而周围性摇头眼震多为朝向健侧的水平眼震。

（四）眼动检查

1. 平稳跟踪

眼球跟随缓慢移动的视靶进行的慢速运动。平稳跟踪异常通常为中枢受损所致，但也受注意力、药物等因素影响。

2. 扫视

由快速出现的视靶诱发的眼球运动。小脑和脑干受损均可出现扫视异常。

3. 视动眼震

单侧皮质或脑桥损伤导致双侧视动眼震不对称，中脑损伤导致垂直视动异常。

（五）HIT

HIT 又称为甩头试验，通过快速、小角度旋转头部，检测半规管高频前庭眼反射的功能。中枢受损通常 HIT 阴性，但是前庭神经入颅处、前庭神经核受损也可出现 HIT 阳性。

（六）姿势步态检查

常用姿势步态检查有 Romberg 试验和原地踏步试验（Fukuda）。

1. Romberg 试验

若睁眼、闭眼都不稳，提示小脑功能受损；若闭眼不稳，睁眼正常，提示深感觉受损；双侧前庭受损易出现左右摇摆。

2. Fukuda

在急性前庭外周受损的患者多向患侧偏斜，亦可向健侧偏斜，存在一定的假阳性率，需结合其他前庭检查综合判断。

（七）HINTS 床边检查法

HINTS 由 HIT、GEN 和眼偏斜三部分组成。2009 年 Kattah 等首次用 HINTS 组合鉴别中枢性和周围性急性前庭综合征表明，水平 HIT 阴性、中枢性眼震、眼偏斜提示中枢性急性前庭综合征，发病 48 小时内其敏感性为 100%，特异性为 96%，优于 MRI 弥散加权成像。此后有研究支持这一结论。但事实上，因为这些研究的纳入对象存在选择偏倚、中枢性眼震和眼偏斜就诊时的阳性率不高、操作可重复性较差等原因使其在临床难以广泛应用。

三、常见 CVIV 临床诊断要点

（一）孤立性小脑小结梗死

小脑小结由 PICA 供血，位于小脑的中线部位，它与同侧前庭神经核有着密切联系，同时接受来自迷路的传入信号，控制眼动并调节姿势平衡。孤立的小结梗死非常少见，在 Moon 等的研究报道中，8 例孤立性小脑小结梗死患者均表现为 IV，对患者进行查体可见单向自发眼震及向健侧倾倒。自发眼震的方向朝向患侧，还可出现周期交替性眼震、倒错摇头眼震和阵发性中枢性位置性眼震等表现。这与小结对重力惯性的前庭信号处理、前庭二级神经元的抑制功能和速度储存机制受损有关。大部分小结梗死临床表现与急性前庭外周病变类似，但其 HIT 和冷热试验正常、严重的姿势不稳是与前庭外周病变的重要鉴别点。

（二）孤立性小脑扁桃体梗死

孤立的小脑扁桃体（PICA 供血）梗死罕见，Lee 等报道了 1 例经 MRI 证实为右侧小脑扁桃体梗死患者，其表现为以下体征：①方向向患侧的自发眼震，并出现反跳性眼震；②GEN，向患侧注视时强度更大；③平稳跟踪损害；④双温、HIT、前庭眼反射、扫视正常。该患者还出现主观垂直视觉向健侧偏斜，提示扁桃体不仅与半规管通路的张力不平衡（导致自发眼震）有关，而且对耳石系统也有一定的控制作用。

（三）孤立性小脑下脚（ICP）梗死

ICP 包含了出入小脑的各种纤维，主要整合本体感觉和前庭的信息。前庭小脑到前庭神经核的传入和传出纤维都经过 ICP，所以孤立性 ICP 损伤表现为眩晕和姿势不稳。Blumenfeld 等 2010 年的研究报道了 7 例孤立性 ICP 损害的患者，均表现为向患侧的自发眼震，患侧平稳跟踪异常，健侧 OTR 和主观垂直视觉偏斜，其中 3 例向患侧倾倒。

（四）孤立性小脑绒球梗死

小脑绒球参与控制凝视稳定、平稳跟踪和前庭刺激诱发的眼动。单纯绒球梗死少见，早前 Park 等分析了 1 例孤立性小脑绒球梗死的患者，症状为突发眩晕和姿势不稳；查体自发眼震朝向患侧，无眼扭转、头偏斜及主观垂直视觉偏斜。HIT 显示健侧轻度纠正性扫视，冷热试验无异常。在转椅检查中，低频水平刺激时前庭眼反射增益增高，高频刺激时出现双侧前庭眼反射不对称的增益减低。

（五）孤立性前庭神经核梗死

前庭神经核是一组核团，包含内侧核、外侧核、上核、下核 4 部分，其中位于脑桥下部

的 4 个核团由 AICA 供应，而位于延髓上部的前庭神经内侧核和下核由 PICA 供应。前庭神经核受损可能同时表现为外周和中枢前庭病变的特征，使诊断极具挑战性。在 Kim 等的报道中，2 例表现类似前庭神经炎的 IV 患者，朝向健侧的水平 - 扭转自发眼震，固视可抑制，去除固视眼震增强，患侧水平 HIT 及冷热试验阳性、患侧前庭肌源性诱发电位减低或引不出，早期头颅 MRI 正常。但同时患者又表现出凝视诱发的变向眼震（中枢前庭受损的表现），显示神经整合器功能障碍（水平眼动的神经整合是由前庭内侧核、舌下神经前置核和绒球共同完成）。患者复查头颅 MRI 显示单侧前庭神经内侧核和下核梗死。

（六）孤立性 NPH 梗死

NPH 由来自基底动脉的穿支动脉及来自盲孔浅动脉的前内侧长动脉供应。NPH 与前庭内侧核、内侧纵束、旁正中网状结构相邻，是水平眼动的神经整合器，参与视动通路，协调头部和躯干运动。孤立性 NPH 受损常表现为：①朝向患侧的自发眼震；②GEN，在注视患侧时眼震增强，患侧扫视正常，但平稳跟踪异常；③床旁 HIT 阴性，冷热试验正常，可向健侧倾倒。

四、鉴别诊断

（一）单侧前庭病变（unilateral vestibular lesion，UVL）

UVL 一般不会出现听力障碍及中枢神经系统受损症状和体征。患者突发眩晕，伴有恶心、呕吐，症状持续数天或数周后缓解。患者常伴有水平扭转自发眼震，眼震方向是单向的，朝向健侧，能够被固视抑制，在凝视快相时眼震幅度增大。冷热试验显示受损侧前庭功能减低。此外，由于血栓形成堵塞 AICA 引起的迷路梗死，可出现眩晕、眼震、听力下降及单侧前庭功能减低的不同组合，仅有前庭支受损时，患者只表现为眩晕、眼震，需与中枢性 IV 进行鉴别。

（二）BPPV

BPPV 是最常见的发作性周围性眩晕疾病，变位试验（Dix-Hallpike 或 Roll maneuver）可诱发出眩晕及特定的眼震，一般持续数秒至 1 分钟，根据变位试验及眼震的形式可判定受累半规管，复位后一般眩晕及眼震消失。

（三）中枢性阵发性位置性眩晕（central paroxysmal positional vertigo，CPPV）

CPPV 常见于前庭神经核和小脑尾部受损，头位改变可诱发眩晕及眼震，眼震方向与受刺激的半规管平面无关，眼震多持续存在，症状可持续数小时至数年，可伴有剧烈呕吐，但却大多只有轻微恶心。怀疑中枢性位置性眼震时应进行鉴别。

（四）前庭性偏头痛（vestibular migraine，VM）

VM 是一种反复发作性疾病，发作期有偏头痛及自发性或位置性眩晕，持续数分钟至数天，发作间期基本正常。当患者仅表现为 IV 时很难与血管源性中枢性眩晕鉴别。

五、总结

CVIV 的诊断极具挑战，临床医生应进行详细的问诊和神经科、耳科查体，以及眼震、眼动、平衡及共济检查；HINTS 有一定价值，但不可夸大或过度依赖该检查。冷热试验、HIT、Fukuda 异常提示外周受损；固视抑制失败、扫视和平稳跟踪异常则提示中枢受损。对于年龄大，尤其伴有多重血管病危险因素的 IV 患者应进行急诊头部 MRI 扫描。

第十章　周围性眩晕

第一节　良性阵发性位置性眩晕

一、概述

BPPV 是最常见的周围性眩晕，主要表现是头部由某一位置运动到另一特定的位置时所诱发出的短时间眩晕发作及眼震，其眩晕具有变位性、疲劳性、短暂性、潜伏期及同时伴有相应的特征性眼震，具有自限性，其男女之比约为 1：2，发病高峰期在 40～50 岁。1897年，Adler 最先提出良性阵发性眩晕，在 1921 年由 Barany 首先描述了这一疾病，Dix 和 Hallpike 在 1952 年对 BPPV 的眼震特点做了全面的描述，即眼震是由椭圆囊斑上脱落的耳石（碳酸钙结晶）进入后半规管（posterior canal，PC），对半规管感受器刺激造成头位与重力改变相关的短暂眩晕发作。BPPV 现代病理生理学始于 Schuknech（1969）和 Hall（1979）等，经过 30 多年的临床和基础研究，取得了重大突破和巨大进步。

BPPV 是引起眩晕和头晕的最常见疾病。德国每年约 100 万人发生 BPPV，终身发病率约 2.4%，每年达 0.6%。美国每年约有 560 万以眩晕为主要就诊原因的患者，其中 17%～42% 诊断为 BPPV。由 13 个国家参与、历时 28 个月的 REVERT Registry 大样本（$n = 4294$）眩晕数据报告良性阵发性位置性眩晕发病率约为 26.9%。女性 BPPV 发病率高于男性 1 倍，老年人 BPPV 发病率高于 40 岁以下者，随着进入老龄社会，BPPV 发病率有增高的趋势。BPPV 是神经耳科门诊最常见的就诊原因，占所有诊断的 20%～30%，尤以 PC-BPPV 最为常见。85%～90% 的 BPPV 患者通过耳石复位可完全治愈或极大改善，BPPV 诊疗日趋普遍，开始从专科进入全科和急诊科。

二、分型

BPPV 按解剖部位可分为 4 型：后半规管 BPPV（posterior semicircular canal benign paroxysmal positional vertigo，PC-BPPV），水平半规管 BPPV（lateral semicircular canal benign paroxysmal positional vertigo，LC-BPPV），前半规管 BPPV（anterior semicircular canal benign paroxysmal positional vertigo，AC-BPPV），混合型 BPPV。其中以 PC-BPPV 最常见，AC-BPPV 最少见。均可单侧或双侧发病。

有学者依据发作时有无眼震，将其分为客观性 BPPV、主观性 BPPV。绝大部分 BPPV 患者发作时，其症状表现为短时间的眩晕发作，并且同时伴发眼震，称作客观性 BPPV（objective BPPV，O-BPPV）；但是有小部分 BPPV 的患者临床仅表现为眩晕的发作，但不伴有眼震，称作主观性 BPPV（subjective BPPV，S-BPPV）。对于 S-BPPV 出现的原因，有学者认为可能与半规管内部耳石颗粒的量较少有关，这种较少的耳石颗粒在半规管内移动时引起的毛细胞兴奋只能诱发眩晕的发作，不能诱发眼震。

三、发病原因

正常情况下，耳石脱落和吸收之间保持着动态平衡。什么原因造成耳石脱落超过吸收呢？耳石坐落在耳石膜上，为由有机和无机成分构成的碳酸钙结晶，约重 2.95 g/cm^3。由于耳石的重量，覆盖着耳石膜的囊斑毛细胞对重力变化敏感。退行性变及内淋巴酸碱度和钙浓度的变化都可能造成耳石松动、碎化、脱落，任何打破脱落和吸收之间动态平衡的因素，都会造成耳石脱落增加和吸收减少。

大多数（95%）BPPV 为退变性或原发性，老化与退行性变有关是老年人高发的原因。另一文献报告，不明原因的 BPPV 仅占 61.9%，其余多有相关因素可循。引起耳石脱落的因素很多，外伤、炎症、血管源性、激素作用、内耳血管痉挛、钙代谢疾病、梅尼埃病及系统性疾病如慢性甲状腺炎、糖尿病、高尿酸血症、高血压、高脂血症、卒中等均可伴发或诱发 BPPV。

头颅创伤是长期以来得到公认的引起 BPPV 的原因。振动等因素可造成损伤致耳石脱落。创伤后 BPPV 发生率可达 25%，通常为双侧性。创伤后 BPPV 的一种为手术后 BPPV，可见于鼻部、牙齿或颌面手术后，某些创伤可能不明显，如放射治疗。

体力活动可影响 BPPV 的发生，比较剧烈的体力活动，如游泳或山路骑行均有诱发 BPPV 的报告，可能与剧烈体力活动时造成的损伤有关。长期卧床可能使耳石在嵴顶上滞留或与椭圆囊的联系松动。与对照组比较，原发性 BPPV 患者长期体力活动显著低下，与性别和职业无关。

BPPV 与骨质疏松症的关系受到关注。瑞士 32 名患有 BPPV 的 50～85 岁女性，75% 经双能 X 射线吸收法证实有骨质疏松症。据调查，韩国 20～69 岁女性原发性 BPPV 患者，骨密度比正常对照组低。日本 BPPV 患者随着骨密度减低 BPPV 复发频率增高。生物化学标记法发现原发性 BPPV 骨质代谢水平较高，且受维生素 D 水平影响。原发性 BPPV 患者与对照组相比，血清维生素 D 减低率较高。维生素 D 可能与原发性退行性变性 BPPV 有关，维生素 D 水平可能与维生素 D 受体有关，检测 BPPV 患者的维生素 D 受体基因可能提供 BPPV 患者风险因素的信息。

BPPV 可继发于其他疾病，也可与其他疾病并发，如内耳疾病、中枢性疾病、系统疾病。

四、病理机制

诸多研究学者认为，BPPV 的发生与耳石脱落有关，感觉上皮和耳石膜组成椭圆囊斑，耳石膜上所含的碳酸钙结晶较多，耳石中含有大量钙离子，保持着迷路内部离子环境的平衡，椭圆囊斑上的耳石在发生某些病变时脱落，脱落下来的耳石则进入半规管内或是嵴顶上，从而导致平衡功能出现障碍，一些相关尸体解剖已经证实了上述的现象。因此有学者提出耳石脱落学说：①壶腹嵴顶结石学说：椭圆囊中的耳石脱落后，黏附在相应半规管的壶腹嵴顶，从而引发异常的感知，进而诱发眩晕；②半规管结石学说：感染、外伤等因素引起耳石脱落或使其变性后，耳石颗粒汇集在半规管的近壶腹处，而不是附着在半规管的壶腹嵴上，此时当头部运动到所能诱发的体位时，半规管内的耳石由于重力的作用，向离壶腹的方向移动，从而形成离壶腹的内淋巴流，使嵴顶发生移位从而诱发眩晕及眼震。

BPPV 患者手术时发现后半规管内有大小不同的碳酸钙结晶颗粒，类似于椭圆囊斑上的正常耳石。这些耳石在所有半规管内常见，而且同样存在于无症状患者的管内或壶腹嵴上。什么情况下才造成 BPPV 症状发作呢？耳石碎片一旦进入半规管，可随着头相对于重力的改变而移动。症状是否诱发取决于耳石颗粒是否达到一定的临界质量。只有耳石质量达到一定的临界点、比重升高，内淋巴压力才足以移动嵴顶而诱发症状。BPPV 具有自限性，某些患者不治疗，经过一段时间（2 ~ 6 周）可以自愈。BPPV 为什么可以自愈呢？内淋巴的钙浓度对耳石吸收速率有重要作用。正常情况下，内淋巴具有低钙浓度性质，因此可以很快溶解吸收耳石。内淋巴钙浓度在 50 ~ 500 $\mu mol/L$ 时溶解吸收速度变慢，到 500 $\mu mol/L$ 时完全停止溶解吸收。BPPV 的自限性与内淋巴的钙浓度直接相关，处于正常低钙浓度，未治疗的 BPPV 可自发性恢复（通常 2 ~ 6 周）。钙浓度升高，耳石不能有效溶解吸收，较多的耳石颗粒或碎片留在内淋巴中或黏附在壶腹嵴顶上，可在头位置改变时诱发 BPPV，也可影响一次发作的持续时间。耳石需要在产生和溶解之间处于一种动态平衡状态。

BPPV 发作时的位置性眼震有 2 种类型：顶石症和管石症。1969 年 Schuknecht 提出顶石症理论，即耳石颗粒或碎片沉积在后半规管壶腹嵴致半规管对重力产生敏感性，当重力与嵴顶垂直时就会引发嵴顶偏斜。由于耳石颗粒或碎片黏附于嵴顶，所产生的刺激时间相对较长，这个特点决定了顶石症所引发的 BPPV 发作时间较长、不易疲劳。1979 年 Hall 等提出管石症理论，即耳石颗粒或碎片可随内淋巴在半规管内向壶腹或离壶腹流动，引发加速度变化使嵴顶偏斜，导致前庭感受器产生兴奋性或抑制性变化（水平半规管向壶腹为兴奋；垂直半规管离壶腹为兴奋）。耳石或耳石碎片引发的内淋巴流动所导致的嵴顶偏斜是很短暂的，碎片抵达半规管最低位置时，嵴顶弹性使其恢复原位，从而失去对加速度的感受。这个特性决定了管石症引发的 BPPV 发作时间很短暂、易疲劳。管石症时放电振幅大小取决于位置变化的速度，因为耳石在快速位置变化时产生的加速度大，而在慢速位置变化时加速度小；顶石症时，放电为持续性，放电振幅在快和慢位置变化时差异不大，表现为潜伏期较短但眼震持续时间相对较长。两者均可解释临床症状。理论上说，3 个半规管都存在 2 个机制，因此可产生 6 种不同的变异表现。

正常情况下，半规管只对旋转运动敏感。什么造成半规管对重力敏感了呢？3 对半规管各自处于不同旋转平面，根据 Ewald 第一定律，半规管只对旋转轴垂直于其旋转平面的旋转发生最大反应。例如，水平半规管只对以垂直于地平面的旋转轴（Yaw 旋转轴）为中心的旋转发生最大反应。半规管的旋转敏感性不依赖于旋转轴与半规管中心的距离，也就是说，旋转轴在两侧半规管间的距离与半规管的旋转敏感性无关。由于嵴顶与内淋巴的质量、密度相同，半规管对线性加速度不敏感。但在病理或老化情况下，嵴顶弹性减低或内淋巴黏滞性增高会导致半规管敏感性降低，旋转后的感觉缩短；而内淋巴质量增高会导致半规管敏感性增高，旋转后的感觉延长。在 BPPV 情况下，由于耳石颗粒或碎片掉入半规管，相对于嵴顶内淋巴的质量、密度增高，半规管的流体动力学发生变化，导致半规管对重力向量的敏感性发生变化，对重力方向的反应性和对加速度的敏感性增高。流体动力学数学模型发现：①平均大小的耳石在通过较宽的壶腹时无压力变化，大约需要 5 秒钟产生反应；②耳石通过狭窄半规管管道时压力增大、流速增快、潜伏期缩短；③位于嵴顶中心平均大小的耳石可以引起嵴顶体积性位移而导致眼震，这是引起感觉的功能阈值；④较大的耳石或多个耳石可以引起较大嵴顶体积性位移，导致较明显的眼震。因此 BPPV 变位试验的潜伏期、眼震强度和持续时间可能与管道宽窄、耳石大小、耳石在半规管内的位置等多个因素相关。例如，LC-BPPV 变位试验潜伏期的差异取决于耳石的起始位置是位于管道内还是壶腹内。

五、临床表现

（一）典型 BPPV

典型 BPPV 很容易根据临床表现特点诊断。患者通常在头位相对于重力发生改变后发生一过性眩晕，根据耳石碎片的大小，持续数秒或数十秒不等。累及垂直半规管时，眩晕通常由垂直平面的头位改变诱发，如当躺下时、起床时、向上看或向上超过头位伸手拿东西时、弯腰向下时或触及脚上的鞋时均可诱发。由于眩晕来自半规管，通常为持续数秒或数十秒的旋转性眩晕，有些患者可以描述旋转方向。累及水平半规管时，眩晕通常由水平平面的头位改变诱发，如躺在床上向左或向右翻转时。由于强烈的眩晕，患者通常被迫仰卧在床上不敢动，以致很难确认是否为位置性眩晕。眼震方向通常由受累半规管的旋转轴决定，旋转轴通常与受累半规管的旋转平面垂直。但也有患者仅有头晕或不稳等主诉，而非眩晕。

BPPV 患者在短暂眩晕发作后可能会有持续性的头晕、漂浮或姿势不稳的感觉，数小时或数天不等。本质上说，BPPV 的眩晕为位置性而非头动性，站立或直立时通常没有问题，向侧方转头不引发眩晕，可以安全开车。BPPV 一般不伴听力障碍或神经系统症状，除非继发于其他疾病或合并了其他疾病。由于眩晕发作的感觉令人紧张害怕，很容易导致患者焦虑并产生回避行为，即使无症状了还不敢动，降低了患者的生活质量。

活动期和非活动期：活动期时患者仍有症状，非活动期时患者没有症状。BPPV 有自限性，有时即使不治疗，经过一段时间症状也会消失，这种情况很常见。如果不治疗，症状可持续数天、数周，偶尔数月，中间值大约 15 天。复发常见于活动期，非活动期的持续时间很难预测。有些患者的活动期相连较密集，有些患者的非活动期持续时间较长，可达数年。持续性活动期的慢性类型称为顽固性 BPPV。约 30% 未经治疗者成为持续性 BPPV。活动期时经检查，正确诊断通常不难。

通过眼震的类型可以确定所累及的半规管。

1. 后半规管 BPPV（PC-BPPV）

PC-BPPV 为最常见的 BPPV，占所有 BPPV 的 80%～90%，源于在解剖位置上，后半规管位置最低，正好处于椭圆囊下方，重力改变时耳石及其碎片最容易掉入后半规管。典型的单侧 PC-BPPV 约占 70%，右侧比左侧常见，二者之比约为 1.5：1。双侧 PC-BPPV 约占

7.5%，其中90%为创伤后。

（1）Dix-Hallpike变位试验：正规的Dix-Hallpike变位试验是诊断PC-BPPV最有效且经典的检查方法。①头向右转45°使左前和右后（left anterior right posterior，LARP）这一对具有协同作用的半规管处于垂直旋转轴平面，且与重力方向一致。头向左转45°使右前和左后（right anterior left posterior，RALP）这一对具有协同作用的半规管处于垂直旋转轴平面，且与重力方向一致。②当LARP或RALP半规管处于这个位置时，快速将头向下向后放倒，使处于重力方向的半规管因重力变化而产生内淋巴流动。③由于耳石颗粒和耳石碎片质量高于内淋巴，易于沉积于半规管底部，因重力变化而发生位置移动，随内淋巴流动时导致嵴顶偏斜，从而诱发PC-BPPV，导致出现一过性眩晕和眼震。若患者半规管内有脱落的耳石或耳石碎片，当患者位置变化导致头位相对于重力发生改变时，就像无意中做了一次Dix-Hallpike试验，从而诱发短暂的眩晕和眼震。

80%的PC-BPPV由管石症引起离壶腹兴奋性运动，Dix-Hallpike试验为阳性，出现典型的一过性、发作性、位置性眼震。顶石症时，耳石颗粒或碎片黏附在壶腹嵴上，眼震较为持续，可能超过1分钟。处于正规Hallpike（悬头）位置时，壶腹嵴与地平面完全垂直，黏附的耳石颗粒很难使嵴顶发生较大偏斜、形成最大刺激。但在Half-Hallpike（半悬头）位置时，患者头处于稍上抬的仰卧位（45°角平卧位时），壶腹嵴略与地平面平行，嵴顶处于重力的最大刺激位置从而产生较大的嵴顶偏斜，所诱发的眼震最强烈且持续时间长。因此半悬头位置有助于确认顶石症。当然，两者并存时，仅依靠发作性位置性眼震的持续时间来鉴别比较困难，有时甚至不可能。鉴别的关键还要看对复位治疗的反应，尤其是对将耳石导出半规管复位方法的反应。耳石碎片移动时若产生解脱眼震，说明耳石移动产生离壶腹性嵴顶偏斜；如果患者无反应或产生反向眼震，说明耳石移动产生向壶腹性嵴顶偏斜，有可能还是顶石症。

（2）侧卧手法：是Dix-Hallpike改良法，源自Semonts复位法，也称Semonts手法。Side-lying方法有助于某些特殊情况的检查：①疑为BPPV，但患者同时存在不宜进行颈部过度后仰的情况（如椎-基底动脉系统疾病、颈椎疾病、颈部转动受限等），提倡用Side-lying侧卧方法来替代正规的Dix-Hallpike检查手法。一些研究认为此法敏感性与Dix-Hallpike试验没有显著差异。②对于已经知道病变侧的BPPV，想知道复位治疗后位置性眼震是否还存在，可用此法核查。③假如复位治疗无效，但患者已经处于一个准备好再次治疗的正确位置时也可使用。

（3）摇头Dix-Hallpike试验：怀疑PC-BPPV，但Dix-Hallpike试验未引出眼震时，可以进行摇头Dix-Hallpike试验。水平方向摇头，再进行Dix-Hallpike试验，提高Dix-Hallpike试验诊断PC-BPPV阳性率。

2. 水平半规管BPPV（LC-BPPV）

LC-BPPV次常见，占所有BPPV患者的10%~20%，男女患病率没有差异，源于水平半规管长臂很接近椭圆囊的入口处。LC-BPPV可发生于初诊为PC-BPPV的患者手法耳石复位治疗之后，可因自由漂浮的耳石颗粒从后半规管迁徙至水平半规管，患者从PC-BPPV转换为LC-BPPV，即所谓的半规管转换，应引起临床注意。除了病史之外，主要通过检测水平半规管的变位试验来确诊 LC-BPPV。

（1）Supine roll（平卧翻转）变位试验：又称 McClure-Pagnini 检测，是诊断水平半规管 BPPV 的重要方法。①头正中位抬高 30°、自然仰卧，水平半规管由直立时的水平位置变为仰卧时的垂直位置，且与重力方向一致。②头向一侧快速转 90°时，耳朵向下一侧的水平半规管因重力变化而产生内淋巴流动。③由于耳石颗粒和碎片质量高于内淋巴，因重力变化而发生位置移动，随内淋巴流动时导致嵴顶偏斜，从而诱发 LC-BPPV，出现一过性眩晕和眼震。LC-BPPV 诱发的眼震通常比 PC-BPPV 眼震持续时间较长，眩晕反应更强烈。这与水平半规管比后半规管更依赖速度储存机制有关。

（2）LC-BPPV 的两种不同类型产生两种潜在的眼震：向地性眼震和背地性眼震。大约 80% 的 LC-BPPV 表现为向地性眼震，产生于管石症机制，即耳石碎片掉落在半规管的长臂管道中，向一侧翻转时引发耳石颗粒或碎片产生向壶腹（兴奋性）运动，向另一侧翻转时引发耳石碎片产生离壶腹（抑制性）运动，根据 Ewald 第二定律，兴奋性反应的效应大于抑制性反应，耳朵向下时向地性眼震强烈的一侧为病侧（以耳朵向下两侧比较定病侧）。约 20% 的 LC-BPPV 表现为背地性眼震，基于顶石症机制，即耳石碎片黏滞在壶腹嵴顶上或很靠近壶腹嵴，在向一侧翻转时耳石产生的向壶腹（兴奋）运动和离壶腹（抑制）运动方向与向地性眼震相反。当头转向病侧（病耳在下）时，耳石颗粒或碎片造成壶腹嵴顶偏离壶腹和椭圆囊，产生抑制性冲动；当头转向健侧（健耳在下）时，耳石颗粒或碎片造成壶腹嵴顶偏向壶腹和椭圆囊，产生兴奋性冲动。耳朵向上时背地性眼震强烈的一侧为病侧。背地性眼震并不是顶石症的同义词，当耳石位于水平半规管前部时，也可在管石症时发生一过性背地性眼震，两种类型之间可以发生转换。若患者半规管内有脱落的耳石或耳石碎片，当患者因位置变化而头位相对于重力发生改变时，就像无意中做了一次平卧翻转试验，从而诱发短暂的眩晕和眼震。

（3）假性自发性眼震（pseudo-spontaneous nystagmus，PSN）：PSN 不是前庭单侧病变时两侧前庭张力不平衡造成的自发性眼震，也不是偶尔耳石堵塞造成的自发性眼震，而是在坐位时自发性出现，故称为假性自发性眼震。PSN 一般只在 LC-BPPV 出现，受头位改变的调节，有助于进一步确认 LC-BPPV 的存在。遇到病史可疑为 LC-BPPV 的患者，在做正规的 Supine roll 检测之前，应先检查患者是否有自发性眼震。首先在坐位检查，PSN 可经摇头诱发，注意观察眼震方向是否改变，是否随前倾后仰的头位变化而变化。再做仰卧位检查，面朝上，头上抬 30°，检查眼震强度和方向是否与直立位相同。管石症患者从坐位至仰卧位时可产生一过性水平眼震，眼震方向朝向健侧；顶石症患者面朝上仰卧时可见持续的弱眼震，眼震方向朝向病侧，可在把头稍微转向这一侧时消失。头位变化可以改变眼震：直立位头向后仰 30°眼震强度增加，头向前弯 60°时方向倒转，头向前弯 30°时眼震消失。这称为前弓后仰检查或头下垂检查。头位改变可引起耳石与水平半规管嵴顶的空间位置改变。直立位头向前弯 30°时，水平半规管处于与地平面平行的水平位，耳石对嵴顶的影响很小；直立位头向后仰 30°和前弯 60°时，水平半规管向垂直方向倾斜，耳石对嵴顶的影响增大。与 Supine roll 检测结合，PSN 的方向有助于辨别病变侧。

3. 前半规管 BPPV（AC-BPPV）

AC-BPPV 很罕见，占 1%～2%，由于其解剖位置位于椭圆囊之上，耳石颗粒或碎片一般不容易掉入前半规管中去，即使掉入，由于重力的原因也是很短暂的。因为直立位时，前半规管的后臂直接下降进入与后半规管长臂的结合部，很难长时间存留。但由于 LARP 或 RALP 半规管是同一旋转平面上的共轭半规管，Dix-Hallpike 检测时不可能完全不涉及前半规管，当一侧的 Dix-Hallpike 试验诱发有下向成分的眼震时，应考虑对侧前半规管近壶腹处是否有耳石碎片造成离壶腹运动。

变位试验主要通过仰卧位头垂直下悬 30°或 Dix-Hallpike 试验来检测 AC-BPPV。由于前半规管处于相对更垂直的位置，所以左右侧的特异性不那么重要。通常眼震以下向为主捎带旋转成分，一般眼震方向总是朝向受累耳侧。可能没有潜伏期，没有明确的持续时间，回复到坐位时也很少见到方向倒转。没有眼动记录仪器时，裸眼可能不易察觉稍微的眼震旋转成分。当怀疑有纯粹的下向眼震时，要注意排除中枢性疾病，必要时应做影像学检查。AC-BPPV 是否存在管石症还没有定论，至今对 AC-BPPV 的理解还很有限，还需要更多的研究。

（二）不典型 BPPV

不典型 BPPV 的发作性位置性眼震呈非典型表现者仅占 5%，不典型 BPPV 的可能原因主要有两大类：中枢性疾病和变异性 BPPV。同时合并中枢性疾病可能会导致 BPPV 表现不典型，对于经过正规耳石复位治疗但是无效的不典型 BPPV，尤其要高度警惕并排除中枢性疾病的可能性。排除了中枢性疾病的疑似 BPPV，可考虑以下几种 BPPV 变异类型所造成的不典型 BPPV：①不常见部位的管石症；②耳石或耳石碎片黏附于嵴顶；③前庭结石；④多管性 BPPV，可达 20%，同时累及后半规管和水平半规管，多为一侧性的，也可为双侧性，颅脑创伤易于产生双侧或多管性 BPPV。

六、变位试验

进行变位试验前，首先应检查是否有自发性眼震存在，特别要注意是否有假性自发性眼震。假性自发性眼震受头位改变的影响。

（一）Dix-Hallpike 试验

Dix-Hallpike 试验由 Dix 和 Hallpike 于 1952 首先提出并且描述，是诊断后半规管 BPPV（PC-BPPV）有效的检查方法。检测右侧 PC-BPPV 时，患者张目坐在检查床上，检查者站在患者右侧，将患者的头向右转 45°，这个位置使左前和右后（LARP）这一对半规管处于垂直旋转轴平面，与重力方向一致。告诉患者下一步将把患者从坐位快速转至卧位，且于相同角度（右转 45°，右耳向下）将头垂悬于检查床 20°～30°。向下的快速变位使耳石因重力变化而移动，从而产生最大限度的刺激。

向患者事先说明此试验可能会引发眩晕，使患者有所准备。当用手支撑和保护、快速将患者转至这个位置后，停留至少 30 秒以观察是否出现眼震。5～20 秒的短暂潜伏期后，若有耳石在后半规管长臂内随重力变化移动，患者会出现眩晕和眼震，持续时间 10～40 秒，多在 60 秒之内。眼震常为旋转性上向眼震（上旋眼震）：垂直成分表现为快相朝向前额，旋转成分以患者为视角表现为快相顺时针性旋转或朝向受检耳一侧。此为 Dix-Hallpike 试验阳性，可诊断为右侧 PC-BPPV。但若耳石黏附在嵴顶，由于重力作用于嵴顶，眼震可能在非悬头位的地平面头位时更强烈，然后再把患者扶起恢复到原先的坐位，可能会看到反向眼震。

检测左侧 PC-BPPV 时，站到患者左侧并把患者的头向左转 45°，再重复以上过程，快速将患者从坐位转至卧位，且在这个相同角度（左转 45°，左耳向下）将头垂悬于检查床 20°~30° 的位置，以检查左侧后半规管。眼震常为旋转性上向眼震（上旋眼震）：垂直成分表现为快相朝向前额，旋转成分以患者为视角表现为快相逆时针性旋转或朝向受检耳一侧。此为 Dix-Hallpike 试验阳性，可诊断为左侧 PC-BPPV。

反复进行 Dix-Hallpike 试验后，会产生疲劳，不能再诱发眼震。因此，不主张反复进行。Dix-Hallpike 试验手法的准确性可能受检测速度和角度等因素影响，因此 Dix-Hallpike 试验阴性时，不能完全排除 BPPV 的可能性。当高度怀疑 BPPV，但是 Dix-Hallpike 试验未见阳性结果时，应进行 Supine roll 手法来检查是否有水平半规管 BPPV 或使用其他改良法检测 PC-BPPV。

（二）Supine roll 检测

Supine roll 检测（平卧翻转检测），是诊断水平半规管 BPPV（LC-BPPV）的重要方法。检查前应告知患者其可能会引起短时间的眩晕或头晕，使其有所准备。

患者头正中位抬高 30°，自然仰卧于检查床上（此时水平半规管处于垂直位置），快速将头向一侧（右）转 90°，停留在此位置 30~60 秒，观察是否有眼震。观察结束或眼震消失后，再将头向相反方向（左）回转 90°，回到原位（正中位头上抬 30°，仰卧位）。观察 30 秒或眼震消失后，再快速将头向另一侧（左）转 90°，观察是否有眼震，或直接从一侧 180° 转向另一侧。若有 LC-BPPV，可能会观察到两种潜在的眼震，提示 LC-BPPV 的两种不同类型。

1. Geotropic（向地性）眼震

仰卧后向病侧快速翻转所诱发的眼震强烈、潜伏期很短甚至没有明显的潜伏期，眼震快相朝向地平面（耳朵向下的一侧），持续时间较长但很少超过 1 分钟。当患者快速转向另一侧（健侧）时，眼震强度减弱，但快相仍旧朝向地平面（另一耳朵向下的一侧，眼震方向改变）。这种类型占 LC-BPPV 的大多数，属于管石症类型，即耳石碎片掉落在半规管的长臂管道中，随着向一侧翻转时的内淋巴流动，耳石颗粒或碎片一侧产生向壶腹（兴奋性）运动，另一侧产生离壶腹（抑制性）运动。根据 Ewald 第二定律，向壶腹的兴奋性反应强于离壶腹的抑制性反应，提示向地性眼震强烈时向下一侧的耳朵为病耳。

2. Apogeotropic（背地性）眼震

无论向哪一侧翻转，诱发的眼震快相均不向地面，而是朝向与地面相反的方向——耳朵向上的一侧（离地方向）。眼震潜伏期很短甚至可没有明显潜伏期。相对于向地性眼震，背地性眼震一般较弱但持续时间较长，可存在于头位改变的整个时间段。背地性眼震的持续时间有 2 种，发作性、一过性眼震多见，长时间或持续性眼震少见。这种类型较少见，属于顶石症类型，即耳石颗粒或碎片黏滞在壶腹嵴上，向一侧翻转时耳石碎片产生的向壶腹（兴奋性）运动和离壶腹（抑制性）运动方向与向地性眼震相反。背地性眼震强烈时向上一侧的耳朵为病耳。背地性眼震也可由游离但很靠近壶腹嵴的耳石引起。

3. 注意事项

（1）两种眼震均为略带旋转性的混合型眼震，而不是纯粹的水平眼震。

（2）持续时间较短，多为一过性，这些特征体现了与中枢性位置性眼震的区别。但在行 Supine roll 检测时，LC-BPPV 的眼震方向改变仅与耳石的运动方向有关，因此不能视这些特征为中枢性眼震的鉴别条件。

（3）背地性眼震，特别是持续性的，常归因于前庭中枢性异常，此时最好的鉴别办法是排除法，寻找是否有提示中枢性异常的其他前庭眼动异常或视眼动异常，如摇头后眼震、凝视性眼震、扫视或跟踪异常等，如为疑似案例，眼震数天不消失，应及时进行包括影像学在内的其他辅助检测。

（三）Dix-Hallpike 试验替代方法

1. Side-lying 手法（侧卧手法）

对于疑为 BPPV，但同时不宜进行颈部过度后仰的患者（如 VBⅠ、颈椎疾病、颈部转动受限），提倡使用这个侧卧手法来取代正规的 Dix-Hallpike 试验手法。一些研究认为此法的敏感性与 Dix-Hallpike 试验没有显著差异。患者首先以坐位直视前方（坐在检查床的中心部位），然后将头从要检测的一侧耳朵转开 45°（左侧），再然后头向要检查的另一侧侧卧（右侧），形成侧卧体位。然后在这个位置停留，观察患者的主观症状和眼震。不过，这个侧卧体位对于有腰部或髋部问题或活动受限的患者不适宜，特别是对骨盆手术、髋部置换术的患者是禁忌。在这种情况下，可考虑下面的方法。

2. 完全支撑型 Hallpike

这种方法适用于有颈部过度伸张禁忌证但同时又不能侧卧的患者。患者平卧于检查床上以避免头过度伸张和侧卧，将头转向需要检查的一侧并停留，观察是否有主观症状和眼震。做完一侧后，再进行另一侧。

上述这两种方法属于改良的 Hallpike 变异手法。

七、诊断

根据典型病史特点和查体阳性变位试验结果通常不难诊断 BPPV，要注意以下问题。

（一）病史不典型

患者可能没有明显的眩晕而仅是短暂的头晕或不稳，特别是当患者同时合并了其他外周性或中枢性前庭疾病，病史可能因此而更不典型。BPPV 也可继发于原发性感觉神经性耳聋、梅尼埃病、病毒感染等内耳疾病。

（二）变位试验手法

受操作者的规范程度影响，以下因素可影响变位试验的结果：①变位试验的速度；②变位试验的角度；③两侧检测的速度和角度是否大致相同。速度不够或角度偏差较大可能影响半规管位置、重力向量方向及重力变化程度，导致结果不敏感，进而影响病变侧的判断。

（三）自发性眼震的存在

进行变位试验前，应注意观察和检查是否存在自发性眼震及自发性眼震的特点，以便识别是否存在 PSN，也有助于比较所见到的变位试验诱发性眼震。某些自发性眼震可能被 Dix-Hallpike 试验强化，如同时伴发右侧前庭神经炎的情况下，左向自发性水平眼震可能在 Dix-Hallpike 试验时成为左侧卧时左向，右侧卧时右向。

（四）Dix-Hallpike 试验阴性不能完全排除 BPPV

由于 Dix-Hallpike 试验的阴性预测值偏低，因此 Dix-Hallpike 试验阴性时，应进行 Supine roll 检测，以确定是否为 LC-BPPV 所致。由于个体差异，并非所有患者的 LARP 和 RALP 都与矢状线成 45°夹角，必要时调整角度再试，或使用替代或改良方法。也可进行摇头眼震 Dix-Hallpike 检查。

（五）正规变位试验的禁忌证

变位试验的检测手法一般不会引起损伤，但是对于某些患者（如患有颈腰椎疾病、骨关节疾病、严重的血管病等），应视为禁忌，不宜进行正规的变位试验手法，以免造成损害。由于不能过度后仰或翻转，对这些患者来说，正规的变位试验很难得到理想的结果。可根据情况使用替代或改良方法进行变位检测。

（六）耳石复位效果复查

反复进行复位的患者，需在复位治疗 1 个月时复查治疗效果。复查时如患者仍有持续性眩晕、头晕，不稳等症状，应视为治疗失败。效果不佳，特别是 2~3 次正规复位治疗失败者，要高度警惕中枢性疾病，及时检查以免误诊。同时应积极寻找和评估治疗失败的原因。

（七）不典型 BPPV

病史和变位试验结果均不典型造成诊断困难。自发性不典型 BPPV 可按典型 BPPV 给予正规的耳石复位治疗。正规复位治疗失败者，应首先排除中枢性疾病，必要时进行包括影像学在内的其他辅助检查，再考虑其他变异性 BPPV 的可能性。

（八）合并或继发于其他外周前庭或中枢前庭疾病的 BPPV

复位治疗失败者还常见于继发于颅脑创伤和前庭神经炎等疾病的 BPPV，以及合并梅尼埃病和前庭神经炎等疾病的 BPPV。前庭功能障碍在这些原发或伴发的疾病中很常见，由于前庭功能的损害而症状持续，并有较高的复发概率。前庭功能检查或听力学检查是必要的，若有其他可疑情况，应及时进行影像学检查。对于这些患者，需要积极治疗原发病，同时辅以前庭康复，单纯的耳石复位效果有限。

（九）持续性 BPPV

除上述原因造成持续性 BPPV 和复发性 BPPV 外，即使 BPPV 不伴上述情况，耳石脱落也可造成前庭功能损害，耳石复位本身也有可能造成一过性的前庭功能损害。当存在前庭功能损害时，即使变位试验已经正常了，患者仍会有症状存在，成为持续性 BPPV。此时，单靠耳石复位是不够的，应及时评估前庭功能，积极进行前庭康复。

（十）跌倒风险和防跌倒措施

尤其是伴有平衡和前庭功能障碍的患者，跌倒的风险高，害怕跌倒的恐惧也高，特别是患有慢性疾病的老年人，应当评估患者的跌倒风险，及时采取防跌倒措施。

八、治疗

BPPV 的治疗首选为耳石复位治疗，80% ~ 90% 的患者可以痊愈或改善。耳石复位是一种通过体位改变把耳石碎片从半规管引导出来回归原位的物理治疗方法。

（一）后半规管 BPPV（PC-BPPV）耳石手法复位方法

PC-BPPV 耳石手法复位主要有 2 种方法：Epley 耳石复位法（canalith repositioning procedure，CRP）和 Semont 管石解脱法（Semont liberatory maneuver，SLM）。两种方法均是通过重力使耳石颗粒从半规管迁移出来回归原位。SLM 方法在欧洲比较流行，选择顺序为先选 Semont 的 SLM，如果失败再选 Epley 的 CRP。CRP 方法在其他各国均较流行，美国耳鼻咽喉头颈外科学会 BPPV 诊疗指南和美国神经病学学会 BPPV 诊疗指南均将其列为首选。SLM 方法由于缺乏第一和第二类研究结果，暂定为可能有效，顺序为先选 CRP，失败后再选 SLM。PC-BPPV 大多数为管石症，复位治疗效果良好；少数为顶石症，复位治疗效果相对较差。

1. CRP 复位方法

CRP 复位方法是通过体位改变，借助重力使耳石颗粒从半规管迁移出来回归原位的方法，最初由 Epley 提出，主要针对管石症。Epley 原始复位程序包括先进行振动使耳石松动，再给予镇静剂以减少患者的主观症状，然后开始复位。后来在广泛应用的基础上出现各种改良法，一般称之为颗粒复位手法（particle reposilioning maneuver，PRM），主要是去掉了振动和镇静剂步骤，复位过程更简便，但基本的身体位置改变步骤没有本质上的区别。

（1）CRP 复位基本步骤：如果右侧为 PC-BPPV 的患侧，医生站在患者患（右）侧后方，进行以下步骤以达到 5 个位置：①患者坐在检查床上，头向患耳侧（右）转 45°（半规管与地平面垂直，与重力方向一致）。②迅速躺倒，头垂悬于床沿下 30°（耳石可顺重力移向后半规管中心）。这个头位又称 Hallpike 位置，与 Dix-Hallpike 试验一样，可引发离壶腹方向的眼震（旋转性上向眼震，也有人将其称为解脱眼震，说明耳石向离壶腹方向移动）。

③将患者头向对侧方向（左）转 90°（耳石可继续移动，接近垂直半规管结合部）。转 90° 后，头部位于从中线转到对侧（左）45° 角的位置，又称反向 Hallpike 位置，角度与 Hallpike 位置一致，只是在其相反的方向。如果耳石继续向离壶腹方向移动，应能继续观察 到解脱眼震。④同侧方向（左）继续转 90°，形成侧卧位（左侧），但面朝下、鼻子与仰卧 位成 135° 角（耳石可继续移动，跨过垂直半规管结合部）。⑤患者坐起，将头从左向位置转 至正中位下颌下倾 20° 位置（耳石进入椭圆囊）。这 5 个位置构成的复位周期所产生的眼震 应与耳石移动方向一致。每个位置观察 20 ～ 30 秒，直到眼震消失再进入下一个位置。如果 复位成功，患者应无眩晕、无眼震；如不成功，可继续重复数次直到无眩晕、无眼震出现 为止。

（2）提高复位成功率需注意以下事项：①正确识别和确定病变一侧很重要。②从一个 位置转到下一个位置要快但不突然。③如果患者很恐惧或有严重的眩晕、恶心等症状可考虑 在复位前 30 分钟使用抗眩晕药物。④如果一次不成功，可尝试重复数次。⑤注意观察复位 过程中出现的眼震，与 Dix-Hallpike 变位试验的位置一样，如果是管石症，耳石产生离壶腹 移动，应该出现与 Dix-Hallpike 所诱发的眼震相同的眼震（上旋眼震），即所谓的解脱眼震。 如果耳石继续朝离壶腹方向移动，可继续观察到解脱眼震。这通常是复位治疗成功的征兆。 ⑥如果在直立坐位出现与解脱眼震相反方向的眼震，说明耳石向壶腹运动，可能是顶石症。 ⑦多数研究发现振动并不能提高成功率，复位后保持 48 小时直立位也不能避免复发。

2. SLM 复位方法

SLM 复位最初由 Semont 在顶石症理论基础上提出，是一种可以把黏附在嵴顶的耳石解 脱出来的自然方法。可用于顶石症，但更多的还是用于管石症。由于大多数 BPPV 为管石 症，SLM 复位法主要是通过体位改变把游离的耳石引导出半规管。

（1）SLM 复位方法具体步骤：以右侧 PC-BPPV 为例，医生站在患者前方，进行以下步 骤以达到 3 个位置：①患者坐在检查床中间，头从正中向健侧（左）转 45°（使患侧半规管 与地平面垂直、与重力方向一致）。②迅速向病侧（右）90° 侧卧，以后脑勺枕于检查床上。 如为管石症，借助重力的作用，耳石产生离壶腹移动而诱发旋转性上向眼震，又称解脱眼 震。在 Hallpike 位置停留 1 ～ 2 分钟直到眼震消失。③迅速坐起并向健侧（左）180° 俯卧， 但要保持头与肩膀之间的 45° 位置。这个动作称为解脱动作，以诱发患侧（右）半规管内的 加速度，使耳石从垂直半规管结合部进入椭圆囊。这个动作需要快且要连续但不能太猛烈， 太慢可能使碎片进入错误方向。患者最终止于解脱位置：以健侧（左）肩膀着床，面朝下 卧于检查床的位置。若耳石继续向离壶腹方向移动，可持续观察到解脱眼震（上旋眼震） 直到碎片进入椭圆囊。由于离壶腹产生兴奋性刺激，解脱眩晕可能会很强烈。在解脱位置停 留 1 ～ 2 分钟，直到眼震消失。位置性上旋眼震方向朝向上面一侧耳朵提示耳石离开了半规 管，复位治疗成功；位置性上旋眼震方向朝向下面一侧耳朵提示复位治疗失败。④最后缓慢 恢复直立坐位，并保持头稍向前倾。如果复位成功，在这个位置应无眩晕、无眼震；如不成 功可重复数次。有时候，在恢复直立坐位后出现眼震，眼震方向与解脱眼震相反（下旋眼 震），这是由于耳石向壶腹运动产生的，说明耳石掉回半规管，也可能是顶石症。

（2）SLM 复位需注意以下事项：①在启动解脱动作时，需要快且要连续但不能太猛烈，施加于半规管的加速度不能超过 1.5 秒，太慢可能使碎片进入错误方向。②注意观察复位过程中出现的眼震，有助于判断复位效果。出现强烈的解脱眩晕和解脱眼震时，眼震方向一般朝向上面一侧耳朵，提示耳石离开了半规管，复位治疗成功；若眼震方向朝向下面一侧耳朵，提示耳石向半规管壶腹移动，复位治疗失败，需要重复 SLM。一般认为，解脱眼震是预示复位成功的征兆。缺乏这个征兆几乎总是提示 SLM 复位不成功。③多数研究发现振动并不能提高 SLM 成功率，复位后保持 48 小时直立位也不能避免复发。

（3）SLM 复位方法适用于以下情况：①CRP 复位失败后，可进行 SLM 复位。②有颈腰部疾病或其他疾病，头或腰部不适宜过度后仰、过度牵拉者，可以使用 SLM 方法复位。

（二）水平半规管 BPPV（LC-BPPV）耳石手法复位方法

LC-BPPV 耳石复位主要有 3 种方法：烧烤旋转（Bar-B-Que rotation，BBQ）、Gufoni 和强制性延长位置（forced prolonger position，FPP）。三者均为借助重力使耳石颗粒从半规管迁移出来而回归原位的方法。

1. BBQ 复位方法

BBQ 复位方法由 Lempert 提出，是比较流行的复位方法，通过以下步骤达到 270°旋转的目的：①患者鼻朝上仰卧：水平半规管由水平位转变成垂直位，与重力方向一致。②头快速向健侧转 90°，管石症时健侧耳石产生向壶腹运动，产生向地性眼震。患侧朝上，患侧耳石产生离壶腹运动。观察 30～60 秒直到眼震消失。③再向相同方向（健侧）做第二次快速转头 90°，肩膀和身体也同时快速转动至鼻子朝下的俯卧位，利于患侧耳石继续离壶腹运动。观察 30～60 秒直到眼震消失。④头再次快速向相同方向转 90°，成为患侧在下的侧卧位，观察 30～60 秒，若在患耳转到朝下的位置时发生强烈向地性眼震，说明耳石向壶腹运动，提示复位手法可能不成功。⑤也可继续向左转 90°，回到鼻子朝上的仰卧位，然后再坐起来。这样 BBQ 复位可旋转 270°或 360°，通过快速头部旋转使耳石碎片离开水平半规管壶腹并且最终从半规管出去。

与 SLM 不同的是，BBQ 并不诱发具有判断预后价值的解脱眼震，因为管石症时，只有向健侧翻转，患侧耳石才能产生离壶腹运动。而向健侧翻转时耳石产生向壶腹兴奋性冲动，出现向地性眼震。

2. Gufoni 复位方法

Gufoni 复位方法首先于 1998 年描述，又称 Gufoni 解脱手法，与 SLM 类似，属于解脱性手法复位，如果成功可立即清除耳石。Gufoni 方法既可成功用于管石症治疗也可成功用于顶石症治疗。Gufoni 比 BBQ 方法操作简单，比 FPP 方法快，容易被各类患者（老年、超重等）接受，尤其当患者能够接受可能发生的中度眩晕时，是个很好的治疗选择。

（1）Gufoni 管石症复位步骤：①患者直立坐位头朝前。②患者快速向健侧侧卧，当头接触到床时要迅速减速。③然后头向下转 45°使鼻子触到床。在此位置停留 2 分钟并观察。在这个过程中产生 2 种力：迅速减速时患耳产生的离壶腹力，以及从直立位到卧位时产生的重力。这两种力可促使耳石碎片从半规管迁移出来。④患者缓慢恢复直立坐位。

（2）Gufoni 顶石症复位步骤：以右侧背地性 LC-BPPV 为例，背地性眼震在患侧（右）

朝上时，眼震朝向患耳（右）方向较强烈。首先进行患侧（右）的 Gufoni 复位，促使耳石从壶腹部位游离出来，向水平半规管后部移动。此复位手法可连续重复 2~3 次，观察症状是否消失。必要时可在 10~15 分钟后做 Supine roll 检测加以确认。如果行 Supine roll 检测时眼震方向改变，成为向地性，即在耳朵朝下一侧更强烈，应对健侧（左）进行 Gufoni 复位以治疗向地性 LC-BPPV。

3. FPP 复位方法

FPP 复位方法简单，很少引起不适感。首先需确定病变侧，可以先患侧侧卧 20 秒，然后患者需要健侧侧卧至少 12 小时或整个晚上。通过长时间缓慢的重力作用使耳石碎片移出半规管，此法尤其适合那些自主神经症状严重，或不能耐受眩晕症状的患者，以及耐受能力差的高龄老年人。FPP 也可用于顶石症 LC-BPPV 的治疗，原则是先从背地性转换成对复位治疗反应良好的向地性，再针对向地性进行复位。

LC-BPPV 的复位，重要的是正确判断病变侧。诊断错误可造成耳石向错误方向移动，把向地性转换成背地性。判断 LC-BPPV 的病变侧不总像判断 PC-BPPV 病变侧那么容易。有时两侧的差别不明显。也许患者可以告诉你哪一侧的眩晕更严重，如果伴有半规管的损伤，前庭功能检测也有助于判别病变侧。

（三）前半规管 BPPV（AC-BPPV）耳石手法复位方法

AC-BPPV 耳石复位手法：最简单的方法是下颌抵胸复位方法，让患者以垂直头位从坐位到卧位，并尽可能头后悬。在这个位置，患者前半规管的壶腹部分上下颠倒，碎片可能会从半规管中出来。1 分钟后，患者的头迅速向前使下颌抵住胸部。即头先后悬 1 分钟，再向前倾 30°；最后，患者再坐起来。

第二节　梅尼埃病

一、概述

梅尼埃病（Ménière disease，MD）是一种特发性膜迷路积水的内耳病，表现为反复发作的旋转性眩晕、波动性感音神经性听力损失、耳鸣和（或）耳胀满感，是耳鼻喉科的常见病，为内耳非炎症性疾病。梅尼埃病是由法国医生普罗斯佩·梅尼埃于 1861 年首次报道的一种新的临床疾患。在他看来，该病具有眩晕、听力下降和耳鸣三种临床症状，可能与内耳出血有关。尽管近代研究证明该病是内耳积水所致，而不是出血，但他首先阐明了内耳疾患和眩晕之间的必然联系。1867 年匈牙利医生博立茨首次用梅尼埃姓氏冠名该病，至今仍沿用梅尼埃病一词。

二、发病原因

本病的病因尚不清楚，主要有以下学说。

（一）内淋巴积水发病机制

内淋巴导管水肿性扩张导致扩张的膜破裂，内淋巴的钾离子漏入外淋巴间隙，使毛细胞基底面和第Ⅷ对脑神经末梢浸浴在高钾离子液中，高钾离子液对毛细胞产生毒性刺激和损害。这种毒性刺激和损害最初对毛细胞产生兴奋作用，但没有研究说明这种兴奋持续多久，随后由兴奋转为抑制。在这个转变过程中，可导致最初的眼震方向发生改变。前庭毛细胞长期或反复暴露在高钾离子液的毒性中，最终导致听力低下和前庭功能损害。研究发现，Ⅱ型毛细胞更容易受到这种损害。Ⅱ型毛细胞的细胞核为椭圆形，细胞体呈圆柱状，毛细胞底部仅有稀疏的前庭神经末梢和很小的传入纤维终端覆盖，很少能起到保护毛细胞、抵抗外淋巴液中有害离子的作用。Ⅱ型毛细胞更易损害的事实支持这个理论。水肿的发作性可能与分泌突然增高或自发性阻塞有关，导致水肿扩张，造成囊斑和壶腹嵴机械性偏转，引发前庭毛细胞去极化反应，从而产生眩晕。前庭终末器官的长期变化是分泌与吸收失衡，水肿造成压力增高，导致血管受压、血流下降，形成慢性缺血性损害的结果。研究发现，并非所有迷路积水者都产生临床症状，迷路积水之外的其他病理机制也可能参与其中。

（二）内淋巴吸收障碍和生成过多

有研究认为，由于前庭膜的代谢率较高，容易受到供血不足的影响，代谢功能降低。内耳一旦缺血，即引起内、外淋巴液离子浓度的变化，内淋巴钠离子潴留、渗透压增高，导致外淋巴向内淋巴渗透，内淋巴总量增多，形成内淋巴积水。有研究发现阻塞内淋巴管可以阻断内淋巴从前庭暗细胞和血管纹边缘细胞纵向流入内淋巴囊，从而避免造成内淋巴积水。

（三）遗传因素

梅尼埃病可能为一个或多个基因与环境因素共同作用的结果。如梅尼埃病的发病率与种族有关，高加索人发病率高，而乌干达黑人及美洲印第安人发病率很低。梅尼埃病常有家族遗传病史，有些报道称遗传率可达50%。家族性梅尼埃病具有常染色体遗传特征，其外显率约为60%。家族性梅尼埃病具有遗传早发现象。许多家族性梅尼埃病患者有偏头痛。有研究表明家族性梅尼埃病与家族性偏头痛的致病基因有关，梅尼埃病与水通道蛋白相关。水通道蛋白是一组与水通透有关的细胞膜转运蛋白，是水转运的特异通道。鉴于水通道蛋白在水转运过程中的重要作用，很多作者对水通道蛋白在内耳的表达及与梅尼埃病的相关性进行了探讨，发现水通道蛋白在内耳的表达多集中在与内淋巴关系密切的部位，如血管纹、内淋巴囊、内淋巴管等，表明水通道蛋白对调节内耳液体，维持正常听觉、平衡功能起至关重要的作用，它们具体的作用可能对于揭示内耳水代谢疾病，如梅尼埃病的发病机制和指导临床治疗有一定意义。

（四）自身免疫性疾病

一种标识内耳自身免疫性疾病的蛋白质在50%的梅尼埃病患者中升高，提示自身免疫机制也是可能的病源，研究还发现人类白细胞抗原与梅尼埃病相关。

三、临床表现

梅尼埃病的典型表现为突然的前庭和耳蜗症状发作，可伴耳鸣，症状呈波动性、缓慢进行性听力丧失，随着病程发展出现前庭功能障碍。梅尼埃病患者的反复眩晕发作可达96.2%，耳鸣达91.1%，同侧听力下降达87.7%。约有1/3的患者在眩晕发作前耳鸣增多、耳内压力感和听力丧失。梅尼埃病发作时，先是一个短时间的单侧前庭兴奋，随后是一个较长时间的前庭耳蜗功能障碍。初期的前庭兴奋主要表现为眩晕、快相朝向患侧的眼震（患侧兴奋性增高引起的自发性眼震）及朝向健侧的跌倒。随后的前庭耳蜗功能障碍表现为眩晕、快相朝向健侧的眼震（患侧损害造成健侧兴奋性相对增高引起的自发性眼震）及朝向患侧的跌倒和步态异常。

病程发展过程因个体而异。大多呈波动性、逐渐进行性发展的病程。长期跟踪发现，眩晕发作可自发停止。听力损害多为低频感音性、波动性、进行性。严重听力丧失者仅占1%~2%。双侧听力丧失者可做耳蜗移植。大多数梅尼埃病患者开始时为单侧损害，随着病程发展逐渐损害另一侧，最终导致双侧损害。

四、初次发作的诊断和鉴别诊断

在初次发作时由于所有特征性症状还没有机会都表现出来，而且与许多其他发作性疾病的初次发作很相似，初次发作的诊断和鉴别诊断比较困难。

初次发作时，应注意以下情况。

（一）注意可能造成初次诊断困难的因素

（1）典型波动性病程约占20%，还有很多患者，特别是初次发作的患者，可能很难看到这种特点。因此要结合患者的其他临床表现，注意那些不具备波动性特点的患者。

（2）突然一侧听力丧失约占40%。由于发病突然，需要及时与TIA或卒中区别。

（3）眩晕发作约占40%。多为数分钟至几小时。如果第一次发作持续时间较长，需注意与前庭神经炎鉴别。如果反复发作，需与前庭性偏头痛鉴别。

（二）梅尼埃病与前庭性偏头痛相鉴别

前庭性偏头痛可能有以下特点：①前庭性偏头痛发作或发作间期出现中枢性眼动异常。如果出现中枢性眼动异常，可与梅尼埃病区别。②前庭性偏头痛可多次发作，也可伴耳鸣，但是一般无进行性听力丧失。③前庭性偏头痛可出现神经系统症状或体征，如面部麻木、语言障碍。④前庭性偏头痛可出现头和（或）颈痛。⑤偏头痛预防性治疗对前庭性偏头痛有效。

五、诊断标准

梅尼埃病多为单侧，目前主要依靠临床诊断，没有其他特异性检测或诊断指标。美国耳鼻咽喉头颈外科学会（AAO-HNS）于1995年制定了梅尼埃病的诊断标准：根据梅尼埃病的确定程度，分成几种不同确定程度的诊断标准。

（一）肯定梅尼埃病的诊断标准

（1）有组织病理学证实的内淋巴积水。

（2）具有符合确定梅尼埃病诊断标准的症状：①2次或2次以上自发性眩晕发作，每次持续20分钟或20分钟以上；②至少1次经纯音测听证实的听力丧失；③患耳耳鸣或闷胀感；④排除了其他原因。

（二）很可能梅尼埃病的诊断标准

（1）1次自发性眩晕发作。

（2）至少1次经纯音测听证实的听力丧失。

（3）患耳耳鸣或闷胀感。

（4）排除了其他原因。

（三）可能梅尼埃病的诊断标准

（1）Ménière类型发作性眩晕但没有经纯音测听证实的听力丧失。

（2）波动性或固定性感音神经性听力丧失，伴有平衡障碍但没有肯定性眩晕发作。

（3）排除了其他原因。

六、治疗方法

减少内淋巴产生和增加内淋巴吸收是梅尼埃病病理生理治疗机制。临床治疗梅尼埃病的目标主要在于终止眩晕发作，减少或消除耳鸣，保存或逆转听力丧失。

（一）低盐饮食

其他某些特殊食物可能使某些患者的症状加剧，有可能与患者同时存在前庭性偏头痛有关。

（二）预防性药物治疗

倍他司汀是组胺H_1受体激动剂和H_3受体拮抗剂、内耳血管扩张剂，可以改善内耳微循环，具有预防梅尼埃病发作的作用。临床观察发现，如果3个月内小剂量无效可以增加剂量，以保证6个月内无发作，然后逐步降低至维持剂量。预防性治疗的目的是减轻内淋巴水肿，预防梅尼埃病发作和进行性前庭耳蜗功能障碍。

（三）经鼓膜滴注地塞米松

临床回顾性研究发现91%的选择使用这个治疗方法的患者达到了控制症状（眩晕发作）的效果，使患者推迟了失活治疗。

（四）Meneti 低压脉冲治疗

Meneti 装置通过圆窗膜传送低压脉冲，以起到内淋巴减压作用，恢复内耳稳态平衡。但是临床双盲对照试验的结果不一致，有报告显示其有减少眩晕发作的效果，也有报告显示其没有显著减少眩晕发作的效果但可改善功能状态。如果患者对此治疗有反应的话，此方法仍是一个手术前可以考虑的保守治疗方法。

（五）化学失活治疗

经鼓膜滴注庆大霉素，通过失活患耳的毛细胞达到减少眩晕发作的效果。庆大霉素是一种选择性前庭毒性抗生素，主要由 I 型毛细胞摄取。临床报告小剂量经鼓膜滴注庆大霉素，控制眩晕发作的比例可达 70%～90%。不过不能完全避免造成听力损害，约有 17% 的患者有听力损失。小剂量经鼓膜滴注庆大霉素对听力损害相对较小。

（六）手术治疗

10% 的病例没有得到足够有效的治疗，可能需要考虑手术治疗方法，如内淋巴囊减压手术、前庭神经切断手术等。内淋巴囊减压手术可以早期缓解内淋巴水肿和压力增高，减少对毛细胞的破坏。应适时进行早期手术适应证的评估，权衡利弊条件下，选择适当的手术方法。

第三节　前庭神经炎

一、概述

前庭神经炎（vestibular neuritis，VN）是常见的周围性眩晕疾病，是由单侧前庭神经传入阻滞引起的一种急性的自发性眩晕。在以眩晕为主诉就诊的患者中占 3.2%～15.3%，病程持续时间较长，部分患者在治疗后数月因仍残留不同程度的眩晕症状而生活质量下降和社会功能缺失。临床上又被称为前庭神经炎、前庭麻痹症、急性迷路炎、急性单侧前庭功能减退、急性单侧周围性前庭神经病、病毒性迷路炎或流行性神经迷路炎。

前庭神经炎由 Ruttin 于 1909 年首次报道，是指突然眩晕发作而无耳蜗及其他神经系统症状的疾病。这种炎症仅局限于前庭系统，耳蜗和中枢系统均正常，发病前常有上呼吸道感染史。在过去前庭神经炎和迷路炎的名称常被互换使用，但由于其没有听力损伤的特点，前者的名称被认为更合适。

前庭神经炎是周围性眩晕疾病中发病率仅次于良性阵发性位置性眩晕的疾病。国外的数据显示，前庭神经炎的发病率为 3.2%～15.3%，但并未发现明显的季节和性别因素的差异。发病年龄为 20～60 岁，一般为单侧发病，双侧前庭神经炎报道较少，可双侧或两耳先后发病。因其侵犯神经的部位不同，分为前庭上神经炎和前庭下神经炎。

二、发病原因

目前前庭神经炎的发病原因仍有争议，其病理可能包括病毒感染和前庭微循环障碍。

(一) 病毒假说

由于与呼吸道和其他感染的相关性及在流行病中的频发，病毒感染曾被认为是引起前庭神经炎的主要原因。特异性病毒感染引起的炎症导致内耳前庭神经的神经纤维水肿、髓鞘脱失、髓质变性、轴突变性，甚至神经纤维萎缩、减少，神经节细胞数量也减少。目前提出的病毒损伤模式有以下2种。

1. 与前庭神经节中潜伏的Ⅰ型单纯疱疹病毒再激活有关

有2/3的前庭神经炎患者在前庭迷路和前庭神经节的细胞中可检测到Ⅰ型单纯疱疹病毒DNA表达，并伴随细胞因子、炎症趋化因子和T淋巴细胞的聚集，表明这些患者前庭神经节中存在Ⅰ型单纯疱疹病毒的隐匿感染。前庭神经炎患者前庭神经节细胞或轴突变性与三叉神经带状疱疹的病理改变一致，动物实验也支持疱疹病毒的发病机制。小鼠的前庭神经节细胞接种Ⅰ型单纯疱疹病毒后会引起前庭功能的障碍，在前庭神经和迷路均有组织病理学的改变。

2. 发病前期出现上呼吸道或胃肠道的病灶感染导致前庭神经炎

由于以往曾有报道认为前庭神经炎的发病有季节性和人群聚集性，且临床报道约一半的患者发病前有上呼吸道感染史，许多病毒包括巨细胞病毒、疱疹病毒、风疹病毒、腺病毒和流感病毒等都可以引起前庭神经对细菌内毒素过敏而发生水肿；也可能继发于呼吸道或胃肠道急慢性炎症后，引起前庭神经或脑干前庭神经核病毒感染后导致炎症，或神经组织对细菌内毒素过敏而发生水肿。但目前的病毒感染无法解释所有的前庭神经炎病例，部分患者并没有病毒感染史，也没有大样本的流行病学证据证明其发病与相关的病毒流行有关，循证医学也不支持采用抗病毒治疗能改善其预后。国内报道，对52例前庭神经炎的临床分析表明，多数患者并没有病毒感染史；国外也有报道认为患者血清病毒抗体检测和症状体征并不支持病毒感染假说，对前庭神经节的宏观和微观解剖也发现，只有少数前庭神经炎患者的前庭神经节神经元中潜伏着Ⅰ型单纯疱疹病毒；最近的研究也表明，有近2/3的前庭神经炎患者前庭病变损伤形式不遵循神经分布模式，从而反驳了病毒感染导致神经炎症的假说。

(二) 前庭微循环障碍假说

目前研究认为耳源性眩晕可能与前庭系统局部的缺血缺氧、毛细血管通透性增加，迷路小动脉痉挛、僵硬，导致前庭神经小动脉的循环紊乱，从而影响前庭功能有关。肖素坤研究发现耳源性眩晕与血管异常关系密切，表现为迷路动脉硬化、梗死、闭塞等血管异常病变，耳源性眩晕患者血管异常的发生率为95%，非耳源性眩晕患者血管异常的发生率为35%。前庭神经炎是由前庭神经缺血引发其症状的，前庭神经水肿造成的伴行血管压迫或蛛网膜粘连或听道狭窄会引起前庭神经缺血、缺氧、变性。近期的研究表明，椎动脉发育不全导致的血流低灌注能影响同侧周围前庭迷路和前庭神经的血液供应，可以增加同侧前庭神经炎的风险。有研究表明，椎动脉发育不良增加了远端血栓形成的风险，与同侧前庭神经炎的发生有关。有研究认为前庭神经炎住院患者的心血管危险因素明显高于一般人群，不同年龄组心血管危险因素和前庭神经炎之间均呈正相关，推测与前庭神经炎和迷路缺血导致的前庭神经供血不足有关；前庭神经炎患者的动脉僵硬度和代谢综合征评分与前庭神经炎的进展有关，推测前庭神经功能损伤继发于前庭微血管灌注减少或血管梗死。这些研究都支持前庭神经炎的微循环障碍假说。

越来越多的证据表明，前庭神经炎急性发作期与炎症反应有关。急性期血浆纤维蛋白原和 C - 反应蛋白水平增高，而脂蛋白水平降低，属于肿瘤坏死因子家族的 40 受体及其配体 CD40L 相互作用可以促进促炎性细胞因子如 TNF-α、细胞黏附分子或组织因子的活化，在炎症反应和免疫反应启动中起到重要作用。TNF-α 是监测炎症过程的有效标志，可以激活白细胞、增强嗜中性粒细胞和单核细胞对内皮的黏附性、促进炎症细胞浸润聚集，并促使局部产生促炎性细胞因子，调节介导外周血单核细胞在内皮细胞上与 CD31 交互迁移的黏附分子 CD38。Kassner 等证实，前庭神经炎患者存在调节介导外周血单核细胞的炎性激活，其 C - 反应蛋白显著升高但未达到病理水平。前庭神经炎患者的 B 淋巴细胞和单核细胞亚群中 TNF-α 阳性细胞的百分比显著升高证明了调节介导外周血单核细胞的促炎性活化作用。前庭神经炎患者单核细胞和巨噬细胞上的 CD40 阳性表达率显著升高，这会导致血小板 - 单核细胞聚集物的形成，促进凝血因子的表达，有助于血管系统中的血栓形成和炎症性变化，这些促炎性活化的单核细胞和巨噬细胞可能通过 CD40 配体信号通路，引起微血管闭塞。由此假设，前庭神经炎不仅局限于前庭器官，调节介导外周血单核细胞的促炎性活化（单核细胞和巨噬细胞中 CD40 的升高）导致由血栓形成增加引起的前庭器官微血管灌注减少。

三、发病机制

通过对人体颞骨的病理研究发现，前庭神经炎主要损害前庭神经节或前庭神经分支的部分或前庭终器，导致神经退行性变。一般累及单侧前庭上神经或同时累及上、下神经，仅累及前庭下神经者少见，前庭上神经表现为眩晕和（或）平衡障碍，前庭下神经主要表现为平衡障碍。这是由于在解剖学上，前庭上神经比前庭下神经走行长度更长，其骨性管道内伴行血管，空间相对狭窄，病毒感染往往先侵袭前庭上神经，在骨性管道内其受损水肿后会引起伴行血管狭窄、缺血，造成前庭功能损伤，这也是前庭上神经炎发病率高于前庭下神经炎的根本原因。但有报道显示，对前庭神经炎患者颈性前庭诱发肌源性电位的检测显示约有 70% 的前庭神经炎患者合并有前庭下神经的损伤。

头部直立位时，两侧半规管和耳石会持续地发出神经冲动；运动或头位改变时，会刺激一侧水平半规管而抑制另一侧水平半规管，导致一侧的传入信号增加，另一侧的减少。前庭神经核内神经活动的失对称，会引发代偿性眼球运动和姿势的调整，使人们感觉到头部的移动和位置的变化。当发生前庭神经炎时，一侧的传入信号中止，该侧前庭神经核的活动停止，而对侧核仍处于活跃状态。这种传入冲动的不对称性使得大脑误认为头部在向健侧运动，在大脑皮层产生眩晕的感觉，并通过前庭 - 眼反射机制纠正头部和身体向健侧的运动，最终导致眼球朝头部转动的相反方向（患侧）运动（眼震慢相）。这种纠正性运动随即被眼震快相打断，眼球又快速地回归到原来的方向，结果产生快相朝向健侧的自发性眼震。同样，垂直半规管和耳石受累，可导致旋转性的眼震和倾斜感并使患者向患侧倾倒。

四、临床表现

前庭神经炎的主要表现为突发性眩晕和平衡障碍，有典型的前庭损害症状，与前庭系统损伤导致的张力性失衡有关。根据发病时间，前庭神经炎可分为急性和慢性两种。

（一）急性前庭神经炎

急性前庭神经炎起病急，多于晚上睡醒时突然发作，数小时内达到高峰，程度剧烈，表现为急性自发性眩晕、平衡障碍，剧烈旋转性眩晕及向患侧倾倒感，静止时好转，头位或体位改变时加重，重症者可伴有恶心、呕吐、面色苍白、出汗等自主神经症状，但无耳鸣、耳聋等耳蜗及脑干受累症状。可持续数天或数周，之后逐渐减轻，恢复正常。

（二）慢性前庭神经炎

慢性前庭神经炎表现为反复发作的眩晕或持续性头晕阵发性加重，多为中年以上人群患病，程度较轻，直立或行走时明显，可持续数年，恶心、呕吐症状较少见，常表现为长期的不稳感和失平衡，持续几周到几个月甚至数年，严重影响着患者的生活质量和身心健康。

五、检查

（一）冷热试验

冷热试验的原理是双耳内温度改变引起水平半规管内淋巴液密度改变，导致内淋巴液流动，刺激壶腹嵴毛细胞的纤毛偏斜，诱发眼震，产生与慢速水平头动相似的主观和生理反应，可以单独评价每侧半规管的功能，通过比较双侧水平半规管对温度刺激反应的差别，判断双侧前庭的均衡性。冷热试验常作为诊断前庭神经炎的金标准，冷热试验的 CP 值可以反映前庭代偿功能，但冷热试验不能全部反映出前庭功能的状态，仅能反映前庭上神经受累情况，因为该试验主要针对水平半规管，在不累及水平半规管的前庭下神经炎患者中，其冷热试验结果无法进行精确的定位。患者在发病初期的冷热试验可能是正常的，几天后复查时冷热试验才表现出单侧前庭功能减弱。也有国内研究表明，急性发作后 6 周患者建立完全的中枢代偿，此时 CP 值与发作时、2 周时相比已明显改善。因此，冷热试验的结果需要在前庭神经炎早期结合临床症状和其他前庭功能检查结果来明确诊断。

（二）自发性眼震

半规管壶腹嵴受到刺激可引起半规管对应平面的眼震，因此可根据前庭神经炎患者的自发眼震方向来判断受累的半规管。如果 3 个半规管都受累，眼震混合呈水平扭转性，其快相朝向健侧。凝视健侧，眼震幅度增大；凝视患侧，眼震幅度减小，但眼震方向不变。眼震会由于水平方向的头部运动、乳突或前额的震动或过度通气而加重。眼震会引起振动幻视和转动错觉，患者站立或行走时会有向患侧倾倒感，但大脑会通过视觉及本体觉系统来调节这种平衡障碍。

视频眼震电图（VNG）是目前最新的电生理检测方法，通过红外线摄像头直接记录眼球的运动，将视觉图像传入电脑，通过数据软件自动分析瞳孔运动的轨迹，记录自发性眼震和变位性眼震，用于支持前庭神经炎的诊断，避免良性阵发性位置性眩晕的假阳性诊断。当一侧前庭功能损伤时，自发性眼震和变位性眼震可以提示前庭功能所处的状态及损伤后的中枢代偿情况。

（三）前庭诱发肌源性电位检查

前庭诱发肌源性电位检查是通过表面电极记录由强短声诱发骨骼肌的紧张性收缩产生的潜伏期肌电反应，其振幅越大，潜伏期越短。虽然其参考常值目前仍存在争议，但前庭诱发肌源性电位检查已成为评价前庭功能的重要指标。前庭诱发肌源性电位检查根据部位不同，分为眼性前庭诱发肌源性电位、颈性前庭诱发肌源性电位、咀嚼肌前庭诱发肌源性电位，前庭神经炎的检查主要检测前两项。眼性前庭诱发肌源性电位来源于椭圆囊，由前庭上神经传入，反映同侧椭圆囊和前庭上神经的功能状态；颈性前庭诱发肌源性电位来源于球囊，由前庭下神经传入，反映同侧球囊和前庭下神经的功能状态，从而可以根据眼性前庭诱发肌源性电位和颈性前庭诱发肌源性电位的异常分离值确定前庭神经炎的分型诊断：前庭上神经炎表现为眼性前庭诱发肌源性电位异常，颈性前庭诱发肌源性电位正常；前庭下神经炎表现为眼性前庭诱发肌源性电位正常，颈性前庭诱发肌源性电位异常。因此，前庭神经炎患者进行前庭诱发肌源性电位检查有利于明确病变部位。

（四）头脉冲试验

头脉冲试验用于反映各个不同半规管的功能状态，其诊断准确度被临床广泛接受。头脉冲试验结果可作为前庭神经炎恢复过程的预测指标。最新研究表明，视频头脉冲试验可以捕捉头脉冲试验无法检测的隐形扫视运动，减少对外周前庭障碍的误诊，但与冷热试验相比，视频头脉冲试验对于中度前庭损伤缺乏敏感性。视频头脉冲试验联合冷热试验，比临床的床头头脉冲试验更具有敏感性和特异性。视频头脉冲试验是一种快捷方便的特异性检测前庭神经炎前庭损伤的方法。研究表明，单独使用水平视频头脉冲试验可以检测出 97.7% 的前庭神经炎神经功能障碍，后部视频头脉冲试验与前庭诱发肌源性电位检查结合可以明确诊断前庭下神经受累。

六、诊断

前庭神经炎诊断通过病史、临床症状及前庭功能检查和实验室检查来证实前庭功能损害，从而支持前庭神经炎的诊断。

（一）前庭功能检查

眼震电图可见快相向对侧的水平旋转性眼震，头脉冲试验异常，同侧眼倾斜试验阳性，有向患侧倾斜的不稳感等。

（二）实验室检查

冷热试验异常提示患侧半规管轻瘫；患侧前庭诱发肌源性电位波幅下降或缺失。

七、鉴别诊断

临床上主要与以下疾病鉴别：①其他外周性眩晕疾病，如梅尼埃病、良性阵发性位置性眩晕、偏头痛性眩晕等；②中枢性眩晕疾病；③其他导致眩晕的疾病，如颈源性眩晕、迷路炎等。

（一）梅尼埃病

梅尼埃病表现为突然发作的旋转性眩晕，发作时间短，持续 20 分钟至数小时，至少发作 2 次以上，一般几小时即消失，伴间歇性或持续性耳鸣、耳闷胀感或听力减退，恶心呕吐，发作频繁。早期前庭功能检查正常，多次发作后前庭功能减退。可伴水平或水平旋转性眼震、感觉神经性耳聋，至少 1 次纯音测听显示低中频的感音神经性听力损失，早期存在低频听力下降、听力波动，随病情进展加重，晚期可全频率下降。

（二）良性阵发性位置性眩晕

良性阵发性位置性眩晕最典型的临床特点是伴随头位改变而发作的眩晕。诊断要点：①眩晕发作与特定的头位变化有关，发作时间短暂，不超过 1 分钟，无耳蜗受损症状；②良性阵发性位置性眩晕患者变位性眼震试验有特殊的眼震特点（垂直扭转性、向地或离地性），并有潜伏期和疲劳性；③不伴有神经系统的阳性体征和耳鸣耳聋症状；④Dix-Hallpike 试验、Side-lying 试验及滚转试验阳性。

（三）偏头痛性眩晕

偏头痛性眩晕表现为中、重度的发作性前庭症状，包括旋转性眩晕，其他自身运动错觉，位置性眩晕、头动耐受不良、周围物体运动错觉。诊断要点：①符合国际头痛协会标准的偏头痛；②至少 2 次眩晕发作时出现下列偏头痛症状中的 1 项：偏头痛、恐光、畏声视觉或其他先兆。

（四）中枢性眩晕

中枢性眩晕多由颈椎病、小脑或脑干梗死、脑动脉硬化、高血压等引起。眩晕发作与头位、体位改变无关，呈旋转或非旋转性眩晕，持续时间较长，常为器质性病变所致，查体多有阳性体征，多伴有共济失调、手足麻木、四肢无力、发音困难等脑神经、大脑或小脑症状，严重者可出现意识障碍。其眼震呈垂直或斜行，方向多变，有节律性。前庭功能检查显示前庭减振或反应分离。脑血流检查、多普勒超声和相关影像学检查等可见异常。眼震方向变化可作为简单的鉴别依据。

（五）颈源性眩晕

颈源性眩晕多由颈椎病、颈部外伤、颈后交感神经综合征等引起，持续时间较短，一般为数秒到数分钟，冷热试验一般正常，除了前庭－耳蜗系统受累的临床表现外，还伴有颈部疼痛和手臂麻木、感觉异常等颈神经受压症状。其眩晕症状多发生在颈部活动后，部分患者颈扭转试验或椎动脉压迫试验阳性，可存在颈部外伤史；影像学检查可发现颈椎脱位、增生及椎动脉狭窄、扭曲或缺如等改变。

（六）迷路炎

常继发或并发于中耳乳突炎或化脓性中耳炎，伴发热、头痛、耳部疼痛、外耳道流脓、感染损伤、恶心呕吐等症状，表现为骤起的阵发性眩晕、剧烈耳鸣，听力在 1～2 天内迅速减退，伴快相的指向患侧的自发性眼震，周围血常规检测提示感染性病变，外耳道检查可见鼓膜穿孔。

八、治疗

西医药物治疗以对症治疗为主，尚未有充分循证医学证据的系统治疗方案。常采用急性期激素治疗和甘露醇、碳酸氢钠、利多卡因、盐酸氟桂利嗪、倍他司汀等药物，通过抗凝、扩张血管、降低血液黏稠度、解除血管痉挛、增加供血供氧，有效改善内耳微循环与淋巴循环、减轻神经炎性反应、消除组织肿胀、改善神经营养、促进神经功能修复、加速中枢代偿、改善前庭功能、减轻眩晕症状，但疗效有限，有时会存在副作用，如嗜睡、疲倦等精神神经症状和消化性溃疡等胃肠反应，甚至数月后患者的眩晕症状并未完全缓解，也可能会有数月至数年内症状的反复发作。全身给药的药物由于血－迷路屏障的存在通过增加给药剂量、延长给药时间达到治疗所需的浓度和持续时间，但可能会导致全身其他系统的不良反应。有文献指出，糖皮质激素在 40 mg/d 以上诱发精神神经症状的风险增加，80 mg/d 以上其风险明显增加，且精神神经症状多出现在治疗开始的 1 周以内，包括中枢兴奋性提高，引起欣快、激动、失眠、精神失常、抑郁、癫痫发作等。急性期给予前庭抑制剂也可能抑制中枢代偿作用。

（一）早期治疗

早期应注意卧床休息，如果前庭神经炎患者急性期恶心、呕吐、眩晕等症状持续不缓解，可短暂使用抗眩晕药物，如苯海拉明、氯茶碱、氟哌利多等。氯苯甲嗪和东莨菪碱可作为预防、控制轻度眩晕的用药。但由于短期抗眩晕药物有抑制前庭中枢代偿的作用，因此使用时间不应太长，以缓解眩晕为度。

（二）皮质类固醇激素治疗

皮质类固醇激素主要应用在急性期，其早期应用可以减轻前庭神经组织肿胀、调节内耳电解质平衡从而改善外周前庭功能、减少自发性眼球震颤和缩短日常生活中活动障碍的持续时间、缩短病程、减轻头部和身体运动引起的头晕、减少情绪障碍、提高前庭功能的恢复速度和程度。动物实验中也证实皮质类固醇激素可以有效促进中枢的前庭代偿作用，但对前庭神经炎无明显远期疗效。

有研究者系统分析了文献资料后提出的方案：甲基强的松龙静脉点滴的起始剂量为 120 mg/d，每用 3 天后递减 40 mg，9 天后改为口服泼尼松治疗，起始剂量为 20 mg/d，每用 3 天后剂量减半至治疗结束。也有观察表明，泼尼松可显著促进急性前庭神经炎患者的外周前庭功能恢复，大部分患者 3 天内眩晕及其他伴随症状明显好转，治疗 1 周后总有效率达 100%。单纯口服甲泼尼龙 50 mg/d，之后 5 天剂量递减，能显著促进前庭神经炎患者周围前庭功能的恢复。但激素药物的疗效目前仍存在争论。

（三）抗病毒治疗

由于之前较多的意见认为前庭神经炎的病理基础是病毒感染，因此，临床上使用抗病毒药物进行治疗前庭神经炎的情况比较普遍，但循证医学研究并不支持抗病毒药物可以改善前庭神经炎的预后。国外也有临床报道称激素治疗对于前庭神经炎治疗有效，而抗病毒药物治疗无效，且在激素治疗基础上联合使用抗病毒药物并不能增加临床疗效。基于以上理由，抗病毒治疗在前庭神经炎的治疗中并不是必选方案，只在患者发病初期有明确的病毒感染史的时候可以应用。基于前庭神经炎和特发性面神经麻痹通过共同的神经通路受病毒感染的假说，两者的相似性被认为是由嗜神经病毒的活化引起的，因此，临床采用用于特发性面神经麻痹的甲钴胺治疗前庭神经炎可能也有效。

（四）营养神经、改善微循环、消除水肿的药物

研究表明，甲钴胺可以促进神经细胞内核酸和蛋白质的合成、轴浆转运和髓鞘的主要成分卵磷脂的合成，刺激轴突再生，加速突触传递，促进神经修复、再生和功能的恢复。由于前庭神经炎与内耳血液循环障碍有一定的病理关系，前庭上神经容易受神经水肿导致迷路动脉缺血缺氧的影响，临床上可以适当选择改善微循环的药物，倍他司汀是治疗前庭神经炎等外周性眩晕的有效和安全的抗组胺药物，可以降低前庭内侧核团的兴奋性，调节前庭传入神经的静息电位，恢复两侧前庭传入的对称性而促进前庭代偿作用。钙离子通道阻滞剂可以缓解血管痉挛、促进细胞营养代谢、增加耳蜗小动脉血流量、改善前庭器官循环，也是临床常用治疗眩晕的药物。近年来，临床上采用甘露醇减轻前庭神经水肿、舒张血管、改善微循环、消除内淋巴循环障碍、减轻眩晕症状。

（五）前庭康复训练

前庭康复训练是治疗前庭系统疾病的一种物理疗法，通过整合患者的前庭位置觉、视觉和本体觉对平衡的协调控制能力来调动中枢神经系统代偿前庭功能缺损的一种训练方法，自 20 世纪 40 年代提出，逐渐成为治疗前庭功能减退的有效手段之一。摇头固视、分离固视、交替固视和反向固视等凝视稳定性训练可改善前庭－眼反射，减轻运动中的头晕症状；头动训练、行走训练、平衡协调训练和靶向移动训练等可重新建立前庭反射，提高前庭位置觉和

视觉的反应能力，减少对本体觉的依赖，提高步态稳定性。对于前庭中枢代偿功能建立不完全的前庭神经炎患者，个体化的前庭康复训练可以增强患者平衡功能，促进中枢前庭代偿，减轻眩晕症状，改善生活质量。目前也有人提出早期前庭康复训练有效，配合倍他司汀等药物或其他物理治疗手段如前庭电刺激，可以改善患者平衡失调症状，提高患者对眩晕的耐受能力。

第四节　前庭性偏头痛

一、概述

眩晕是偏头痛患者的常见主要症状。表现为眩晕发作的偏头痛很早就有报告，曾称之为"偏头痛性眩晕""偏头痛相关性眩晕""偏头痛相关性头晕""偏头痛相关性前庭疾病""良性复发性眩晕"等。但这类以眩晕为主要症状而非先兆的偏头痛很少能归入国际头痛协会定义的偏头痛类型，也无法像梅尼埃病一样，以一个独立疾病体的方式来定义和研究。2001 年 Neuhauser 等把前庭症状作为偏头痛的一部分，将其称作"前庭性偏头痛"（vestibular migraine，VM），使其作为一个独立疾病体定义，确定了诊断标准，做了大量研究。近 10 年来文献更倾向于使用前庭性偏头痛以避免与非前庭性偏头痛混淆。与此同时，国际头痛协会和 Barany 协会也选择使用前庭性偏头痛。

二、发病诱因及发病机制

（一）诱因

常见的前庭性偏头痛发作的诱因：①月经；②睡眠不足；③过度紧张和压力；④特别的食物（红酒，奶酪，味精）；⑤感觉刺激（耀眼夺目的光，强烈的气味，噪声）；⑥前庭刺激可诱发偏头痛，如做冷热试验的 24 小时内可诱发偏头痛。但有时缺乏诱因或诱因不明显，对抗偏头痛药物反应良好可能支持诊断。由于 VM 有自发性缓解倾向，不能完全依靠对抗偏头痛药物治疗的反应来确定诊断。

（二）发病机制

前庭性偏头痛的病理机制至今还不完全明了，根据 VM 症状的变异性，偏头痛可能在不同层面与前庭系统产生交互反应，涉及多种理论，主要有扩散性抑制、三叉 – 血管系统激活、血浆外渗、神经介质释放、血管痉挛等。

1. 扩散性抑制

扩散性抑制主要涉及皮质，称为皮质扩散性抑制，是偏头痛先兆产生的可能机制。扩散性抑制累及前庭皮质（后岛回及颞顶接合处）产生前庭症状，累及脑干结构造成 VM 短暂发作。皮质扩散性抑制是皮质受到刺激后产生的兴奋 – 抑制波：先出现短暂去极化以缓慢速度扩散，随后出现长达 5 ~ 15 分钟的抑制。高兴奋性状态时有可能产生抽搐，而在抑制状态时自发和诱发神经元活动完全丧失或停止，神经电位可在数分钟内降至负值。5～10 分钟后自发性电活动恢复，15～30 分钟后诱发性电活动恢复。扩散性抑制导致一系列变化：离子稳态衰竭、神经介质释放、脑血管先短暂扩张后持续性收缩、脑血流量改变、脑组织缺血缺氧等，并同时激活外周和中枢三叉－血管系统反射。

2. 三叉－血管系统激活

分布在脑膜上的伤害感受器是三叉－血管通路的第一级神经元（外周性），伤害刺激启动三叉－血管系统反应，诱发脑膜损害性反应，产生神经源性、无菌性、炎症渗出性反应而引起头痛。三叉神经脑干和脊髓核团是三叉－血管通路的第二级神经元，也受到伤害刺激，并激活丘脑－皮质通路。在受试者前额给予痛感较高的电刺激来激活三叉神经，在 VM 患者可见到自发性眼震，但对照组则无此现象，说明三叉和前庭两个相邻脑干结构间的交互反应阈值在偏头痛患者较低，三叉刺激可以引发前庭张力不平衡。内耳血管也受三叉神经支配，三叉－血管系统可能也对内耳血管产生影响。

3. 血浆外渗

三叉－血管系统激活可导致血浆外渗，形成渗出性炎症反应，这是产生偏头痛的另一个可能机制。

4. 神经介质释放

偏头痛所涉及的神经介质为 5-HT、去甲肾上腺素、多巴胺、降钙素基因相关多肽。这些神经介质可调节外周和中枢前庭神经元的活动，与偏头痛发病相关。单侧神经介质释放可能造成一侧局部头痛，引发静止性前庭张力不平衡，产生眩晕和平衡不稳。双侧神经介质释放可能诱发前庭兴奋性增高，产生运动病性头晕。蓝斑位于脑桥是去甲肾上腺素系统的重要中心结构，在 VM 中起脑血流调节作用。中脑中缝背核与 5-HT 源性核团也起重要作用。这两个核团参与维持警觉－醒觉水平，对提高刺激的反应敏感性起作用。有研究发现，这两个核团在患者无先兆偏头痛发作时激活；在患者发作间歇期时无激活。

5. 血管痉挛

偏头痛引发血管痉挛，导致迷路和脑干缺血发作。血管痉挛累及迷路动脉时，造成 VM 发作时的前庭和听力症状，以及之后的持续性前庭障碍和听力损害。迷路反复缺血发作可产生内淋巴水肿，出现 MD 和 BPPV 类似症状，是常见 MD 和 BPPV 伴发 VM 的原因。

6. 电压介导的离子通道基因缺陷

离子通道缺陷导致外周性和中枢性前庭功能障碍。Ⅱ型发作性共济失调和家族性偏瘫性偏头痛均有染色体 19p13 的缺陷，均为发作性疾病，均以眩晕和偏头痛为主要症状，均证实为离子通道病。因此相同部位基因缺陷也可能是 VM 的发病机制之一。但迄今为止，没有发现 VM 的这种基因缺陷证据。不过，皮质扩散性抑制造成的大量钾、钠、钙离子异常流动与离子通道病导致的离子异常流动，可能是不同诱发机制产生的类似现象。

7. 遗传因素

VM 相关性研究发现 VM 家族的常染色体遗传。一个家族性 VM 案例研究发现，四代家族中有 10 人受累，为常染色体 5q35。另一个家族性 VM 大样本研究发现为常染色体 22q12。因此，遗传因素可能与 VM 的发病机制有关。

8. 位置性 VM

VM 可能与脑干和小脑的前庭结构功能异常,特别是小脑小结叶和舌叶至前庭核闭的抑制性纤维功能异常有关。

三、临床表现

尽管前庭性偏头痛诊断标准已经制定并发布,但在不同个体和同一个体发病的不同时期,其临床表现存在着极大的变异性,如是否出现眩晕或平衡功能障碍、是否存在确切的急性发作期,这种急性发作的持续时间,还有头痛或其他偏头痛的典型表现及前庭症状的时态关联,都存在着很大的差异。典型前庭性偏头痛的临床表现主要包括发作性眩晕或头晕、头痛、平衡功能紊乱和空间定向障碍,头昏、浮沉感、头部游泳样或摇摆样感觉、晕动病样感、头部刺痛感等也可存在于前庭性偏头痛中。

(一)眩晕

前庭性偏头痛患者自发性或位置性眩晕最为常见。自发性眩晕又包括内在性眩晕(自身运动的错觉)和外在性眩晕(视景旋转或浮动的错觉),40%~70% 的前庭性偏头痛患者在发作过程中出现过位置性眩晕。有些患者可以序贯出现自发性眩晕和位置性眩晕。前庭性偏头痛的眩晕通常以旋转为主,患者主诉姿势不平衡。眩晕的持续时间从数秒和数分钟到数小时和数天不等。视觉性眩晕是前庭性偏头痛的另一主要特征,是由复杂或大型活动性视觉刺激诱发的眩晕。前庭性偏头痛中还可出现由头部活动诱发的、伴随恶心的眩晕,但这并不是前庭性偏头痛发作时的特异性症状,这种伴随恶心的眩晕,特点是感觉到空间定向受损。前庭性偏头痛患者眩晕发作的持续时间及频率,在不同患者之间和同一患者的不同阶段差异很大。眩晕发作持续时间可数秒(10%)、数分钟(30%)、数小时(30%)至数天(30%)不等。通常,运动不耐受和不稳感持续时间稍长,可达数天,而急性眩晕症状持续时间较短,可为数小时或更少。眩晕发作的频率也不固定,有可能数天、数月甚至数年发作1 次,频率的变化可能与前庭性偏头痛的诱因有关,但目前缺乏相关循证医学证据支持。

(二)头痛及其他偏头痛症状

前庭性偏头痛急性发作时,头痛的部位和严重程度变换多样,眩晕和偏头痛之间的关系也不固定。眩晕可发生在偏头痛之前,类似于先兆,或在头痛之中或头痛之后,但也可以发生在偏头痛间期或前期。虽然现行的前庭性偏头痛诊断标准要求50% 的前庭症状发作时合并有偏头痛的相关症状,但是,很多患者反映,他们的眩晕发作在时间上与头痛或其他偏头痛症状无关,约半数患者从未在眩晕发作期出现过头痛症状,而在围绝经期的女性患者中,一般仅表现为眩晕,而无偏头痛症状。患者出现眩晕时,相较于以往偏头痛的发作,其头痛的程度有所减轻,在眩晕或头晕与头痛无关联时,主要依赖发作时的畏声、畏光、视觉或其他先兆和嗅觉过敏等偏头痛性的伴随症状诊断该疾病。由于此时,这些伴随症状可能是这一时期眩晕与偏头痛之间唯一的联系,因此它们对诊断也有着重要的意义。

（三）听力丧失及耳鸣

前庭性偏头痛的耳蜗症状（听力丧失、耳鸣）一般较其前庭症状少见，但在部分文章中也有提及。前庭性偏头痛导致的耳鸣或听力丧失程度较轻、持续时间短、在疾病的发展过程中无进展趋势，这一点可与梅尼埃病相鉴别。

四、辅助检查

尽管目前对于前庭性偏头痛来说，没有医学界广泛认同的、可以用来明确诊断的实验室检查项目，但是已经有许多神经内科及耳鼻喉科的相关研究人员，基于此疾病的病理生理学机制设计出了多种前庭功能的实验室检查项目。有研究者发现与良性阵发性位置性眩晕不同，前庭性偏头痛患者在诱发位置时，位置性眼震持续存在，在回到水平位置后眼球震颤仍未消失。他们还发现在前庭性偏头痛急性发作期间，约 50% 的患者出现中枢性前庭功能异常，15% 出现外周性前庭功能异常。另有文献报道，大约 25% 的前庭性偏头痛患者有单侧的前庭功能减退，在一半的患者中有前庭功能不对称，因此越来越多的学者研究前庭功能检查，试图寻找到可以特异性诊断及鉴别诊断前庭性偏头痛的检查方法。

现在运用较多的前庭功能检查包括冷热试验、摇头试验、旋转试验及颈性前庭诱发肌源性电位，有文献报道大约 76% 的前庭性偏头痛患者被发现存在前庭功能异常，在冷热试验的基础上，摇头试验和旋转试验的加入，可以大大提高前庭性偏头痛患者前庭功能异常的检出率。颈性前庭诱发肌源性电位是用来评估内耳球囊功能的一项指标，由于前庭性偏头痛患者球囊功能异常及在球囊－颈反射通路上有所损害，所以这一指标在几乎所有前庭性偏头痛患者中出现明显减少，而与之相似的用来大致评估椭圆囊功能的指标，在所有前庭性偏头痛患者中均正常。所以颈性前庭诱发肌源性电位的特异性较冷热试验、摇头试验和旋转试验高。

由于在目前的临床实践中，这些前庭功能检查项目尚未广泛应用，很多前庭性偏头痛患者无法寻找到体格检查和实验室检查的异常，因此，病史相对于前庭功能检查能提供更多的诊断线索。当患者的病史明确，在发作间歇期的检查可以排除其他疾患，即使没有前庭功能检查的异常，也要考虑前庭性偏头痛的诊断。

五、诊断及诊断标准

前庭性偏头痛诊断标准，本质上仅仅是依赖于病史，缺乏相关实验室检查和体格检查的证据支撑。现行的前庭性偏头痛诊断标准是 Barany 学会前庭疾患分类委员会及国际头痛学会（IHS）头痛分类委员会在 2012 年制定并发表的，《国际头痛分类第三版》（ICHD-3）将之纳入附录中，此疾病诊断标准如下。

（一）前庭性偏头痛

1. 不少于 5 次中重度的前庭症状发作，持续时间 5 分钟 ~72 小时。
2. 既往或目前存在符合 ICHD 诊断标准的伴或不伴先兆的偏头痛。

3. 半数的前庭症状发作时至少伴有下列偏头痛样症状的 1 项：①头痛，至少满足下列特点的 2 项：单侧、搏动性、中重度疼痛、日常体力活动可加重头痛；②畏光、畏声；③视觉先兆；④相应的辅助检查排除了其他前庭或 ICHD 中的疾患。

（二）很可能的前庭性偏头痛

1. 不少于 5 次中重度的前庭症状发作，持续时间 5 分钟 ~72 小时。

2. 前庭性偏头痛的诊断条件 1 和 2 中仅能满足一项（偏头痛病史或发作时的偏头痛样症状）。

3. 相应的辅助检查排除了其他前庭或 ICHD 中的疾患。

（三）注意事项

这里所指的前庭症状包括自身运动错觉和视物旋转或浮动错觉的自发性眩晕；头位变动后发生的位置性眩晕；由复杂或大型活动性视觉刺激诱发的眩晕；由头部活动诱发的眩晕；由头部活动诱发并伴空间定向受损、恶心的眩晕，其他形式的头晕或眩晕目前尚未纳入。

除此之外，诊断标准中，前庭症状严重程度的判定依据主要是其对日常活动的影响大小，中度为前庭症状影响但尚未阻止日常活动，重度为已阻止日常活动。

六、鉴别诊断

前庭性偏头痛的眩晕和其他疾病引起的眩晕经常重叠，而前庭性偏头痛本质上是一种在体格检查和实验室检查没有阳性发现时的排除性诊断，因此，需要对能够引起眩晕症状的相关疾病进行鉴别，特别是梅尼埃病和良性阵发性位置性眩晕。此外，还有 2 种被广泛认可的偏头痛类型，也就是儿童良性阵发性眩晕和脑干先兆偏头痛，也可出现前庭性症状，故也需要对他们进行鉴别，以便完善前庭性头痛的诊断标准，加强临床和研究中对该类患者的识别。

（一）良性阵发性位置性眩晕

良性阵发性位置性眩晕与本病类似，都有反复发作性眩晕、头部活动不耐受的特点，二者在中枢神经系统查体上，常常都无法寻找到阳性体征，所以需要对这两种疾病进行鉴别。除了有无偏头痛的病史外，还有几个典型的发作时的特征可以帮助鉴别：前庭性偏头痛的眩晕症状持续时间短、反复发作，发作时可伴有偏头痛样症状，患者发病年龄较良性阵发性位置性眩晕小，可持续引出不典型位置性眼震。有研究指出，良性阵发性位置性眩晕如果未得到及时治疗，其眩晕症状经常持续数周到数月，而前庭性偏头痛眩晕的发作期仅仅持续数小时到数天，很少有超过 72 小时的。在复发问题上，前庭性偏头痛患者 1 年内复发概率高、复发次数多，而在良性阵发性位置性眩晕患者，在经过正规治疗后，只有少数患者在 1 年内有复发。前庭性偏头痛好发于中青年人群，而良性阵发性位置性眩晕很少发生于年轻人。另外，手法复位对于良性阵发性位置性眩晕的效果较好，而对于前庭性偏头痛，其疗效欠佳，这点也可以帮助鉴别。

（二）梅尼埃病

梅尼埃病与前庭性偏头痛是眩晕门诊两种常见的复发性眩晕，两者在临床上的表现确有很多相似之处，但病因及治疗措施截然不同，尤其在早期很难鉴别。就目前来看，二者在影像学检查上都无异常发现，其他各项实验室检查也不具备很高的敏感性及特异性，其诊断都依赖于病史及症状，所鉴别起来比较困难。有研究发现大部分前庭性偏头痛患者的听力检查是正常的，这点与已知的梅尼埃病的表现不同，即使在少数患者中存在听力下降，也仅仅是到中度的单侧或双侧低频感觉神经性耳聋，前庭性偏头痛患者的听力下降在病程中通常不呈进行性加重。这些特点对两种疾病的鉴别都有禅益。另外，有学者回顾性分析了 36 例前庭性偏头痛患者与 52 例梅尼埃病患者的临床资料，全部患者均在急性期或亚急性期进行了纯音测听、冷热试验、前庭诱发肌源性电位检查和视频眼震电图检查，全部前庭性偏头痛患者和部分梅尼埃病患者行高刺激率听性脑干反应检查，对比二者的听力与前庭功能检查结果并行比较分析，得出结论，与梅尼埃病相比，前庭性偏头痛患者听力异常、冷热试验异常较少见，但中枢性眼动检查及高刺激率听性脑干反应异常率较高，此二项检查具有较高的特异性。所以，在结合患者临床症状及病史的基础上，检查可为梅尼埃病与前庭性偏头痛的鉴别提供参考。

（三）脑干先兆偏头痛

脑干先兆偏头痛是一种特殊的偏头痛类型，其典型的临床特征为反复发作的枕区头痛和位于颅后窝的多发神经症状，以往被称为基底动脉偏头痛或基底型偏头痛，ICHD 试用版中更改为脑干先兆偏头痛。这两种疾病可以有相同的临床表现，实际上，确实存在个别患者同时符合两者的诊断标准，但是两种疾病的治疗方案上存在差异，所以需要在临床工作中对二者进行仔细鉴别。从眩晕发作的时间来说，脑干先兆偏头痛的眩晕症状应在先兆期或先兆症状后 60 分钟内出现，而前庭性偏头痛眩晕出现的时间并不固定；从伴随症状来说，脑干先兆偏头痛至少应伴有 2 个先兆症状，包括构音障碍、眩晕、耳鸣、舌及手足麻木和疼痛、听觉减退、复视、双眼颞侧和鼻侧同时发生视觉症状及共济失调，并且这些先兆症状持续时间要达到 5~60 分钟，但前庭性偏头痛可能只单纯表现为眩晕及头痛，甚至只有眩晕，缺乏其他颅后窝的症状。所以，虽然二者在症状上有重叠，但仔细区分各自的临床特点，仍可予以鉴别。

（四）儿童良性阵发性眩晕

这种疾病的特点是好发于 4 岁以下的健康儿童，反复的突发性、旋转性眩晕为主要表现，发作前无明显诱因，无任何先兆，与头位变化或头的活动无关。年长儿童可描述为带方向性的外物或自身旋转感，表现为突然摔倒、短暂性丧失活动能力，并且可以伴有自主神经功能紊乱症状，包括面色苍白、出汗、呕吐，但神志清楚，每次发作持续时间约在 1 分钟内，少有发作时间较长者。该疾病有明显的自愈倾向。需要鉴别前庭性偏头痛与这种发生在特定儿童中的、可同时具有眩晕及头痛的疾病。以下几个特征可帮助鉴别：首先是发病年龄，前庭性偏头痛的好发人群为中青年，甚少发生于儿童；其次，前庭性偏头痛的诊断标准中要求眩晕持续时间为 5 分钟～72 小时，明显长于儿童良性阵发性眩晕；最后，儿童良性阵发性眩晕在伴发偏头痛时，常发生于头痛前，而前庭性偏头痛中，眩晕与头痛关系不固定。

七、治疗

（一）预防性用药

最近的文献研究分析并指出，前庭性偏头痛的预防性药物有 β 受体阻滞剂普萘洛尔、阿替洛尔和美托洛尔，丙戊酸钠，托吡酯，还有三环类抗抑郁药拉莫三嗪。其他可以考虑的预防性治疗药物包括佐米曲普坦、氧化镁和款冬根。也有研究认为预防性应用盐酸氟桂利嗪对前庭性偏头痛具有明确疗效，可以明显减轻发作时头痛和眩晕的程度，并且可以减少发作次数。预防性用药治疗时，应注意可能的共病、潜在的不良反应及禁忌证。预防性治疗的目标是将发作次数减少至原来的一半以下。

（二）治疗性用药

急性前庭性偏头痛发作期的治疗可以选用前庭抑制剂（如异丙嗪、茶苯海明和甲磺酸倍他司汀等）和急性偏头痛的治疗药物（如曲坦类药物）。有研究显示在前庭性偏头痛急性发作时试验性应用托吡酯治疗，结果几乎所有的患者发作频率都有所降低，眩晕、头痛也都有减轻，并且小剂量（50 mg/d）与大剂量（100 mg/d）相比，疗效相同而副作用更少。此外，甲泼尼龙琥珀酸钠静脉注射也被报道对前庭性偏头痛治疗有效。选择性 5 - 羟色胺再摄取抑制剂可有效减轻头晕症状，钙离子通道阻滞剂维拉帕米和氟桂利嗪，在一些病例中都取得了较好的疗效。另外，乙酰唑胺也被认为是对前庭性偏头痛可能有效的治疗药物。儿童及青少年的前庭性偏头痛较好识别，对偏头痛预防性药物的反应更好。前庭性偏头痛经常合并有精神症状，此时可选择镇静类药物，如合并焦虑和惊恐发作的偏头痛，可以应用氯硝西泮。

（三）非药物治疗

同偏头痛一样，在前庭性偏头痛患者治疗过程中，还应重视非药物治疗。同患者详细解释偏头痛、眩晕或头晕及其他前庭症状的情况、注意事项，能够减轻不必要的紧张情绪、避免焦虑或抑郁。规律睡眠和饮食、积极锻炼身体，都可能会明显改善前庭性偏头痛的症状。发作时有前庭症状，特别是有明显平衡功能障碍的患者，应该考虑加入前庭物理治疗。

前庭康复，尤其是有前庭症状的偏头痛患者和有偏头痛病史的患者进行前庭康复，治疗后的症状有显著改善。在服用抗偏头痛药物的同时，适时进行前庭康复以帮助前庭性偏头痛患者缓解症状不失为一个可行的办法。

第五节　迷路炎

一、概述

迷路炎是指由细菌、病毒、真菌等病原体或其产生的毒素感染内耳引起的炎症。主要的感染途径有耳源、脑膜源和血源等。其中耳源性细菌性迷路炎是源自中耳的细菌或其产生的毒素侵及内耳所致的炎症，临床上常见症状是在中耳炎为主的基础症状之上同时出现头晕、眩晕等前庭功能障碍的表现。脑膜源性迷路炎一般继发于脑膜炎，其从脑膜到达中耳迷路的途径有血 - 迷路屏障、第Ⅷ对脑神经和淋巴管导管，临床表现往往与脑膜炎症状相关，但对于听力却有较大影响。另外还有病毒性迷路炎，可能与腮腺炎、风疹、麻疹等相关。

1906 年 West 等通过手术治疗 30 例迷路炎患者，发现这些患者的内耳感染都是由中耳炎发展而来，并且发现慢性化脓性中耳炎的患者因其病情迁延不愈、症状反复发作，更容易造成内耳感染，也就是迷路炎。1907—1931 年，英国爱丁堡皇家医院的耳鼻喉科共接诊了 14 479 例中耳炎患者，其中有 216 例（1.5%）被诊断为迷路炎，急性化脓性中耳炎伴发迷路炎的患者 25 例，慢性化脓性中耳炎伴发迷路炎的患者 191 例。因早年医疗水平的限制，很少有化脓性中耳炎患者在疾病的初期可以得到有效治疗，因此炎症常常侵入内耳，造成内耳感染，引起耳蜗和相应的前庭症状，这在当时并不少见。1993 年，Kangsanarak 等回顾了 102 例慢性化脓性中耳炎患者的颅内外并发症，其中并发有迷路炎的病例 26 例，占总病例数的 25.49%，占所有颅外并发症患者总数的 33.77%。2000 年 Osma 等回顾了 2890 例慢性化脓性中耳炎的病例，其中有 93 例患者并发有颅内外并发症，并发有迷路炎的病例有 5 例，占全部并发症患者的 5.38%，占并发有颅外并发症患者的 12.82%。这两个回顾性调查时间相近、地区不同，均提示了迷路炎仍然是中耳炎的主要颅外并发症之一。

目前耳科临床实际诊疗过程中，医生对此并发症关注不足，患者常常得不到明确的诊断和有效的治疗，导致病情迁延不愈，有些患者甚至会出现难以恢复的感音神经性听力损失。我们现在对这一并发症进行综述，以期提高对其的重视程度，利于该病的早期诊疗。

二、分型

通过比较正常人颞骨病理组织切片与迷路炎患者的颞骨病理组织切片，Paparella 等将中耳炎相关的迷路炎分为 4 种类型：局限性迷路炎、弥漫性浆液性迷路炎、急性化脓性迷路炎、慢性化脓性迷路炎。这种基于颞骨病理形态学的分型对临床具有重要的指导价值，不同病理类型的迷路炎具有不同的临床特点，也需要不同的临床治疗。国外教科书中根据内耳感染物的不同将耳源性细菌性迷路炎分为浆液性迷路炎和化脓性迷路炎。国内耳鼻喉科则多将其分为局限性迷路炎、浆液性迷路炎和化脓性迷路炎三种。局限性迷路炎常常因为胆脂瘤侵蚀骨迷路造成骨质破坏，形成迷路瘘管，瘘管多位于水平半规管，一般单个出现；浆液性迷路炎由毒素侵入内耳造成，严重程度一般与毒素的量有关；化脓性迷路炎为多形核细胞浸润、穿透膜迷路进入内淋巴系统所致，常使迷路蓄脓，并伴有组织坏死、肉芽形成。

三、发病原因

临床引起迷路炎的主要病因包括慢性化脓性中耳炎、中耳炎继发胆脂瘤、脑膜炎（细菌性、病毒性、真菌性）、外伤、病毒感染、气压改变、手术、先天性迷路瘘及自身免疫性因素等，其中比较常见的原因有耳源性、脑膜炎源性及外伤性。

（一）耳源性迷路骨化（化脓性、胆脂瘤性等）

病原多由前庭窗或蜗窗直接侵入或由鼓岬或半规管骨质破坏侵入引起迷路炎，外淋巴腔内出现浆液纤维素渗出物，继而肉芽形成并纤维化形成新骨。病变比较局限，多为单侧性。

（二）脑膜炎源性迷路骨化

儿童发病率较高，且婴儿期发病多见，多为双侧，以细菌性多见，骨化发生在迷路炎后几个月甚至几年。病原由蛛网膜下腔通过 2 个途径传播：①经耳蜗导水管途径传播，新生骨以耳蜗底周最为显著，尤其是在蜗窗附近；②经内听道内听神经周围间隙或血管间隙到达内耳迷路导致迷路炎，新生骨以蜗轴区为最明显。部分病例中可见耳蜗底周靠近蜗窗处螺旋板增厚、密度增高，此处为耳蜗导水管的内耳出口，这与脑膜炎源性迷路炎的传播途径相吻合。

（三）外伤性迷路骨化

外伤引起颞骨的横行和纵行骨折，累及内耳结构，造成迷路内出血渗出、钙盐沉积从而发生迷路内钙化。本组病例中有 2 例外伤后发生迷路骨化。

以上各种疾病均可导致膜迷路的感觉性神经上皮丧失，造成听力损失，同时疾病的慢性刺激引起迷路内早期白细胞及纤维细胞增殖，造成膜迷路内纤维组织形成，继之迷路间隙内形成新骨，最终导致骨化；亦可能来源于多能细胞，该细胞属血管周围的间质细胞，此种细胞先形成肉芽组织，再转变为骨组织。

四、病理机制与临床表现

（一）局限性迷路炎

局限性迷路炎又称迷路瘘管，常继发于中耳胆脂瘤。根据不同的文献报道中耳胆脂瘤患者迷路瘘管的发生率为 4.9%～12.7%，且 90% 的迷路瘘管出现在水平半规管。近年来随着抗生素的广泛使用，慢性中耳炎的发病率已经大幅下降，但是临床数据显示胆脂瘤相关的迷路瘘管发生率却保持相对稳定。迷路瘘管通常可通过术前高分辨颞骨薄层 CT 扫描发现，其敏感性和特异性均较高，缺陷是无法准确判断膜迷路和内耳状况。近期研究表明内耳 3D FLAIR MRI 成像可以更为清晰地显示胆脂瘤相关瘘管病变，同时可以帮助判断内耳的病变程度。Dornhoffer 回顾了 1265 例因胆脂瘤行手术治疗的患者后，发现其中 37 例（2.9%）患者并发有迷路瘘管，而 85% 的迷路瘘管发生于水平半规管。这 37 例患者中，25 例（68%）

患者表现出以高频听力下降为主的感音神经性听力损失，23 例（62%）患者有发作性的眩晕，12 例患者（32%）瘘管检查表现为阳性，伴发有眩晕和眼球震颤。根据术中所确定的胆脂瘤对半规管的损害程度，Dornhoffer 将迷路瘘管分为 3 型：Ⅰ型迷路瘘管为骨迷路的骨质受到侵蚀而骨内膜完整，外淋巴管腔未开放；Ⅱ型迷路瘘管为骨迷路骨质及骨内膜遭到破坏，外淋巴管腔开放；Ⅲ型迷路瘘管则表现为外淋巴间隙开放并且伴有膜迷路的破坏。根据迷路瘘管的分型不同，术中可以采取不同的修补方式。

（二）浆液性迷路炎

浆液性迷路炎是由内耳受到细菌产生的毒素的化学性刺激引起的无菌性的内耳弥漫性的非化脓性炎症，而并非细菌直接感染内耳。在中耳炎病程中，毒素经过蜗窗、前庭窗或迷路瘘管进入内耳导致内耳浆液性炎症。具有中耳炎病史的患者如果出现发作性眩晕、听力明显减退、感音神经性听力损失或混合性听力损失，同时伴有向患侧的自发性眼震，应考虑浆液性迷路炎。听力损失通常是迷路炎发作性前庭症状与其他外周性前庭疾病鉴别的重要依据。Choi 等观察了 1 例急性左侧耳痛、听力下降且伴有眩晕的患者，其眩晕为持续性，可以观察到轻微的持续性自发性眼震，冷热试验示左侧半规管轻度瘫痪，3D FLAIR MRI 成像示左侧内耳耳蜗、前庭、半规管的信号均增强，最终该患者被诊断为急性化脓性中耳炎伴发有浆液性迷路炎，经过治疗后患者症状减轻。Kim 等以急性中耳炎出现伴有自发性眼震的眩晕、伴或不伴感音神经性听力下降为浆液性迷路炎的诊断标准观察了 13 例患者的眼震，发现不受位置变化影响的方向固定性眼震最为常见，自发性眼震的出现在临床上可以帮助诊断浆液性迷路炎。在中耳炎病程中细胞因子和其他炎症介质渗透进入外淋巴液，同时血管迷路的屏障破坏使得血清白蛋白进入外淋巴液中，可使内外淋巴液形成密度差，导致壶腹嵴移位，表现为患者在早起的时候行滚转试验可出现持续的向地性位置性眼震，眼震方向可随时间而改变。在影像学检查中，CT 较少用于浆液性迷路炎的诊断，MRI 则是其最敏感的检查手段。T1 加权的增强 MRI 常常显示内耳炎症为高信号病灶，同时 T1 加权的 3D FLAIR MRI 成像可以帮助判断内耳淋巴液中化学成分的变化，帮助明确内耳炎症所侵及的范围和程度。一例 89 岁的浆液性迷路炎患者前庭池内存在浆液性渗出，浆液性迷路炎在造成前庭病理改变的同时，也会对耳蜗造成影响，如可以导致耳蜗的底转、中转和顶转外毛细胞明显减少，内淋巴水肿程度升高。但是病理研究也发现，这些病例的内毛细胞数量、螺旋神经节细胞及螺旋韧带成纤维细胞的数量、血管纹和螺旋韧带的面积与正常人并无明显的差异。以上这些病理变化可能是浆液性迷路炎导致患者耳蜗和前庭功能障碍，并出现感音神经性听力下降和发作性眩晕的病理基础。

（三）化脓性迷路炎

化脓性迷路炎通常会导致迷路功能完全丧失，内耳的主要病理改变为浆液纤维性渗出、脓细胞和肉芽组织浸润，后期炎症消退会出现内耳的纤维化和骨化。化脓性迷路炎在临床常常表现为伴有恶心和呕吐的严重眩晕、严重的感音神经性听力损失，甚至全聋。患者耳蜗受到的损害常较为严重且难以恢复，但眩晕常常可在数周至数月内消失，这可能是因为患者一侧前庭损毁后对侧发生了前庭代偿。化脓性迷路炎主要炎症进展可以分为 3 个阶段：第一阶段是外淋巴内多形核白细胞聚集，这个阶段患者会出现听力损失和发作性眩晕；第二阶段是多形核白细胞和纤维素沉积于外淋巴和内淋巴，患者听力损失持续存在而眩晕不再发作；第三阶段则出现内淋巴积水。化脓性迷路炎患者的颞骨病理切片显示耳蜗内有炎性细胞浸润。Maranhão 等回顾了 14 例慢性中耳炎伴发有化脓性迷路炎病例的病程进展和临床表现，这些病例均由影像学表现诊断。其中 14 例伴有耳鸣（100%），10 例伴有眩晕（71%），5 例伴有眼震（36%），8 例伴有完全性听力丧失（57%），6 例伴有中至重度的混合性听力下降（43%）。在化脓性迷路炎中，外淋巴的病理变化主要出现在基底部，尤其是靠近圆窗部分的病理改变更为明显，这是分布于耳蜗轴、基底膜底面和骨膜小血管的未分化间充质细胞受到炎症刺激所致。所以感音神经性的听力下降常常从高频开始，以高频为著。化脓性迷路炎的常见症状与浆液性迷路炎类似，但是其程度往往更为严重。

（四）病毒性迷路炎

病毒性迷路炎多由全身病毒感染导致，血行感染是病毒侵入的主要途径。多数学者认为以膜迷路损害为主的病毒性迷路炎是病毒经血循环进入血管纹，然后侵犯内淋巴系统的结果，颅内病毒感染经内耳门侵犯听神经并进入外淋巴腔，主要引起螺旋神经节损害和外淋巴腔骨化、纤维化。我们将麻疹病毒注入外淋巴腔，观察到内、外淋巴系统及螺旋神经节均出现病损，Davis 等将病毒分别注入新生仓鼠迷路内或颅内，发现同一种病毒无论通过何种接触途径，内耳病变部位是一致的。甲型流感病毒仅感染外淋巴腔间叶细胞和神经节细胞，腮腺炎病毒主要感染内淋巴结构和神经节细胞，麻疹病毒则引起耳蜗和前庭感受器细胞、外淋巴间叶细胞和神经节细胞的感染。这表明不同的病毒对内耳组织结构具有不同的选择性感染，因此产生不同类型的迷路炎主要取决于病毒种类，而不是感染途径。

（五）脑膜炎

细菌性脑膜炎期间细菌进入耳蜗的途径仍然是一个有争议的问题。有几种路径是可能的：第一，细菌可以通过血流到达耳蜗。这条路径似乎是显而易见的，因为细菌性脑膜炎中常见菌血症，而螺旋缘和耳蜗外侧壁（由血管纹和螺旋韧带组成）都是高度血管化的结构。在螺旋韧带中发现的粒细胞也符合这一假设，然而，耳蜗液腔内炎症细胞的分布反驳了这一观点：所有研究均报道鼓阶受影响最大，而通常在鼓阶介质中未发现炎症。螺旋缘仅与前庭螺旋交界，耳蜗外侧壁主要朝向螺旋介质。因此，在血源性播散的情况下，炎症在淋巴管外周和内淋巴间隙的分布更均匀。尽管如此，内淋巴中的高钾成分可能对细菌和粒细胞来说是一个不利的环境，这可以解释在炎症通过血液传播的情况下，螺旋介质中缺乏炎症。综上所述，脑膜炎期间化脓性迷路炎的唯一病因是血行播散似乎不太可能，但也不能完全排除。第二，感染可沿第Ⅷ对脑神经经莫口肌这条连续路径到达耳蜗。有少数报道的患者在致命性脑膜炎过程中有沿耳蜗神经炎症的证据。但并非全部发生化脓性迷路炎，个别化脓性迷路炎患者蝶腔内无炎症细胞。此外，耳蜗后的改变相当罕见，在脑膜炎动物模型中沿神经通常不会发现炎症细胞。因此，耳蜗轴可能是传播感染的通道，至少在一些患有脑膜炎的人的内耳。

这可能在动物模型中有所不同，在动物模型中几乎从来没有出现过这种情况。第三，耳蜗周围淋巴管（耳蜗导水管）可以作为感染的导管。淋巴管连接后颅窝蛛网膜下腔与鼓阶基底转，它充满了疏松的结缔组织，但它的宽度足以让液体、红细胞和细菌通过。电镜研究表明，在兔脑膜炎化脓性迷路炎的病程中（由大肠杆菌或 2 型大肠杆菌引起），细菌首先出现在鼓阶部，然后出现在基底膜、螺旋器、中层部、螺旋韧带，部分动物出现在血管纹。耳蜗白细胞分布模式也支持这种感染途径。如前文所述，鼓阶基底转，特别是淋巴管周围开口是最严重的受影响区域。此外，脑膜炎相关的听力损失开始于高频听力范围，并且最严重，高频听力范围位于耳蜗基部（低频听力位于耳蜗顶端）。综上所述，最可能的感染途径是细菌从蛛网膜下腔经淋巴管周围进入耳蜗淋巴管周围腔。

五、瘘管试验

当骨迷路由于病变破坏时，向外耳道加压或减压，均可影响迷路而使内淋巴液流动。操作过程：①患者取侧坐位，患侧耳朝向医生；②医生将患侧耳郭向外后上方牵拉，轻轻旋转置入耳镜，患者需保持安静，不要剧烈晃动；③医生挤压橡皮球向外耳道加压和减压，同时观察患者眼球异动情况，以及询问患者是否有眩晕、恶心或呕吐感，患者必须如实告知医生；④检查结束后，医生需要缓缓退出耳镜，患者尽量保持安静状态，退镜后整个检查结束。

瘘管试验可用于检查疑有迷路瘘管的患者，如慢性化脓性中耳炎、颞骨骨折导致迷路骨折、中耳胆脂瘤破坏迷路骨质等患者。如果日常生活中有眩晕伴眼震、长期耳流脓史、听力变化等，也可通过瘘管试验明确诊断。

六、诊断

（一）局限性迷路炎

1. 诊断

迷路瘘管患者常有慢性化脓性中耳炎病史，尤其是中耳胆脂瘤患者，临床上大部分患者可出现听力下降，有长期或间断的流脓，脓液常有特殊的恶臭，患者可出现反复发作的眩晕，可伴耳痛、耳鸣或面神经麻痹等症状，耳内镜可观察到鼓膜穿孔，从穿孔部位可观察到鼓室内有灰白色鳞片状或豆腐渣样无定型物质。迷路瘘管术前诊断比较困难，过去术前诊断常用瘘管试验，但是瘘管试验受瘘管口大小、部位、病变程度、检查方法及个体差异的影响，诊断阳性率并不高，文献报道瘘管试验阳性率为 24%～72%。术前常规进行颞骨高分辨 CT 检查，不同文献报道的 CT 诊断敏感性相差比较多，早期报道 CT 的敏感性为 55%，近期报道 CT 的敏感性为 86%～100%。通过患者的临床表现及相关术前检查可做出初步诊断，手术探查是确诊迷路瘘管最可靠的方法。

2. 影像学诊断

由于迷路位置深在且结构复杂，普通平片对其显示能力有限，已逐渐为 CT 及 MRI 所取代。

HRCT 对内耳的检查优势在于能够清晰显示其骨性结构。另外，近几年出现的三维 CT 获得的容积数据能够进行任意平面重建，使观察者可以得到病变更为全面的信息。以往文献多提出 HRCT 可较好地显示迷路炎骨化期迷路内的骨化及周围骨质的硬化，亦可显示中耳炎及胆脂瘤时迷路骨质的缺损。据笔者初步经验，迷路炎在 HRCT 上可有数种表现，主要包括迷路内腔正常形态存在但密度增高；迷路内腔变形、变窄、边缘不规则；部分或全部迷路内腔硬化消失。这些表现可单独存在或并存。据观察，迷路内腔单纯的密度增高多可独立存在，迷路内腔的形态改变常与密度增高并存，而部分迷路内腔的硬化消失多与其他部分的密度增高或变形同时存在。这些改变可能提示迷路炎处于不同的发展阶段且多个发展阶段并存，但其对应的确切病理改变有待于进一步研究探讨。在读片时，这些改变有时较难辨别，若为单侧病例需与健侧进行对比观察，并应对邻近层面进行连续观察。在一些情况下，HRCT 可以显示中耳区的炎性病变或胆脂瘤及邻近迷路瘘管或前庭窗、蜗窗的扩大，但内耳迷路内腔无异常改变，此时应该想到迷路内腔内可能存在病变，需行 MRI 进一步检查。由于颞骨的常规 HRCT 成像方法密度分辨率低而空间分辨率高，采用骨窗（窗位 700 HU，窗宽 4000 HU）虽可充分显示骨性结构，但组织对比度下降，对早期迷路炎的纤维化表现显示欠佳。MRI 在内耳检查中的优势在于可以显示迷路内液体及脑脊液等软组织成分，可以发现较早期的迷路炎。本组有 2 耳在 HRCT 上表现正常，而在 MRI 上发现迷路内腔内信号的异常改变。MRI 检查中，T2WI 及内耳水成像序列可以敏感地显示内耳内液体信号的异常变化。迷路炎在这两种序列上表现为正常迷路的高信号被低信号或无信号取代，其中低信号代表纤维化组织，在 CT 上多显示不出；无信号代表骨的形成，在 CT 上一般均有阳性表现。MRI 增强扫描有助于将迷路炎与其他内耳病变进行区分。迷路炎的较早阶段由于肉芽组织和新生血管的存在，可出现病变区的强化，此时有助于进一步观察病变范围、制订临床治疗计划。迷路炎骨化期病变区的强化消失。对于同时存在迷路骨质缺损的病例，MRI 不能显示骨性结构的微小改变，需结合 CT 进行观察。

七、治疗

（一）保守治疗

抗生素应能通过血脑屏障以有效控制炎症的进一步发展，剂量要足够大，再配合使用血管扩张剂、皮质激素、神经营养药物等治疗，可获良效。此外，术后进行高压氧治疗、静脉滴注东菱克栓酶也能促进患耳的康复。

有文献用利多卡因治疗迷路炎，可能的治疗机制为利多卡因能解除脑血管和迷路血管的痉挛，改善脑组织、前庭和内耳的微循环，使内耳淋巴压力降低，从而迅速消除眩晕症状。

（二）手术治疗

1. 在局麻或全麻下行乳突根治术

乳突根治术：①在高倍显微镜下彻底清除瘘管表面与周围的肉芽组织及胆脂瘤基质，并行瘘管 I 期修复；②病情较轻的采用颞肌筋膜修复，将颞肌筋膜剪成略大于瘘口的片状，覆盖于瘘口的表面；③先将患者自体耳屏软骨修剪成稍大于瘘口的片状，使用白云医用胶将其封闭在瘘口处，再以大片颞肌筋膜覆盖其表面；④未能清除胆脂瘤基质者，行病灶开放、术腔引流。术后均使用抗生素、地塞米松治疗 1 周，预防感染、抗炎。

2. 内耳切除术

由于慢性化脓性中耳炎，特别是胆脂瘤引起的迷路炎，往往需行内耳切除术。内耳切除术有 2 种方式：一种方式为循序开放耳蜗 – 前庭 – 半规管；另一种方式与此相反，是循序开放半规管 – 前庭 – 耳蜗，这类患者的半规管一般在术前均有瘘管，循此瘘孔进行手术，较为方便，手术时中耳乳突根治术腔处理必须彻底，以求清楚地显露出半规管的轮廓。半规管及前庭的开放按一般常规的方式进行。开放耳蜗时从基底转开始，这样既安全又简便。手术时必须在耳科显微镜下用电钻进行。基底转几乎全部位于鼓岬部，又骨质较薄，故易开放，短时间即可完成。术后应全身应用足量抗生素，局部不宜用浓度过高的抗生素或激素。

第六节　前庭阵发症

一、概述

前庭阵发症（VP）是指前庭神经受到压迫之后所导致的一种异常放电，它是一种特殊的以头晕症状为主的疾病，主要好发于中老年人，因为随着年龄的增加，前庭系统功能会发生减退，所以容易患上该疾病。前庭阵发症的发病具有独特的特点，通过合理的诊断即可确诊。一般来说，前庭阵发症最主要的诊断标准就是眩晕，患者每天至少会出现 10 次以上的眩晕，发作特别频繁的话可达 20 次以上。而且发作的特点为在休息时会突然感到头晕，或在头部转动时会有摇晃的感觉，每次眩晕的时间非常短暂，一般持续几秒到十几秒钟，时间长的不超过 1 分钟。其次，前庭阵发症的患者严重时可出现天旋地转感，同时还伴有昏昏沉沉、没有精神等症状。除此之外，前庭阵发症可引起听力下降、耳鸣等症状，严重者甚至会导致耳聋和听力受损，时间拖得越久，病情越严重，发作的次数也就越多。如果通过症状无法确诊的话，应该及时去医院做相关的检查，神经系统检查、影像学检查都是诊断前庭阵发症的标准，通过这些检查如果看到前庭神经和血管有异常变化，则表明是前庭阵发症引起的，需要尽快给予治疗。

二、发病机制

前庭阵发症是一种少见的发作性前庭疾病，临床主要表现为短暂的旋转或非旋转眩晕发作，持续时间从数秒到几分钟不等。大多数发作是自发的，但也有报道称眩晕的发作可以通过在直立位置向右或向左转动头部来诱发。VP 的发病机制尚不明确，目前第Ⅷ对脑神经的神经血管交叉压迫（NVCC）被认为是引起前庭发作性眩晕短暂发作的原因。目前有"周围假设学说"认为，NVCC 致使前庭神经受压或牵拉，导致前庭神经纤维发生脱髓鞘改变，进而形成神经电位的异常传导或产生异常冲动引起症状出现；而支持"中枢假设学说"的学者则认为，VP 症状的发生是前庭神经核等中枢前庭的兴奋性增加，或丘脑 – 皮质投射水平或皮质水平的功能障碍引起传出抑制减弱所致；而新晋的"双重机制学说"则又提出了新的理念，这一学说认为 VP 的发生可能是由周围前庭神经和（或）前庭神经核及前庭中枢共同引起的，且会随着年龄及病程而发生转变。目前除了上述几种学说，还认为有在神经血管压迫综合征的临床发展中发挥作用的额外因素，因为仅有 NVCC 现象可能不会引起 VP 症状，所以细胞膜电位的改变或神经的受损等未知因素也可能是 VP 发病机制中的重要环节。

前庭系统负责协调球运动、姿势和平衡，以检测头部和身体在空间中的位置和运动。前庭－眼反射（VOR）是一种以高频运动出现的动态前庭功能，负责保持我们的视觉方向，保持清晰的视觉，并产生与头部运动方向相反的补偿性眼球运动，有助于在头部运动期间保持平衡和稳定视力。前庭系统具有频率特性，人体日常活动的运动频率在 0.5 ~ 6.0 Hz，VOR 是一种可以在快速头动时保持视觉稳定的眼运动系统。VNG 可以反映视眼动系统和前庭系统的功能状态。视眼动系统用于发现中枢性病变，变温试验可以反映水平半规管的功能状态，而前庭周围器官、脑干、小脑的功能状态可以通过自发性眼震或视动中枢功能等检查进行检测，上述前庭功能检查对周围或中枢性前庭疾病的诊断起着重要作用，能够识别外周或中枢前庭功能障碍的迹象，并精确定位病变的一侧。根据 VNG 对各项检查中的眼震图像进行记录及评估并加以分析，可以帮助判断是否存在前庭功能受损并对受损部位进行定位诊断。

因 VP 的临床表现不典型且发病机制不明确，目前只能依靠临床表现及排除其他疾病进行诊断，这使得误诊率及漏诊率较高。

三、临床表现

（一）诱发因素

28% 的患者仅在休息时发作，22% 的患者是由一个刺激因素引起的，而在 50% 的情况下，发作在休息时自发或由某种活动引起。最常见的诱因是头位（60%）或体位（22%）改变，其次是驾车、身体抖动、深呼吸、压力、身体活动、乘电梯、看电视、专注某事，过度通气等也可引起发作。

（二）发作特点

一项研究发现，69% 的患者表现为旋转性眩晕，25% 的患者描述一种来回感觉。也可表现为运动不耐受、轻微头晕或步态不稳定而无眩晕。反复短暂的眩晕发作频率差别很大，可每天发作多次，如 1 天内发作 20 次，甚至上百次，也可每年发生几次。该病通常是慢性发作，即病程超过 3 个月。发作期间可有自发性眼球震颤、视物模糊、视觉障碍（视野中的物体发生震荡）。

（三）持续时间

大多数患者发作持续数秒至 1 分钟，有些患者发作可持续长达数分钟甚至更长。对于短暂发作，需要与 Tumarkin's 耳石危象、脑干性阵发性眩晕、外淋巴瘘、具有前庭先兆的癫痛鉴别；对于持续时间较长的发作，需要与梅尼埃病、前庭性偏头痛鉴别。

（四）伴随症状

最常见的伴随症状是站立或步态不稳（75%）、恶心或呕吐（41%）和单侧耳鸣（28%），还包括单侧耳胀或耳周麻木、头痛或头胀、头部针刺感、单侧听力减退、视物模糊、虚弱、恐惧、困惑感、腹泻等。VP的发病特点是突然、强烈的眩晕、恶心和呕吐，当急性症状减轻时，患者就会有一种持续的不稳定和不平衡感觉、持续的恶心和呕吐症状。由于行走可使症状恶化，而卧床可改善症状，因此这些症状影响患者的独立生活。

眩晕和耳鸣与其他神经功能障碍（如三叉神经痛和面肌痉挛）有相似之处，但从前庭及耳蜗症状可推断出哪部分神经受累：将血管的位置与具体的症状联系起来，血管压迫前庭神经时，主要表现为眩晕和不平衡感；血管压迫耳蜗神经时，主要表现为耳鸣；当两种症状复合出现时，整个神经根交叉受压。一项研究表明，NVCC引起的眩晕在发病早期（发病后2年内）持续时间较短（几秒至几分钟）。随着NVCC病程的延长，眩晕时间越长，听力越受影响。NVCC可引起听力正常的低音调搏动性耳鸣或高音调连续耳鸣。有报道描述患者的耳鸣表现为阵发性、搏动性，与眩晕同时发生，并与心搏动同步。

四、辅助检查

（一）MRI

高分辨MRI对神经及血管的清晰显示使得MRI在VP的诊断与鉴别诊断中起重要作用。某项研究中对所有VP患者的MRI检查中均能检测到NVCC，敏感性为100%，特异性为65%，AICA是主要的责任血管，小脑后下动脉、静脉和椎动脉较为少见。有研究认为NVCC可能是前庭阵发性运动的基础，而神经成角可能是一种更为特殊的影像学特征。然而NVCC现象在正常人群中亦有发生，所以不能仅依靠MRI提示的NVCC现象作为诊断VP的依据，可利用MRI检查进行鉴别诊断，以排除无NVCC病例及其他颅内病变引起的眩晕。

（二）BAEP

脑干听觉诱发电位（brainstem auditory evoked potential，BAEP）是一项常用于检测听觉传导通路情况的客观指标。缺血、压迫、炎症引起神经纤维脱髓鞘导致脑干神经和前庭蜗神经功能紊乱等可造成BAEP的异常表现。研究示VP患者行BAEP检查的异常率为86%，Ⅰ～Ⅲ波峰间期及其耳间差的延长对VP的诊断有意义。且Ⅰ～Ⅲ波峰间期、耳间差的延长及蜗神经的损害随着病程的延长也越发明显及严重。但BAEP阴性也不能排除VP的可能，因此在VP的诊断中BAEP有一定的参考价值，但不能作为绝对标准。

（三）VEMPs

前庭诱发肌源性电位（vestibular evoked myogenic potentials，VEMPs）是一种能分别反映前庭上、下神经功能状态的检查方法，其中前庭上神经功能状态主要与眼性前庭诱发肌源性电位（oVEMPs）有关，前庭下神经功能状态主要由起源于球囊的颈性前庭诱发肌源性电位（cVEMPs）反映。有报道显示 VP 患者的 VEMPs 检查可表现为引出率降低、振幅减低、潜伏期延长等，并对于明确 VP 的患侧有一定意义。目前对于 VEMPs 在 VP 中的表现尚无大样本数据的研究，其对 VP 的诊断作用尚无定论，可将 VEMPs 作为常规检查，对 VP 患者进行鉴别诊断及预后评价。

（四）其他辅助检查

关于 VP 患者的眼震视图特点目前尚无结论。在一项 22 例 VP 患者的视频眼震检查中，77% 的患者有持续的位置性非 BPPV 型眼球震颤；70% 的患者可由 3 分钟过度换气试验诱发眼震，纯音测听在 VP 患者中可有 46%；7%～85% 的患者发现听觉减退；10% 的患者冷热试验提示前庭功能过度敏感。视频头脉冲在 VP 患者中的应用目前尚无大样本研究。这些试验在 VP 患者中的研究较少、阳性率低，不能为 VP 的诊断提供依据。

五、诊断标准

（一）确定的 VP（需满足下述每一项）

（1）至少有 10 次自发性旋转性或非旋转性眩晕发作。
（2）发作持续时间少于 1 分钟。
（3）症状刻板。
（4）卡马西平/奥卡西平治疗有效。
（5）不能用其他诊断更好地解释。

（二）很可能的 VP（需满足下述每一项）

（1）至少有 5 次旋转或非旋转性眩晕发作。
（2）发作持续时间少于 5 分钟。
（3）眩晕为自发性或由特定头位变化诱发。
（4）症状刻板。
（5）不能用其他诊断更好地解释。

六、鉴别诊断

VP 临床表现主要为反复的眩晕发作。因其临床表现与其他眩晕疾病较为相似，临床易误诊。有报道称分别有 73% 和 75% 的 VP 患者被误诊为梅尼埃病和良性阵发性位置性眩晕，需与其他可引起眩晕的疾病进行鉴别。

（一）梅尼埃病（Ménière disease，MD）

MD 是一种以膜迷路积水为主要病理特征的常见特发性内耳疾病，好发于 30～50 岁，性别差异不显著，通常以单耳受累为主，典型临床表现为发作性眩晕、波动性听力下降、耳鸣和耳胀满感，持续时间为 20 分钟到数小时，可依据完整的病史及听力学检查进行诊断。

（二）良性阵发性位置性眩晕（benign paroxysmal positional vertigo，BPPV）

BPPV 为最常见的周围性眩晕疾病，症状主要由半规管结石脱落引起，后半规管最常受累。因特定头位的改变而眩晕，有潜伏期，发作可持续数秒钟，并伴恶心、呕吐等自主神经症状。眼震可由 Dix-Hallpike 试验诱发，目前治疗首选耳石复位。

（三）前庭性偏头痛（vestibular migraine，VM）

VM 以持续发作的眩晕为临床表现，持续时间为 5 分钟~72 小时。大多数患者发作时伴偏头痛样症状，如单侧搏动性头痛、视觉先兆、畏光及畏声等。目前仍以经验性治疗为主，药物以钙通道阻滞剂及 β 受体阻滞剂为主，主要依据临床症状进行诊断。

（四）Tumarkin's 耳石危象（前庭性跌倒发作）

突然的跌倒发作通常不伴有眩晕，且大多发生在已知的梅尼埃病患者中，尤其在站立时多见。而 VP 可发生在任何体位。

（五）卒中或 MS 后的阵发性脑干发作

伴眩晕、构音障碍或共济失调的阵发性脑干发作可能很难与 VP 相鉴别，因为它们对小剂量卡马西平也有反应。研究表明，它们可能为 MS 斑块或腔隙性脑梗死引起的脑干病变所致，也可能导致脑干通路内相邻的神经纤维假性突触放电。在这种情况下，使用脑干薄层MRI 扫描对诊断十分有帮助。

（六）后循环系统——短暂性脑缺血发作

短暂性脑缺血发作以孤立性眩晕发作最常见。

（七）惊恐发作

根据 DSM-5，惊恐发作的诊断标准：突然而来的强烈恐惧或不适，在此期间，下列症状中的 4 个（或 4 个以上）会突然发生并在数分钟内达高峰：头晕、不稳、头昏或晕厥；恶心或腹部不适；心悸和（或）心率加快；出汗；震颤或发抖；呼吸急促或窒息感；哽咽感；胸痛或不适；现实解体或人格解体；害怕失去控制或精神失常；濒死感；感觉异常；发冷或潮热。惊恐发作通常比典型的 VP 发作时间更长。询问患者哪种症状首先出现，可能有助于与 VP 相鉴别。

（八）外淋巴瘘

外淋巴瘘（和上半规管裂综合征）的主要症状：由压力变化引起的眩晕发作（如咳嗽、按压、打喷嚏、提重物、噪音），可伴有周围环境的运动错觉（振动幻视）及伴或不伴听力障碍的姿势异常和步态不稳。眩晕发作可持续数秒至数天，也可在头位改变（如弯腰）和身体发生高度变化（如爬山或飞行）时发生。

（九）发作性共济失调 2 型

发作性共济失调 2 型发作持续时间从数分钟至数小时不等，且 90% 以上的患者有小脑体征，尤其是凝视诱发眼震和下跳性眼震。多在 20 岁之前发病。常需与另一个更少见的疾病相鉴别——发作性共济失调 1 型，其特征是突然的体位变化、情绪和前庭刺激诱发的反复发作的共济失调、头晕和视觉模糊，持续时间约数分钟。患者可有神经性肌强直即持续性自发肌纤维活动。

（十）伴前庭先兆的癫痫

前庭先兆表现为短暂发作的眩晕和眼球震颤。若为伴其他症状的前庭先兆，即所谓的非孤立性前庭先兆，比孤立性前庭先兆更常见。前庭先兆主要见于颞叶癫痫。孤立性前庭先兆常仅持续数秒钟，但较长的发作也曾有报道。

（十一）其他

其他鉴别诊断的主要特点是由特定动作诱发的眩晕反复发作，包括 BPPV（上面鉴别诊断已涉及）、中枢性位置性眩晕/眼震、旋转性椎动脉闭塞综合征（RVAOS）、体位性低血压或少见的桥小脑角囊肿或肿瘤。对中枢性位置性/变位性眼震，变位试验在不同的头位亦可诱发出类似的眼震。对 RVAOS，眩晕发作由左、右向转动诱发，可通过血管造影诊断。与 VP 类似，外周前庭系统兴奋也可以诱发眩晕发作。直立性低血压的症状在站立时出现，且可伴有眩晕和下跳性眼震，诊断的关键是测量卧位、立位血压。

七、治疗

（一）药物治疗

目前一线治疗药物主要是卡马西平、奥卡西平等抗癫痫药物。研究表明卡马西平（200～600 mg/d）或奥卡西平（300～900 mg/d）对 VP 患者有效。卡马西平通过减少中枢神经系统的突触传递，从而改善眩晕症状。研究表明卡马西平对 VP 有良好的治疗作用（平均剂量为 568 mg/d），治疗后眩晕发生率降低 90%，眩晕持续时间缩短，眩晕评分降低。国内外卡马西平剂量的差异可能与种族及体质量有关，且卡马西平单药治疗时应从小剂量开始，逐渐增加至维持剂量，直至控制症状发作。然而，卡马西平的不良反应多，且口服吸收相对较慢。

奥卡西平是卡马西平的 10 - 酮基衍生物，且二者均为钠离子通道阻滞剂。奥卡西平较卡马西平有更好的神经毒性特征，且其风险 - 获益特征优于卡马西平，对卡马西平不耐受者，可使用奥卡西平治疗。研究证实奥卡西平能显著减少 VP 的发作。奥卡西平治疗 VP 疗效显著，不良反应少且程度轻，患者的耐受性及依从性好。然而，目前关于奥卡西平治疗剂量范围对 VP 的影响还没有大规模数据研究，随着治疗时间的延长，如何评价其治疗效果尚待研究。

此外，甲磺酸倍他司汀片可改善由前庭功能障碍所致的眩晕，随着 BMT 的加入，卡马西平和奥卡西平治疗效果及可接受性较单一治疗均有显著提升。因此，在卡马西平和奥卡西平的治疗中 BMT 可能是有效增敏剂。

研究表明，乳酸铵可作为卡马西平或奥卡西平的良好耐受性替代品，且依从性高。但由于样本量少，无安慰剂对照，治疗剂量未明确，其是否能在治疗 VP 方面取得良好的临床效果仍有待进一步的研究。对卡马西平和奥卡西平不耐受的 VP 患者可用拉莫三嗪、托吡酯和巴氯芬等治疗。

（二）手术治疗

显微血管减压术（microvascular decompression，MVD）是目前治疗神经血管压迫疾病的有效手术方法，目前已广泛应用于 NVCC 所致的三叉神经痛和面肌痉挛等外科治疗。研究认为 MVD 治疗 VP 患者是一种有效的办法。VP 患者行 MVD 治疗后眩晕症状可得到完全缓解或明显减轻，且有效率为 75%～100%。常见的并发症有听力损伤、暂时性面瘫、小脑共济失调、脑干梗死等，但较为少见。采用局麻下锁孔入路显微血管减压术对 VP 患者进行治疗，有效率为 91.7%，并认为其可在术中评价疗效，对 VP 的诊断有一定的临床意义。早期手术减压对有症状的患者是有利的，然而，MVD 在 VP 治疗中的应用仍存在争议。目前手术治疗并不是 VP 患者的首选，应在药物治疗效果差及不耐受药物不良反应时考虑是否具有手术指征并尽早进行手术治疗。

第七节 双侧前庭病

一、概述

双侧前庭病（bilateral vestibulopathy，BVP）也称为双侧前庭功能低下、双侧前庭障碍、双侧前庭损失，是由双侧内耳平衡器官或传导通路受损导致的一种临床综合征。多见于老年人，临床表现有个体差异。患者表现为头晕、振动幻视（走路时感觉物体不停晃动，骑车不晕但走路晕）、闭目行走困难、步态不稳在暗处明显，若两侧病变不对称，也可有眩景。平衡失调、振动幻视最为常见，大多数患者都会出现静止的物体上下或前后运动的视幻觉。

（一）前庭器官

内耳迷路中除耳蜗外，还有 3 个半规管、椭圆囊和球囊，后三者合称为前庭器官，是人体对自身运动状态和头在空间位置的感受器。

（二）迷路

前庭器官位于构造复杂的内耳迷路间。迷路分 2 部分：①与平衡功能有密切关系，包括半规管、椭圆囊及球囊；②与听觉有关，由耳蜗组成。半规管：每侧前庭器官有 3 个半规管，每个约占一直径为 6.5 mm 圆周的 2/3，其横切面直径为 0.4 mm，半规管均相互连接，它们的位置可以想象为坐落在一矩形立体坐标之上，半规管平面彼此互为直角。3 个半规管分别叫作前半规管（上半规管）、后半规管和水平半规管（外半规管）。

二、前庭反应

人体在前庭器官受到刺激时，也会出现一些躯体调节反应，前庭反应中最特殊的是躯体旋转运动时出现的眼球特殊运动，称为眼震，常被用来判断前庭功能是否正常。

眼震主要由半规管的刺激引起，而且眼震的方向也由于受刺激半规管的不同而不同。当人体头部前倾 30° 而围绕人体垂直轴旋转时，主要是两侧的水平半规管壶嵴毛细胞有刺激强度的改变，这时出现的也是水平方向的眼震。具体情况是，当旋转开始时，如果是向左侧旋转，则左侧壶嵴毛细胞受的刺激增强而右侧正好相反，这时出现两侧眼球缓慢向右侧移动，这称为眼震的慢动相；当慢动相使眼球移动到两眼裂右侧端而不能再移时，又突然返回到眼裂正中，这称为眼震的快动相；此后再出现新的慢动相和快动相，反复不已，这就是眼震。当旋转变为匀速运动时，旋转虽在继续，但由于两侧壶嵴所受压力一样，于是眼球不再震颤而居于眼裂正中。只有当旋转停止而出现减速时，内淋巴又由于惯性作用而不能立刻停止运动，于是两侧壶嵴又再现所受压力的不同，但情况正好与旋转开始时相反，于是又引起一阵由方向相反的慢动相和快动相组成的眼震。

临床和特殊从业人员常进行眼震试验以判断前庭功能是否正常。在同样条件下震颤时间过长或过短，说明前庭功能有过敏或减弱，前庭器官受到过强或过长刺激，或刺激未过量而前庭功能过敏时，常会引起恶心、呕吐、眩晕、皮肤苍白等现象，称为前庭植物神经性反应，具体表现为晕船、晕车和航空病。

三、病理生理

双侧前庭病的主要症状可以用前庭 – 眼反射和紧张性迷路反射功能损伤或缺失来解释。

（一）姿势不稳和步态异常，在黑暗环境和不平地面加重

姿势控制机制复杂，在白天或明亮环境，视觉系统基本可以代偿其他姿势控制调节系统功能的缺失。躯体感觉系统也通过骨骼肌肉和皮肤的机械感受器来调节姿势。在黑暗环境中，视觉系统对姿势维持功能降低，容易跌倒，如果行走的地面不平坦，跌倒更容易出现。如果有感觉性多发性神经病，也可以降低感觉系统对姿势的控制能力，出现双侧前庭病核心症状。

（二）视振荡和视物模糊

头部快速转动时，前庭 – 眼反射不能维持目标持续投射在视网膜中央凹，视网膜成像时出现不自主运动，导致视觉敏感度下降，出现视振荡和视物模糊。

（三）空间记忆和定向障碍

完整的前庭功能对空间记忆和定向至关重要。双侧前庭病患者中，空间记忆和定向障碍

者多伴有海马萎缩。单侧迷路疾病患者不出现空间记忆障碍和海马萎缩。

四、病因

双侧前庭病是姿势不稳和跌倒常见的原因之一，尤其是在老年患者中，在门诊眩晕患者中发病率为 2%~7% 。大多数患者疾病初期症状并不明显，当患者就诊时说明已经有非常明显的前庭功能缺失。在疾病初期，少数患者表现为发作性眩晕，持续数秒到数分钟，提示双侧前庭功能失衡，有一侧前庭功能损伤更重，这类患者倾向于自身免疫疾病。

患者的迷路和前庭功能可能同时或先后受累，损伤可急性也可进展缓慢，可完全也可部分受累，可对称也可非对称受累，可合并或不合并听力下降。

双侧前庭病的病因至今不明，通常认为可能合并变性疾病，常见已被确定的病因如下。①药物：主要以耳毒性药物为主，即氨基甙类药物。另外还包括化疗药物和前庭抑制剂。②感染：各种病毒、细菌感染导致中耳、内耳、颅内感染。③肿瘤：包括中耳、内听道、脑干等占位性病变。④内耳疾病：包括先天、后天、外伤所致双侧内耳疾病。⑤中枢病变：主要为小脑退行性变、小脑萎缩、多系统萎缩、多颅神经炎，尤其是海马体萎缩。⑥自身免疫性疾病。⑦其他：结节病、遗传性疾病，退行性变如老年前庭神经节细胞明显减少，80 岁时消失 50% 。

此外，还有约 20% 的双侧前庭功能减退无明确原因。

五、临床症状

临床表现为运动相关的姿势步态不稳和空间记忆及定向障碍，在黑暗环境和不平坦地面行走时，姿势步态不稳加重。通常在平静状态下平卧或坐位时无症状，约 40% 的患者在行走或跑动时出现视振荡，导致不能看清路边物体，头部左右扭动时也可出现视振荡。

六、诊断

通过病史（姿势步态不稳、坐位或卧位消失，空间记忆和定向障碍）和临床检查（双侧头脉冲试验和冷热试验异常）很容易做出可靠诊断。

（一）诊断标准

（1）具有下列症状的慢性前庭综合征。

1）行走或站立不稳，并伴有至少 "2）" 或 "3）" 中的一项。

2）行走或头部/身体快速运动时出现运动诱发的视物模糊或振动幻视。

3）黑暗环境中或地面不平时上述不稳症状加重。

（2）静坐或平躺时症状消失。

（3）下列检查方法可记录到双侧前庭 – 眼反射功能减退或缺失（3 选 1）

1）头脉冲试验或巩膜搜索线圈检查测得双侧水平半规管前庭 – 眼反射增益 <0.6。

2）冷热试验反应减弱（每一侧冷热灌注后眼震高峰的 SPV 之和 <6°/秒）。

3）正弦谐波转椅试验检查（0.1 Hz，Vmax 为 50°/秒）水平增益 <0.1，相位超前 >

68°（时间常数 <5 秒）。

（4）不能归因于其他疾病。

（二）可能的双侧前庭病诊断标准

（1）具有下列症状的慢性前庭综合征。

1）行走或站立不稳，并伴有至少"2）"或"3）"中的一项。

2）行走或头部/身体快速运动时出现运动诱发的视物模糊或振动幻视。

3）黑暗环境中或地面不平时上述不稳症状加重。

（2）静坐或平躺时症状消失。

（3）床旁头脉冲试验提示双侧水平半规管病变。

（4）不能归因于其他疾病。

七、检查

（一）耳蜗神经

在检查耳蜗神经时首先应了解患者有无自觉的耳鸣、耳聋，然后进行听力检查。一般先用钟表或耳语进行检查，应两侧对比，然后用音叉（C128、C256）进行试验。比较准确的方法为用听力计检测。

1. 音叉试验

由于声音传到内耳感受器除经过外耳道与鼓室的气导外，还可借颅骨传导，故听力检查可分气导与骨导 2 种。在进行音叉检查时，常检查的有：

（1）韦伯（Weber）试验：比较患者两侧骨导的强度。检查时，将振动的音叉放在患者前额中央，询问患者两耳听到声响的强度。正常时两耳声响大小相等，称为试验居中；如有听力障碍则两侧不等，称试验偏向一侧，一般在传导性耳聋时偏向患侧，感觉神经性耳聋时偏向健侧。

（2）林尼试验：比较一侧骨导与气导的时间。将振动的音叉置于患者一侧乳突上，待骨导听不到声音时，立即置于耳前测气导。如能听到，则为气导大于骨导的阳性，表示该耳气导正常；如骨导大于气导则为阴性，表示该耳气导障碍，为该侧外耳或中耳病变所致。

（3）施瓦巴试验：比较患者与检查者听力的差别。将振动的音叉置于患者乳突，待其听不到声响时，立即移放在检查者的乳突部，将患者的骨导与检查者相对比。如患者有传导性耳聋，则其骨导时间比正常人（检查者）长；如患者有感觉神经性耳聋，则其骨导时间比正常人短。

根据音叉试验的结果，可鉴别传导性耳聋和感觉神经性耳聋。

2. 听反射

趁患者不备，在患者身后拍手作响，可引起患者瞬目或躲避动作。听反射消失可见于反射径路损害或昏迷的患者。癔病性耳聋时两耳听力"丧失"，但听反射存在，可资鉴别。

3. 听力计检查

检查方法：患者背听力计而坐，将检查气导的耳机戴在患者耳上，测定每个频率的听力，开始时应将声音强度增加到使患者能听清，而后逐渐将声音减弱，到患者仍能听到的最小声音时为止，即为缺损的分贝数。依次检查完各个频率后，用同法检查对侧耳。气导检查完后，将骨导振动器放在乳突鼓窦区，如上法检查骨导。将气导和骨导的记录做成听力曲线。

（1）正常听力：气导和骨导都接近零的水平。

（2）传导性耳聋：气导低音损失较高音为甚，骨导正常或接近正常。

（3）感觉神经性耳聋：气导高音损失较低音为甚，骨导损失和气导相同或较甚。

（4）混合性耳聋：气导低音和高音损失约在同一水平，骨导损失较气导损失轻。

（二）前庭功能试验

检查前庭神经时，首先应询问患者有无眩晕，观察有无眼球震颤与身体倾倒。必要时再做前庭功能试验。

1. 冷热试验

冷热试验是借部分内淋巴液的温度改变，产生内淋巴液流动来刺激半规管内平衡末梢感受器，观察其反应。使内淋巴液变温一般都采用冷水、热水、冷热水交替法。由于温水有损伤耳道黏膜的可能，所以冷水较为常用，根据用水的温度及容量，有多种方法，试验前，都应先检查外耳道，如有感染或鼓膜穿孔，则为禁忌。

（1）冷热水交替法：检查水平半规管时，患者仰卧，头抬高，与水平位成30°（此时水平半规管呈垂直位），先将30 ℃的冷水盛于吊桶内，吊桶挂起较患者头高70 cm，将水冲入外耳道直达鼓膜，冲40秒即行停止。嘱患者向前看，观察眼震的方向和时间，计算时间自冲水开始时起到眼震停止时止，隔5分钟后再试验另一侧耳。然后用44 ℃的热水如上方法试验两耳。冷水试验时，眼震的慢相向试验侧；热水试验时，眼震的慢相向对侧；正常时、冷水和热水试验时眼震的时间为1.5～2.0分钟。热水反应的时间稍短。下侧前庭神经（包括末梢及神经干）麻痹时，同侧的冷水、热水反应降低或无反应。一侧前庭神经有刺激性病变时，冷水、热水反应的眼震时间都延长。

（2）微量法：此方法的缺点是费时，每位患者大约需25分钟。这里介绍的微量法，简单快速。患者仰卧、头抬高30°，使水平半规管呈垂直位，头转向一侧。用1 mL针筒抽取冰水，在直视下鼓膜方向灌注0.2 mL，2秒后头回到抬高30°的中线位置，并观察眼球震颤；如果无反应，则用0.4 mL冰水重复试验；如仍无反应，用0.8 mL冰水复查；还无反应时，用2 mL冰水再试。在任何2个灌注量有反应时，休息2分钟后以同样方法试对侧。亦可在坐位进行，头后仰60°并以同样的方法测定。在正常人中，75%对0.2 mL即有反应；对0.4 mL则全部有反应。如果需要0.8 mL或2 mL才能产生眼球震颤，为前功能减退；2 mL以上无反应则为前庭功能丧失。此试验的缺点是不能提示前庭系统的刺激性病变，也不能应用于已有自发性眼震的患者。

2. 旋转试验

患者坐在旋转试验椅上，头前倾30°（此时两侧水平半规管呈水平位）。然后将椅以20秒旋转10周的速度向右旋转10周，然后突然停止，嘱咐患者注视前方，观察眼震的方向和时间，正常者可见快相向左、慢相向右的眼震，持续20～30秒。休息5～10分钟后，用同法再向左侧旋转，以测定另一侧。旋转试验常因患者的眩晕剧烈或一般情况欠佳而不宜进行。而且眼震的产生是两侧水平半规管同时受刺激的反应结果。其优点是在外耳道有感染或有鼓膜穿孔的患者亦可应用，婴儿可由成人抱着进行。

3. 直流电试验

患者双足并拢站立，闭目。将阴极置于患者手中或胸骨上，阳极置于耳后乳突。然后慢慢将电流逐渐增大，正常者，当电流达5～7 mA 时，出现慢相向刺激侧的眼震；如果电流至1～2 mA 即有反应，为迷路的应激性增高；如果需要10～15 mA 才能引起反应，则为迷路的功能障碍。直流电试验是直接作用于前庭神经的结果，因此迷路已经破坏而变温试验无反应的患者仍可有反应。如直流电试验无反应，则提示前庭神经已完全破坏。

4. 头脉冲试验

头脉冲试验又称为甩头试验，是床边了解前庭功能的主要方法之一。该试验能够较为直接地反映外周前庭感受器功能的完整性。

（1）方法：用双手扶住患者的头部，在患者注视一个正前方目标或视靶的情况下，快速转动头部。例如，让患者始终盯住检查者的鼻子，检查者从正前方起始快速向左或向右大约10°左右转动患者的头，频率在2 Hz 左右。注意受检者的眼球运动情况。倘若前庭功能正常，患者的眼球会一直停留在检查者的鼻子上。实际上，头部朝向一侧的转动，造成同侧前庭感受器的兴奋，引发同侧眼球的内直肌和对侧外直肌收缩，导致眼球朝向头部转动的反方向移动，从而保持了前面视靶在视网膜中的成像稳定与清晰。

（2）阳性：头脉冲试验检查异常，提示外周性前庭疾患，异常侧为病变侧，如内耳或前庭神经疾患造成外周反射环路的损害。

（3）阴性：检查结果正常，但不能排除中枢性疾患的可能。即使存在中枢性疾患，若没有累及外周反射弧通路，检查结果可能正常。对中枢性急性眩晕患者来说，头脉冲试验检查正常排除了外周性疾患，提示中枢性疾患的可能。

八、鉴别诊断

（1）不伴有双侧前庭病的小脑性共济失调。

（2）下跳性眼震。

（3）功能性头晕：持续性姿势－感知性头晕、恐惧性姿势性头晕、视觉诱发的头晕。

（4）单侧前庭病变。

（5）前庭抑制剂的使用。

（6）中毒。

（7）直立性震颤。

（8）视觉异常（视振荡为著）。

（9）周围神经病。

（10）运动障碍疾病：帕金森病、非典型帕金森综合征、多系统萎缩。

（11）正常颅压脑积水导致的中枢性步态异常、额叶步态异常疾病、下半身帕金森病、皮质下血管性脑病或多发性硬化。

九、治疗

（一）注意事项

BVP 的治疗有以下 4 方面。

（1）对患者的宣教十分必要，应向患者详细地解释其病因、疾病类型、发病机制、症状发生原因、疾病过程及结果等，常仅通过将相关情况告知患者即可减轻患者的一些主观症状。

（2）患者可通过前庭康复锻炼促进中枢代偿和视觉与本体觉的替代作用而加快对前庭功能丧失的适应。美国物理治疗协会发布了外周前庭功能低下前庭康复的临床指南。前庭康复锻炼对单侧外周前庭功能障碍患者的效果已获证实，但对 BVP 的效果需进一步观察。近年来研究显示，传统的或虚拟现实环境下的前庭康复锻炼均有助于 BVP 患者的平衡功能康复。

（3）应尽可能地促使前庭功能康复。对于浆液性非化脓性迷路炎所致脑膜炎和一些自身免疫性内耳疾病的患者，其前庭功能障碍有可能得到康复。如存在自身免疫病的临床表现或内耳组织抗体检测阳性，可尝试免疫治疗。此外，针对病因治疗亦很重要，在部分病例可收到一定的效果。前庭植入也是一种治疗选择，并已显示出良好效果。研究显示，噪声前庭信息传入也可改善患者的行走能力，已被尝试用于 BVP 患者。

（4）尽可能地防止前庭功能障碍进一步加重。

（二）康复训练

积极参加康复训练是缓解症状的有效方式，如凝视稳定性的替代性练习；改善动态、静态姿势稳定性的练习；促进前庭 - 眼反射适应的练习。同时重视心理治疗，解除恐惧心理，建立治愈信心，正确对待休息与锻炼。

（三）前庭刺激练习

1. 平躺训练

（1）眼球追踪练习：先慢后快（每个动作重复20遍）。①上下运动：双眼向上看，再向下看；②左右运动：双眼向一侧看，然后转到另一侧；③远近注视：一手持笔，平举到胸前一臂距离，眼睛注视着笔，将笔从一臂距离处，逐渐移近到鼻子前面 15 cm 处，训练人双眼始终注视着笔。

（2）前庭 - 眼反射练习：先以慢速，后逐渐加快速度（每个动作重复20遍）。①一手持笔，平举到胸前一臂距离，眼睛盯住笔，头上下动，头动的速度先慢，后根据情况加快速度；②一手持笔，平举到胸前一臂距离，眼睛盯住笔，头左右摇动，头动的速度先慢，后根据情况加快速度。

2. 坐位训练

（1）眼球追踪练习：先慢后快（每个动作重复 20 遍）。①上下运动：双眼向上看，再向下看；②左右运动：双眼向一侧看，然后转到另一侧；③远近注视：一手持笔，平举到胸前一臂距离，眼睛注视着笔，将笔从一臂距离处，逐渐移近到鼻子前面 15 cm 处，训练人双眼始终注视着笔。

（2）前庭－眼反射练习：先以慢速，后逐渐加快速度（每个动作重复 20 遍）。①一手持笔，平举到胸前一臂距离，眼睛盯住笔，头上下动，头动的速度先慢，后根据情况加快速度；②一手持笔，平举到胸前一臂距离，眼睛盯住笔，头左右摇动，头动的速度先慢，后根据情况加快速度。

（3）做耸肩运动，前后旋转 20 次；做转肩运动，左右旋转 20 次。

（4）左脚旁边的地上放一个物品（如网球），用左手弯腰捡起，做 10 次，再将物品放到右脚旁边，弯腰用右手捡起（如果腰背部有问题，需要格外当心）。

3. 站立位训练

（1）眼球追踪练习：先慢后快（每个动作重复 20 遍）。①上下运动：双眼向上看，再向下看；②左右运动：双眼向一侧看，然后转到另一侧；③远近注视：一手持笔，平举到胸前一臂距离，眼睛注视着笔，将笔从一臂距离处，逐渐移近到鼻子前面 15 cm 处，训练人双眼始终注视着笔。

（2）前庭－眼反射练习：先以慢速，后逐渐加快速度（每个动作重复 20 遍）。①一手持笔，平举到胸前一臂距离，眼睛盯住笔，头上下动，头动的速度先慢，后根据情况加快速度；②一手持笔，平举到胸前一臂距离，眼睛盯住笔，头左右摇动，头动的速度先慢，后根据情况加快速度。

（3）做耸肩运动，前后旋转 20 次；做转肩运动，左右旋转 20 次。

（4）从坐位站起来，眼睛睁开做 10 遍，眼睛闭上做 10 遍。

（5）从坐位站起来，转个圈再坐下，重复此过程 10 遍，记住在转的过程中顺时针和逆时针交替做。

（6）在比眼睛高的位置双手互相抛球（重复 20 次）。

（7）左脚在前、右脚在后站立，从胯下在膝盖以下高度双手互相抛球（重复 10 次，换右脚在前、左脚在后重复 10 次）。

（8）睁眼单脚站立（每个脚分别站立 10 秒，做 3 次），闭眼双脚分别单独站立，各重复 3 次，每次 10 秒（保证站立不稳、要摔倒时周围有物体可扶，如桌子）。

（9）脚跟对脚尖走直线（每次走 10 步，共走 5 次）。

4. 前庭适应性和稳定性练习

（1）患者双脚尽可能靠拢，必要时双手或单手扶墙保持平衡，然后左右转头，其后单手或双手不扶墙站立，时间逐渐延长并仍保持平衡，双脚再靠拢些。

（2）患者步行，必要时他人给予帮助。

（3）患者练习在行走中转头。

（4）患者应双脚分开与肩同宽站立，直视前方目标，逐渐使支持基底变窄，即双脚间距离缩短至 1/2 足长。在进行这一训练时前臂首先伸展，然后放置于体侧，再交叉于胸前，在进行下一个难度训练之前，每一体位至少保持 15 秒。训练时间总共为 5 ~ 15 分钟。

（5）患者双脚分开与肩同宽站立，直视前方目标，逐渐使支持基底变窄，即双脚间距离缩短至 1/2 足长。在进行这一训练时，双眼先断续闭拢，然后闭眼时间逐渐延长。与此同时，前臂先伸展，然后放置于体侧，再交叉于胸前。在进行下一难度训练之前，每一体位至少保持 15 秒，训练时间总共为 5 ~ 15 分钟。

（6）患者站立于软垫上，可从站立于硬地板开始，逐渐过渡到在薄地毯、薄枕头或沙发垫上站立。

（7）患者在行走中练习转圈，从转大圈开始，逐渐变小，两个方向均应练习。

第八节　听神经瘤

一、概述

听神经瘤是指起源于听神经鞘的肿瘤，为良性肿瘤，确切的称谓应是听神经鞘瘤，是常见颅内肿瘤之一，占颅内肿瘤的 7% ~ 12%，占桥小脑角肿瘤的 80% ~ 95%。多见于成年人，高峰在 30 ~ 50 岁，20 岁以下者少见，儿童单发性听神经瘤非常罕见，迄今为止，均为个案报道。无明显性别差异。左、右耳发生率相仿，偶见双侧性。临床以桥小脑角综合征和颅内压增高为主要表现。

二、病理

听神经瘤多发生在内耳道内或内耳孔区具有鞘膜的前庭神经。由施万细胞发展而来，初期为实质性球形，且包膜完整。压迫迷路动脉而发生内耳缺血，产生前庭、耳蜗的功能障碍。肿瘤生长使内耳道扩大并伸展至小脑及后组脑神经，并使脑脊液循环受阻而产生颅内压增高。听神经瘤的病理组织学检查可概括为 4 种：瘤细胞排列呈小栅栏状；相互交织的纤维束；有退行性变灶及小的色素沉着区；有泡沫细胞。

三、临床症状

根据肿瘤的大小和临床症状出现的顺序，将听神经瘤分为 4 期。

第一期：管内型（肿瘤直径 1 ~ 10 mm），肿瘤生长早期，首先分别出现听神经刺激和破坏症状，患侧耳鸣，随后转为进行性耳聋及头晕，最后该侧听力完全丧失。

第二期：小型肿瘤（肿瘤直径 1 ~ 2 cm），表现为面神经和三叉神经受累症状。初期即有角膜反射减弱或消失，患侧面部麻木、知觉减退。鼻唇沟变浅、睑裂稍大、舌前 2/3 味觉减退。还可出现轻度小脑症状。

第三期：中型肿瘤（肿瘤直径 2 ~ 3 cm），向下发展，可压 IX、X、XI 等脑神经，出现声音嘶哑、吞咽困难。小脑症状加重，患侧肢体共济失调、眼球震颤、肌张力低下、走路步态不稳。肿瘤压迫脑干，可出现对侧锥体束征。

第四期：大型肿瘤（肿瘤直径 > 3 cm），病程晚期，由于导水管、第四脑室受压变形而出现阻塞性脑积水及颅内压增高症状。患者头痛加重、呕吐、视力下降，最后出现慢性甚至急性枕骨大孔疝症状。

四、诊断

（一）典型的听神经瘤具有以下特点

（1）早期症状多从听神经的前庭神经及耳蜗神经损害开始，表现为眩晕、进行性单侧听力减退伴耳鸣。首发症状多为耳鸣及耳聋，耳鸣往往持续时间较短，而耳聋症状发展缓慢，可持续数年或十数年。

（2）肿瘤邻近脑神经损害表现，一般以三叉神经及面神经损害多见，表现为患侧周围性面瘫，或患侧面部麻木、咬肌无力或萎缩。

（3）出现走路不稳、动作不协调等小脑性共济失调症状或一侧锥体束征表现。

（4）头痛、恶心、呕吐、视盘水肿等颅内压增高症状及吞咽困难、饮水呛咳、声音嘶哑等后组脑神经损害表现。

（二）患者早期具有以下症状者应考虑有听神经瘤的可能

（1）间歇性发作或进行性加重的耳鸣。

（2）听力呈进行性减退或突然耳聋。

（3）头晕或体位改变时出现一时性不平稳感觉。

（4）外耳道深部或乳突深部间歇性刺痛。"耳科"阶段的患者除有耳鸣、听力下降外，常缺乏其他神经系统症状和体征，患者大多数到耳科门诊就诊，医务人员应提高警惕。

对于中年前后出现听力减退的患者，无其他原因如外伤、中耳炎等，应想到是否患有听神经瘤。应进行听力和前庭功能检查，以及脑干诱发电位、普通放射线检查等，必要时应行颅脑 CT 及磁共振检查，以便进一步明确诊断。内侧型听神经瘤早期第Ⅷ脑神经症可不明显或不典型。而颅内压增高症状、一侧锥体束征及小脑性共济失调出现较早，病程进展往往较快。相反，外侧型听神经瘤往往以耳聋及耳鸣为首发症状，此症状可持续相当长一段时间，继之以典型的听神经瘤病情发展过程演变。管内型听神经瘤与内、外侧型听神经瘤的不同是往往前庭及耳蜗神经损害症状比较明显，而且面神经症状出现亦较早，其他临床症状比较少见。临床上应结合辅助检查结果综合分析，以便能及早地做出正确诊断。早期诊断微小听神经瘤可使面神经功能保存及听力保存的可能性提高。

五、检查

（一）听力学检查

1. 纯音测听检查

绝大多数听神经瘤患者为单耳感觉神经性耳聋，可为全聋或次全聋；纯音听力图语言频率段下降 25 dB 以上，或为自 3kHz 起听力完全丧失的高频陡降型；少数为平坦或上升型；亦有在某个频率（2 kHz 和 4 kHz 多见）的陡降呈 V 型曲线；少数患者听力正常；也有类似于梅尼埃病的低频听力减退。如用 Bekesy 自动测听仪检查，呈现 III ~ IV 型听力曲线者占 60%，听神经瘤重振现象阳性占 64% ~ 77%，大肿瘤可达 90%。某些听神经瘤有反重振现象，即随声强增大患耳响度增加低于正常耳响度增加。这是患耳响度感觉的产生比正常耳慢得多的缘故。而重振现象的出现被认为与肿瘤压迫内听道血管、耳蜗血液供应被阻断有关。

2. 言语识别

纯音听力损失轻度或中度的病例言语识别有严重障碍：56% 的患者完全丧失言语分辨率或言语分辨率极差，但也有 28% 的患者仍有较好的分辨率。传送复杂的言语要求有大数量的健康神经元，因此神经病变的患者言语识别比纯音听力差得多，也比具有同等纯音听力的耳蜗性聋差，此点具有较大的参考价值。

3. 声阻抗检查

主要观察指标为反射阈和衰减。正常人镫骨肌声反射阈值在纯音听阈上 70 ~ 95 dB，同侧（不交叉）较对侧（交叉）声反射阈值低 3 ~ 12 dB。而听神经瘤患者镫骨肌反射阈值可显著增加或消失，也有正常者和重振现象者。有人报告：无镫骨肌反射者占 29%，镫骨肌反射音衰试验阳性者占 22%，49% 的病例镫骨肌反射在正常范围，17% 有重振现象。做音衰试验时，要用自动记录仪。对正常人用 500 Hz 和 1000 Hz 在听阈上 10 dB 给予持续 10 毫秒的刺激，可引出一恒定镫骨肌反射曲线。蜗后病变者，听觉易疲劳，镫骨肌收缩很快衰减，镫骨肌反射强度在不到 5 毫秒的时间内迅速降低 50%。因此这是一项简单的诊断方法，只是耳蜗性聋听力损失 >60 dB 时就引不出声反射，中耳病变也不能做此项检查。不正常的音衰是蜗后病变的主要特征。听神经瘤的患者绝大多数为同侧阳性，但也有肿瘤在一侧、音衰发生在另一侧的报告。

声阻抗检查仅是诊断听神经瘤的一种辅助手段，应将其结果和其他功能检查结果结合起来看。

4. 听性脑干反应

用高频短声刺激，记录 20 毫秒时程出现的反应波形，波 I 代表听神经动作电位；波 II 来自耳蜗；波 III 来自上橄榄核；波 IV 来自外侧丘系；波 V 来自下丘脑。以波 I、III、V 最明显。

波形分析应注意：①波的振幅是否存在或消失；②各波的潜伏期；③峰间潜伏期，特别是波 I ~ V、波 I ~ III、波 III ~ V 的峰间潜伏期；④两耳波 I ~ V 峰间潜伏期的对比；⑤波的可重复性。一般认为听神经瘤患者波 V 潜伏期（L5）显著延长，超过 6 毫秒以上，两耳波 V 潜伏期差（IDL5）≥0.4 毫秒，I ~ V 间期 >4.5 毫秒即为蜗后病变的阳性指征。

普遍认为听神经瘤患者的 ABR 随肿瘤增大而有进一步改变。肿瘤局限在内听道时，波 II 以后的潜伏期均延长，振幅有改变，波 I ~ III 均清晰可见；中等大肿瘤波 I 存在，波 II 振幅变小，波 V 潜伏期延长或波 II 以后的波形消失；较大肿瘤波 I ~ V 均消失。当肿瘤压迫脑干引起第四脑室移位时，对侧波 V 潜伏期亦可延长。波 I 存在而波 V 消失时，便可高度怀疑听神经瘤，应立即行影像学检查明确诊断。

临床上还有一些情况：①波Ⅰ缺失，此时无法计算波间潜伏期，可测波Ⅴ的绝对潜伏期，当其≥0.7毫秒时有较大价值，但此值易被众多因素干扰，如传导性耳聋等。此时通过耳蜗电图来确定波Ⅰ的特点是很有意义的。②曲线的重复性差可使人怀疑蜗后病变。③不同步问题是蜗后病变的特点。患者主观听阈相对较好，但ABR曲线变化极大，称为"不同步"。有时仅出现波Ⅰ，曲线其余部分无法解释，有时ABR阈值升高，这同样也是一种不同步。

临床上，ABR测听结果是除MRI之外诊断听神经瘤最有效的方法，特别是在早期更有诊断价值。但ABR只有在听阈低于80 dB时才适用。其诊断听神经瘤的假阳性率在1%~20%，所以ABR只能作为影像学检查之前的一项筛选试验。

（二）前庭功能检查

2/3的听神经瘤来自前庭神经支，故前庭功能丧失多少与肿瘤大小呈正相关。其生长过程极为缓慢而逐渐被中枢神经系统代偿，因此由它而产生的平衡失调并不总是使患者就诊的症状。而此时早期的检查（冷热试验）几乎都能发现患侧的前庭功能消失或减退，此乃诊断听神经瘤的常用方法。10%的患者健侧前庭功能也减退，可能是从前庭核发出的纤维经脑桥交叉至对侧时位置较浅、易受大听神经瘤压迫所致。最常见的前庭症状是行走不稳、偏倒，较为罕见的是类似梅尼埃病或前庭神经炎的严重眩晕。

系统的前庭功能检查包括眼震电图（electronystagmography，ENG）和姿势图（posturography，PG）。它们分别从2个侧面评估前庭功能情况。ENG主要是对水平半规管进行测试：PG是对半规管和耳石功能进行测试，其敏感性高于ENG。ENG有4个方面的检查：①自发和位置性眼震；②前庭诱发眼震，常采用旋转试验或冷热试验；③视觉对前庭-眼反射的抑制情况即固视抑制试验；④视动中枢试验。PG即姿势平衡试验中将人体重心摇动情况通过平衡仪描记成图。人体重心摇动的测试分为静态和动态两种。前者即Romberg试验，受检者站立于平衡台上，记录及计算人体重心变化的数据，动态平衡仪的平台及视野均可动，分别测试前庭、视觉、本体觉对维持平衡的贡献。因后者价格昂贵，国内目前还未应用于临床。

目前临床上对诊断有明确意义的检查是冷热试验和前庭诱发肌源性电位。

（1）冷热试验：极少表现为正常。常见的情况是对冷热刺激反应性降低。首先是热水反应丧失，但正常反射者也不能排除听神经瘤。当对冷热刺激反应性降低，伴有下述情况者具有很重要的定位价值：受检者仅有轻微的眩晕或没有眩晕；伴随中枢病变征象者。某统计中的70例听神经瘤中，冷热试验患侧100%不正常，表现为部分或完全性管麻现象。因垂直半规管的纤维在脑桥处交叉，走行到对侧脑桥小脑角的脑桥表层，易被同侧肿瘤压迫，故冷热试验中可出现同侧水平及垂直半规管和对侧垂直半规管功能丧失而对侧水平半规管功能正常，此即为脑桥小脑角占位性病变的特征，称为Barany综合征。

（2）前庭诱发肌源性电位（vestibular evoked myogenic potentials，VEMPs）：近年来VEMPs检查已成功用于评价人前庭-球囊通路。强声刺激在处于紧张状态的胸锁乳突肌表面记录到的短潜伏期双向（P13-N23）肌电图。临床和基础研究都证明该电位P13-N23来源于前庭。Murofushi和Curthoys在关于豚鼠球囊传入的研究中证实该早期电位源于球囊。已有研究证实该检查可用于确定听神经瘤前庭下神经的受累情况。听神经瘤可单独引起球囊、水平半规管和听觉系统的异常。冷热试验用来检查前庭上神经，而 VEMPs 可用于检查前庭下神丘脑通路。该现象与肿瘤起源有关，当然也可能为供应各神经分支的血供阻塞所致。脑桥小脑角病变 VEMPs 有如下特点：①患侧潜伏期延长；②患侧 VEMPs 未引出反应；③患侧 VEMPs 振幅低。当肿瘤 >2.0 cm，并对脑干、小脑构成明显压迫时，P13 和 N23 潜伏期长；当肿瘤 <1.5 cm 时，P13 和 N23 潜伏期一般正常，或即便 P13 潜伏期异常，N23 的潜伏期也正常。

听神经瘤患者早期多无自发性眼震，肿瘤逐渐长大、压迫脑干和小脑后则出现 1~2 度水平型自发性眼震。初期向对侧，继而向患侧，最后发展成两侧。晚期压迫脑干则出现垂直或斜型眼震，80% 的患者可出现位置性眼震和自发性倾倒现象。由于晚期脑干视动传导通路受累，40% 的患者发生视动性麻痹。

临床医生可以对患者进行偏指试验、Romberg 试验及闭目行走试验检查，检查的结果常因病变所处的时期和中枢代偿程度不同而有极大差异。根据代偿情况可存在下述情况：①向肿瘤侧的偏斜，是最典型的周围性前庭功能障碍综合征的征象；②代偿良好者可不出现偏斜；③代偿过度者可出现向健侧的偏斜。

（三）其他神经系统检查

1. 三叉神经功能检查

三叉神经功能检查分运动、感觉和反射三部分。半数患者角膜反射迟钝或消失，面部感觉减退或消失，晚期咀嚼肌、颞肌无力或萎缩，凡出现三叉神经体征时说明肿瘤直径达 2 cm。

2. 面神经功能检查

面神经可被肿瘤挤压、牵拉变得很细很长，有时和肿瘤包膜混在一起无法辨认，但功能上可无症状。中间神经受压，可发生在中耳及乳突区刺痛痒感，外耳道展为面瘫。功能检查有如下几种：眨眼反射、Krarup 电味觉试验、Shirmer 泪觉试验、唾液腺流量试验、面肌电图检查和神经电图检查。其中面神经运动功能的电检查可检测出没有临床病变。

3. 小脑功能检查

可出现静平衡障碍、四肢小脑性共济失调、步态异常、书写障碍、语言呐吃、肌张力障碍、眼球震颤和联合运动障碍。

（四）影像学检查

1. X 线片

1980 年以前听神经瘤的主要诊断方法，只能诊断大于 2 cm 的肿瘤，有 Stenver、Granger 及 Towne 法为岩骨摄片，可以比较两侧内听道形状、后壁长短及直径大小。一般垂直径较健侧大 2 mm 以上，后壁比健侧短 3 mm 以上，断层片见镰状嵴移位 2 mm 以上，考虑听神经瘤。此外，还有内听道碘油造影（可诊断出直径小于 0.5 cm 的肿瘤）、椎动脉脑血管造影、气脑造影及脑室造影等，均因操作麻烦、诊断率不高，现已很少采用。

2. CT

头颅计算机断层扫描仪能清楚显示 1 cm 以上肿瘤的大小和位置，假阴性者仅占 16%。采用 6～8 mL 空气注入蛛网膜下腔进行的内听道脑池 CT 扫描可诊断局限在内听道内的小肿瘤，而 CT 在小肿瘤的诊断上并不理想。有报道指出，小于 1 cm 的肿瘤，CT 报告为阴性而断层 X 线片却能见到其中 70% 的内听道口扩大。

3. MRI

MRI 依靠外周磁场中机体内被激励的核子所发射的射频信号而成像。1982 年应用于临床，虽应用时间很短，但在诊断颅底和颅后窝疾病中，明显优于 CT 扫描。优点：①是软组织间的内在对比，消除 CT 中骨质纹理的影响，使内听道的神经、血管和肿瘤更清晰可见；②通过操纵射频线圈，不用改变患者体位，直接进行冠状面、矢状面和轴位的摄影，而 CT 只能从单一横断面获得图像；③无离子放射性。缺点：缺乏骨信号，要了解骨质病理时，必须进行颅骨和面底的 CT 扫描。听神经瘤图像在神经组织、颞骨周围和脑脊液中有很好的对比性，因此大的听神经瘤用磁共振比用对比剂加强的 CT 扫描更容易诊断，特别是内道时瘤脑干移位显示更清楚。完全局限在内听道的小肿瘤因肿瘤与骨的对比，显示得也很清楚。MRI 是目前最理想的诊断方法。

MRI 的听神经瘤图像所见：T_1 加权像肿瘤呈等信号或低信号强度（与脑实质相比），T_2 加权像则呈高信号强度，边缘清楚，当肿瘤内有出血或坏死时，可呈现低、高信号强度相混杂。位于内听道的小听神经瘤可使内听道扩大。

六、鉴别诊断

（1）听神经瘤早期出现的眩晕应与内耳眩晕、前庭神经炎、迷路炎及各种药物性前庭神经损害相鉴别。前者有进行性耳聋并伴面神经功能障碍。

（2）耳聋应与内耳硬化症、药物性耳聋相鉴别。听神经瘤都有前庭神经功能障碍。

（3）与脑桥小脑角其他肿瘤相鉴别。①上皮样囊肿：首发症状多为三叉神经根刺激症状，听力下降多不明显，前庭功能多属正常。CT、MRI 可协助鉴别。②脑膜瘤：耳鸣与听力下降不明显，内耳道不扩大。③脑干或小脑半球胶质瘤：病程短、脑干或小脑症状出现较早，早期出现锥体束征。④转移瘤：起病急，病程短，其他部位可能找到原发癌。

七、治疗

目前听神经瘤的治疗方法有 3 种：①手术切除，是公认的首选方法。依手术是否能够保留听力又分为保留听力的听神经瘤手术和不保留听力的听神经瘤手术。②观察和等待，适用于年龄 >70 岁的内听道微型听神经瘤。③立体定向放射治疗，适用于有外科手术禁忌，患耳听力好、健耳听力差者。

手术治疗适应证：①症状进行性加重者（年龄大而症状轻者除外）；②手术有可能保留住残存的有用听力者；③观察随访中，肿瘤增大者（肿瘤小至中等大的老年患者除外）；④复发肿瘤的年轻患者；⑤放疗后肿瘤继续增大者。

放疗或伽马刀治疗适应证：①症状轻且肿瘤为小或中等大，观察随访中肿瘤增大的年老患者；②肿瘤次全切除后复发者；③有内科系统疾患而手术危险性大者；④拒绝手术治疗者。

密切观察的适应证：①长时间仅有听觉损害症状者；②年老且症状轻者；③偶然扫描发现肿瘤者；④拒绝治疗者。

（一）手术治疗

1. 手术适应证及手术时机的选择

随着经验的积累、医学的进步，目前听神经瘤的手术治疗目标已达到：①安全切除肿瘤，全切率＞99％，死亡率＜1％；②无严重神经系统后遗症，如术后昏迷、偏瘫、延髓麻痹等；③面神经功能保留率在小型听神经瘤＞95％，大型听神经瘤＞60％；④对有实用听力者争取保存好的听力。因此，听神经瘤的治疗实际上进入了功能保全发展的时代。

听神经瘤的生长速度在个体间差异较大，现在手术由过去的挽救生命向保存功能方面发展。听神经瘤大多数是良性肿瘤，手术的最终目标是在尽可能完整切除肿瘤的前提下保存功能。

高龄患者的听神经瘤增长速度慢、临床症状轻、肿瘤较小时，原则上用保守治疗。在观察中根据增大的速度，再决定手术的时期。高龄患者中的中等大至大肿瘤，要根据有无中枢神经症状而决定是否手术，症状轻时还是保守治疗和随诊观察。对下述患者可暂缓手术：①患其他严重的全身性疾患，手术威胁生命者；②全身情况良好，但手术可能致全聋者，如在对侧耳已有重度聋或听力完全丧失者，但肿瘤已危及生命者例外；③年老体弱或内听道外的瘤体小于 1 cm 且听力在有用水平者。对这几类患者要严密随访观察，若肿瘤迅速增大并出现与肿瘤相关的症状，应进行手术。

双侧听神经瘤者，若要保留残存的听力，可采用经乙状窦后或经颅中窝入路，肿瘤直径小于 1 cm，但有重度听力损失的年轻患者，适合经迷路途径手术。即使这些患者的肿瘤生长缓慢，但基于年龄，肿瘤很可能增大至需手术的程度，此类患者无须延缓手术时间，宜在瘤体较小、易切除的时机内手术。

决定是否适合手术最困难的情况是具有较好听力、瘤体较小的年轻患者，最好的办法是让患者自己来选择下列几种治疗方案：①暂时观察；②采用有可能保留听力的手术径路进行手术；③采用虽然丧失听力但术后面瘫和并发症发生率最低的路径切除肿瘤。手术切除应是首选的治疗方法，对于有实用听力的内听道内听神经瘤可以观察、定期做影像学检查（MRI）。不能耐受手术的小听神经瘤可行立体定向放射治疗。

2. 手术原则和目标

听神经瘤手术原则为切除肿瘤，尽可能保留面、听神经功能。听神经瘤手术治疗目标为安全地全切除肿瘤：全切率＞99％，死亡率＜1％；无严重神经系统后遗症，如偏瘫、延髓麻痹等；面神经功能保存率＞90％；对有实用听力者争取保存听力。

3. 常用手术径路

现在听神经瘤手术已有很多径路，还有一些改良的和联合的径路。这些径路共同的要求是能保证肿瘤完整切除，控制可能发生的颅后窝出血，尽量减少对脑干和小脑的损伤；再就是术中能比较可靠地辨认面神经。通常听神经瘤手术入路有3种：经乙状窦后入路、经颅中窝入路、经迷路入路。其各有优缺点及适用范围，手术入路的选择与肿瘤大小、肿瘤位置、肿瘤侧耳和对侧耳听力的影响程度、患者的要求及手术医生组的偏爱和技术熟练程度等有关。

（1）经迷路入路：最初听神经瘤手术仅限于肿瘤的部分切除，且没有找到分离面神经或进入内听道的有效方法。因不能关闭开放的乳突腔，且术后遗留内听道、脑桥小脑角被暴露于外耳道及发生脑脊液漏的问题，此术式应用较少。

（2）经颅中窝入路：本法并发症发生率及死亡率较低，是一种安全、可靠的径路，已被许多国家和学者所应用。

经颅中窝入路的手术指征：①需切除内听道内，特别是位于靠内听道底部小的听神经瘤者；②在特发性面瘫、颞骨骨折及肿瘤切除后面神经麻痹需行面神经鼓室段及迷路段减压者；③选择性前庭神经切断者；④双侧听神经瘤需内听道减压者。

经颅中窝入路主要用于切除突入脑桥小脑角、小于1 cm的内听道听神经瘤。累及内听道底部的肿瘤是本手术径路的最佳适应证。要求保存听力的患者多为具有实用听力者，即纯音听力损失不超过40 dB、言语识别率不低于80%者。ABR潜伏期轻微延长，眼震电图示前庭上神经反应减小，这些检查结果提示，肿瘤位于内听道的上部腔隙，位于这一部位的肿瘤通常较少累及耳蜗神经，但是使面神经移位，而不位于面神经的深侧。

经颅中窝入路有下列优点：①肿瘤切除的大部分手术操作是在硬膜外进行，并发症少；②经此径路可以开放整个内听道后壁，以利于完全切除肿瘤；③在内听道底部易准确找到面神经，切除这一部位瘤体时便于分离和保护面神经。

经颅中窝入路有下列缺点：①经此径路多需经面神经的深侧切除肿瘤，所以它对面神经的骚扰较经迷路入路大；②术中或术后因出血需暴露颅后窝时，此径路受限制。

（3）经乙状窦后入路：距耳后沟4 cm处做一弧度较大的倒C型切口，深至骨面，同时将皮肤与软组织分离，翻向前方。暴露乙状窦后区，于上、下颞线间在顶、枕、颞交接处做一骨窗，大小为4 cm×5 cm。暴露颅后窝侧方的硬脑膜，可至见上方的横窦及前方的乙状窦后缘。切开硬脑膜，注意勿损伤横窦和乙状窦。在脑棉的保护下，用脑压板将小脑半球向后内方轻轻推移，显露脑桥小脑角池。此时可见其前方为颞骨岩部的后面。上方有小脑幕，下方为颅后窝底部，肿瘤位于其中，且在岩部后面的骨面处。仔细分离面神经和耳蜗神经，如肿瘤很大尚需游离出三叉神经和（或）舌咽神经，且勿损伤小脑下前动脉。切开肿瘤被膜，行肿瘤囊内切除。

4. 术后主要并发症

术后主要并发症有脑干损伤、出血与血栓形成、脑膜炎、脑脊液漏、张力性气颅与面神经麻痹。

（1）脑干损伤：除剥离肿瘤包膜时对脑干产生的直接损伤外，小脑后下动脉及小脑前下动脉损伤导致延髓、脑桥部分软化坏死，是听神经瘤手术后死亡的重要原因。

（2）出血：此为最严重的并发症，约有2%的患者发生。如采用积极的治疗措施，多数患者得救。预防的最好办法是在术中要彻底止血，治疗办法是经CT检查确定后，紧急将切口打开清除血肿。

（3）脑脊液漏与脑膜炎：术中宜用骨蜡将乳突气房严加封密。如已发生脑膜炎，应用适宜的抗生素与支持疗法治疗。不论有无颈项强直，都应做腰椎穿刺检查，以求明确诊断与治疗。脑脊液漏可行腰穿置管持续引流脑脊液。

（4）张力性气颅：为坐位手术常见并发症，宜紧急行 CT 检查，一经确诊，双侧额部钻孔，硬脑膜下置管引流，常能迅速好转得救。

（5）面神经麻痹：在手术过程中，尽管在手术显微镜下进行剥离，但仍有可能产生损伤。如损伤发生在内听道内，可于对端缝合或用硅胶管套在神经两端；如损伤发生在颅后窝，则很难用对端缝合，最好是采用面-副神经和面-舌下神经吻合术。

（二）观察和等待

听神经瘤生长方式有 4 种类型：持续生长、不生长、开始不生长但随后持续生长、负生长，有文献报道，大约 10% 的肿瘤停止生长或反而缩小，9%~13% 的肿瘤生长很快。肿瘤生长率与肿瘤第 1 年生长速度有关。其生长率差别很大（计算肿瘤年生长率的方法：肿瘤直径/病程和肿瘤体积/病程）。

生长特点不能反映全部患者的生长率；但也为极少部分患者选择观察提供了依据。此外，仅凭最初的观察会延迟治疗，使病情拖延，肿瘤不断增大使治疗难度加大，同时使听力丧失。当然，这在一些老年及健康情况差的患者或肿瘤小的、对侧听力丧失的患者身上是适用的。听神经瘤的生长速率、听觉的神经电生理、影像学和患者的临床监测是观察的关键。

（三）放射治疗

自 1971 年首次报道（1969 年开始应用）用伽马刀治疗听神经瘤以来，放射治疗在听神经瘤也经历了不同时期。早期采用气脑造影技术或空气造影剂对比造影技术标明脑内重要结构；后来采用 CT 显像及治疗计划系统；目前采用 MRI 成像、静脉注射顺磁性造影剂增强，用伽马刀系统将采集的图像输入 Hewlett-pakard 计算机工作站。目前的放射治疗大致分 2 类：①放射外科，即在立体定位技术引导下的放射治疗，如伽马刀和 X 刀。伽马刀：用立体定向三维成像定位方法，把多束高能量放射线准确地汇集于需治疗的靶点上，既毁掉了靶点组织，又对其周围正常脑组织不产生影响。X 刀：由直线加速器、定向仪、定位盒和 3D 计划系统构成，原理是简单的放射束平均叠加。叠加效应是通过多个非共同旋转弧照射而达到的，因靶点已通过适配作用牢固地固定在等中心处，所以仅靶点接受了高辐射的 X 线，而靶点周围 X 线的放射剂量呈锐减性分布。②放射治疗，即适形照射法，包括立体定位放疗法、增强调节放射疗法和三维结构放射疗法等。用小准直器，采用肿瘤中心和边缘不同的照射剂量，即多个等中心点的治疗计划，保证放射准确性，提高靶区的照射剂量，同时减少边缘剂量，使三维剂量更好地分布，与不规则的肿瘤形状吻合。因此也适合小听神经瘤。放射治疗最初用于不适合外科手术的患者，如老年人，肿瘤过大或过小、患耳听力良好、健耳听力差者或 NFII 或患者自行选择。随着医学的进步，放射治疗在预防并发症上更有优势。

目前认为放射外科（SR）和放射治疗（FR）5 年的治愈率已达 90%，因肿瘤范围和不同手术入路的选择，显微外科的听神经瘤术后并发症发生率要高于 SR 和 FR。对于听神经瘤的治疗，可选显微外科和立体定向放射治疗（SRS）中的一个：SRS 术后近期面神经、三叉神经损伤率分别为 0、0，明显低于显微外科的 35%、17%；远期随访 SRS 的面神经、三叉神经损伤率分别为 6.1%、12.2%，而显微外科的损伤率分别是 35.5%、22.0%，而在耳鸣、头痛、平衡失调、吞咽障碍等症状上二者无差别；显然显微外科的住院时间长于 SRS 及围手术期的并发症发生率高于 SRS。在听力保留上 SRS 似乎也优于显微外科。对听神经瘤显微外科手术和 SRS 治疗后听力保留进行比较，其有效听力保留率基本相同，分别为 40% 和 44%；而可测得的听力保留率为 14.4% 和 57.5%，即显微外科可测得听力的损失程度高于 SRS。因此有人提出，肿瘤大于 3 cm、照射后仍进展的，才是显微外科手术适应证，但患者的听力损失还可发生在放疗后肿瘤生长停止时，尽管有时肿瘤未继续生长，但听力仍在恶化，无任何人报告放疗后听力有改善。与保守治疗的同龄人相比，听力下降是一致的。放射治疗的听力损失是典型的延迟状态，通常追踪到放疗 2 年后。免受手术之苦和保全更多的脑神经是开展和接受放射治疗的初衷，虽然治疗中近期出现的面神经功能障碍及其他并发症要少于显微外科，但远期效果目前尚无人统计。当肿瘤持续生长到必须做手术时，更增加了手术难度，如肿瘤与脑干粘连紧密、出血等。

第十一章　全身系统疾病眩晕

第一节　血压相关眩晕

到目前为止，我们介绍了由耳部、脑等器官的障碍直接导致平衡感混乱，引起眩晕的疾病。但是，眩晕也有可能是由全身疾病引起的。其中高血压或低血压这类的血压异常就可以引起眩晕。通常人体会保持一定的血压，所以血液才会顺畅地进入脑循环。如果某些原因导致血液出现异常、血流发生异常，就可能会出现眩晕的症状。由血压异常引起的眩晕通常为非旋转性眩晕，且持续时间相对较短。同时，也会出现耳鸣、头重脚轻、肩膀酸痛等症状。

成年人的正常血压：收缩压（最高血压）120 mmHg，舒张压（最低血压）80 mmHg。如果收缩压高于 140 mmHg，或舒张压高于 90 mmHg，即为高血压。在治疗高血压的过程中，患者会服用降压药，但是如果药效太强，就会引起椎 – 基底动脉供血不足。另外，高血压会导致动脉硬化，进而增加患脑血管疾病的风险，成为引起眩晕的原因。收缩压低于 90 mmHg，舒张压低于 60 mmHg，即为低血压。这时，脑供血不足，也会导致椎 – 基底动脉供血不足。低血压通常不给予治疗，如果低血压引发的眩晕比较严重，可以服用升压药。

一、高血压

（一）病因

高血压会导致动脉硬化，损伤人体很多脏器组织，如心脏、肾脏、脑血管和眼睛等，有些患者就会出现眩晕症状。高血压的病因目前认为主要与遗传因素、年龄因素、精神和环境因素、生活习惯、睡眠不足及其他相关疾病有关。

（二）治疗

1. 非药物治疗

如果高血压发现较早，且血压只是轻度升高（在 145/90 mmHg 左右徘徊），是有可能通过非药物治疗使血压恢复正常的。

（1）减轻并控制体重：肥胖增加了血管的压力和阻力，只此一项就可以导致血压升高，是发生高血压的独立危险因素。

（2）减少钠盐摄入：钠盐摄入量与平均血压值呈正相关，北方人心脑血管病的发病率较南方人高。每天钠盐摄入量应不超过 6 g。

（3）合理膳食：做到饮食有节，荤素、粗细搭配，多吃水果蔬菜，均衡营养。适当食用钾含量高的食物，如菠菜、香蕉、橘子等。摄入钾有利于排钠，降低交感神经的升压反应，且有稳定和改善人体压力感受器的作用。适当食用钙含量高的食物，如奶制品、豆制品和新鲜蔬菜等。钙有细胞膜稳定作用，使血管不易收缩，还可以调节细胞内的钠离子、钾离子浓度，防止血压上升。

（4）适量运动：运动能促进血液循环、加快全身能量代谢，达到减肥、强身健体和降压的目的。可以选择散步、快走、慢跑、骑自行车、游泳等运动。运动是否适量可根据心率来判断，运动适量的心率为最大心率（180 或 170 次/分）减去年龄。如 50 岁的人，运动时心率以 120～130 次/分较为适宜。运动频率一般要求每周 3～5 次，每次持续 20～60 分钟即可。

（5）戒烟：吸烟可导致血管收缩，还会降低人体对降压药的敏感性，是脑血管疾病的独立危险因素。

（6）控酒：饮酒会引起血压波动，减弱降压药物的药效。

（7）减轻精神压力、保持平衡心理：长期的精神压力和焦虑抑郁是引起高血压及其他慢性病的重要原因之一。要努力调整心态，不要对自己、他人及环境要求过高；要积极参加社会和集体活动，必要时寻求心理医生的帮助。

2. 药物治疗

通过非药物治疗仍无法缓解高血压时，就需要药物治疗了。已有证据表明，药物降压治疗可以有效地预防心脑血管疾病。高血压治疗可选择的药物很多，一定要在医生的指导下进行。

二、直立性低血压

直立性低血压为站立后头晕持续数秒至数分钟，坐位或躺下后缓解，可能出现过晕厥。

（一）影响因素

1. 危险因素

老龄或因脱水、高温、过多食入碳水化合物、长期卧床、用了影响血压的药等因素，起立后收缩压下降≥20 mmHg。

2. 多因素

自主神经功能障碍、体液容量减少、血管扩张、贫血、神经反射机制异常。

（二）发病机制

直立性低血压见于 2 种不同的临床背景：自主神经功能衰竭和神经反射性晕厥。自主神经功能衰竭导致的直立不耐受是永久性的，站立后立即发生低血压；而神经反射性（迷走神经性）晕厥的直立不耐受是发作性的，通常具有额外的诱发因素，起立后延迟发生。这两种情况的症状类似：发热感、腹部不适、头重脚轻、注意力不集中、黑蒙或眼花、耳鸣。

1. 诱发或加重直立性低血压的病因

盐/体液消耗，长期卧床，发热，高温，过度换气，药物因素（利尿剂、血管扩张剂、降压药、多巴胺类药、抗胆碱能药），贫血，双侧颈动脉狭窄。

2. 神经反射性晕厥的诱发因素

长时间站立于闷热的环境，恐惧/无助情绪，晕血或晕针，静脉穿刺或其他有创性的医疗操作，突然疼痛，排尿。

体位性心动过速是直立性低血压的一种变异表现。患者站立时心率可增加至 120 ~ 170 次/分，并能感觉到如注意力减退和头重脚轻等直立性低血压的部分症状，但直立位时血压却正常或仅有轻微降低，其部分原因可能是同步发生的过度换气引发脑血管痉挛。

站立时脑血流灌注的维持主要取决于交感神经纤维介导的外周血管收缩情况和脑部血管的自身调节能力。这些功能随年龄增长而下降，即使是年轻人，在某些特殊情况下这种功能也可能受到影响。在神经反射性晕厥中，血压下降常发生在长时间站立后，这期间体液积聚于腿部从而减少了静脉血向心脏的回流，或特定因素引起交感神经兴奋反射的中断，导致外周血管扩张，这种情况的发生原因目前还不清楚。直立性低血压产生的头晕与迷路缺血无关，而与大脑皮层广泛的低灌注有关。这将导致空间定向感觉的信号传递受损、注意力和认知力受损，或可导致意识丧失。

（三）检查方法

对老年头晕患者和抱怨直立性头晕的人，起立后应立即测量其直立血压并监测 3 分钟。收缩压下降≥20 mmHg 或舒张压下降≥10 mmHg 就有诊断价值。在无症状期，不易发现直立性低血压，为提高阳性率，最好在早晨或餐后监测血压。安静状态下的高血压与直立性低血压的诊断并不矛盾，相反，直立性低血压在接受高血压治疗的老年患者中最为常见。此外，自主神轻的患者在仰位时血压常会增高。直立性试验过程中的心率检查进一步提供有帮助的诊断线索，固定不变的心率提示有自主神经系统疾病。

（四）治疗

（1）首先需要减少或替换影响直立耐受的药物。

（2）其次需要增加盐（额外加 3 ~ 6 g）和液体摄入（每天 3 ~ 4 L）。

（3）睡觉时头和躯干抬高 30° ~ 40° 可防止卧位高血压和夜间压力性尿钠增多，从而维持血容量。

（4）腿部经过等长锻炼能提高肌张力，有助于更多的静脉血回流至心脏；量身定做的齐腰袜子也有效但不易接受；应避免热浴。

（5）高血压患者如果没有心力衰竭，发生直立性低血压时应该给予相同治疗。为防止卧位高血压，患者应该白天保持直立姿势，晚上服用降压药。

（6）少量多餐，含咖啡的低碳水化合物饮食对餐后低血压有益。

（7）避免神经反射性晕厥的核心是需要患者了解该病的发病机制和诱发因素，并消除其紧张情绪。直立训练可能是最有效的方法：倚墙而站，双脚并拢并离墙 15 cm，反复进行"蹲—站—蹲—站"训练，每次 20 ~ 30 分钟，持续 1 个月以上。

（8）健康教育。主要是教人们学会如何起床：先坐起来，等 1 分钟后再站起来。患者倚墙站立，双脚并拢并且离墙 15 cm，每天做 20～30 分钟起蹲动作，坚持 1 个月。

（9）当行为治疗无效时，有必要采取药物干预：α_1 肾上腺素受体激动剂米多君（10 mg，每天 2～3 次，起始药量为 2.5 mg，避免睡前服用），或醋酸氟氢可的松（起始药量 0.1 mg/d，缓慢加量），均有效。对伴有贫血的自主神经障碍患者，联用促红细胞生成素有效（4000 U，皮下注射，1 周 2 次，连用 6 周）。β 受体阻滞剂曾被主张用于预防神经、心源性休克。

第二节　心血管疾病性眩晕

一、锁骨下动脉盗血综合征

已在第九章中枢性眩晕中阐述。

二、颈动脉窦综合征

颈动脉窦或其附近有病变时（动脉粥样硬化、动脉炎、颈动脉体化学感受器瘤、近窦处的炎症、肿瘤、淋巴结肿大、人为压迫等），颈动脉窦因激惹而反射性过敏，引起迷走神经兴奋、心率减慢，或引起交感神经的血管抑制纤维兴奋而使血管扩张、血压下降，进而产生发作性眩晕或晕厥。

（一）发病诱因

发病诱因大多是突然引起颈动脉受压的因素，如急剧转颈、低头、刮面、衣领过紧等。

（二）临床表现

患者出现晕厥，在意识丧失前可有眩晕，意识丧失时间一般较短，多在数分钟以内，少数病例有抽搐。多数患者有明显的窦性心动过缓或房室传导阻滞，偶可发生窦性停搏。部分患者伴有血压下降而心率改变不明显，亦有患者心率及血压变化不大，但有广泛性脑供血不足的症状。

（三）协助诊断检查

1. 颈动脉窦按摩

颈动脉窦按摩应在心电图监测下进行，先按摩左侧，需要时再按摩右侧，两侧不能同时进行，每次按摩时间不得超过 20 秒。正常时心率减少在 5/min 以下，血压下降不超过 10 mmHg，如出现意识丧失即阳性。颈动脉窦按摩有一定危险性，还可诱发心搏骤停、脑梗死等，应严格掌握适应证和禁忌证。

2. 封闭颈动脉窦

发作频繁时以普鲁卡因封闭颈动脉窦，如发作减少可协助确诊。

第三节　脑血管性眩晕

脑血管性眩晕最常见的就是后循环缺血。

一、定义及概述

后循环缺血是指后循环的颈动脉系统短暂性缺血发作（TIA）和脑梗死。其同义词包括椎－基底动脉系统缺血、后循环的 TIA 与脑梗死、椎－基底动脉疾病、椎－基底动脉血栓栓塞性疾病。鉴于 MRI 弥散加权成像发现约半数的后循环 TIA 有明确的梗死改变且 TIA 与脑梗死的界限越来越模糊，因此用后循环缺血涵盖后循环的 TIA 与脑梗死，有利于临床操作。后循环缺血的认识历史：20 世纪 50 年代，人们发现一些 TIA 患者有颈动脉颅外段的严重狭窄或闭塞，推测这导致血管分布区组织仅靠侧支循环供血，处于相对缺血状态，称为"颈动脉供血不足"。将此概念引申到后循环，产生了"椎－基底动脉供血不足"的概念。可见，经典的椎－基底动脉供血不足概念有 2 个含义：临床上是指后循环的 TIA，病因上是指大动脉严重狭窄或闭塞导致的血流动力学性低灌注。20 世纪 70 年代后，明确颈动脉系统缺血只有 TIA 和梗死两种形式，"颈动脉供血不足"概念即不再使用。然而，由于对后循环缺血认识的滞后，椎－基底动脉供血不足概念仍被广泛使用，并产生一些不确切的认识，如多将头晕、眩晕归咎于椎－基底动脉供血不足；将颈椎骨质增生当作椎－基底动脉供血不足的重要病因；更有将椎－基底动脉供血不足的概念泛化，认为它是一种既非正常又非缺血的状态。这些情况在我国尤为严重，导致椎－基底动脉供血不足概念不清、诊断标准不明、处置不规范。

二、发病机制及危险因素

（一）后循环缺血的主要病因和发病机制

（1）动脉粥样硬化是后循环缺血最常见的血管病理表现。导致后循环缺血的机制包括大动脉狭窄和闭塞引起低灌注、血栓形成及动脉源性栓塞等。动脉粥样硬化好发于椎动脉起始段和颅内段。

（2）栓塞是后循环缺血的最常见发病机制，约占 40%，栓子主要来源于心脏、主动脉和椎－基底动脉。最常见的栓塞部位是椎动脉颅内段和基底动脉远端。

（3）穿支/小动脉病变包括玻璃样变、微动脉瘤和小动脉起始部的粥样硬化病变，好发于脑桥、中脑和丘脑。

（4）后循环缺血罕见的病变和发病机制有动脉夹层、偏头痛、锁骨下盗血、纤维肌发育不良和静脉性硬化等；椎动脉入颅处的纤维束带、转颈或外伤、遗传疾病、颅内感染、自身免疫性病等。

（二）后循环缺血的主要危险因素

后循环缺血的主要危险因素与颈动脉系统缺血相似，除不可调节的年龄、性别、种族、遗传背景、家族史、个人史外，主要是生活方式（饮食、吸烟、活动缺乏等）、肥胖及多种血管危险因素，后者包括高血压、糖尿病、高脂血症、心脏病、卒中、TIA 病史、颈动脉病及周围血管病等。

颈椎骨质增生不是后循环缺血的主要原因。以往认为转头、颈可使骨赘压迫椎动脉，导致后循环缺血，由于前庭神经核对缺血敏感，故产生头晕/眩晕。这种以假设代替证据的模式是导致椎－基底动脉供血不足诊断混乱的重要原因。而临床研究则证明颈椎骨质增生绝不是后循环缺血的主要危险因素，因为在有或无后循环缺血的中老年人群中，颈椎骨质增生的程度并无显著差别，只有血管性危险因素的不同；连续的椎动脉动态造影仅见个别有骨赘引起的动脉受压；进行转颈后的多普勒超声检查，未见有或无后循环症状者椎动脉颅外段受压比率有差异。

三、临床表现

（一）后循环缺血的常见症状与体征

1. 症状

头晕/眩晕、肢体/头面部麻木、肢体无力、头痛、呕吐、复视、短暂意识丧失、视觉障碍、步态不稳或跌倒。

2. 体征

眼球运动障碍、肢体瘫痪、感觉异常、步态/肢体共济失调、构音/吞咽障碍、视野缺损、声嘶、Horner 综合征等。出现一侧脑神经损害和另一侧运动感觉损害的交叉表现是后循环缺血的特征。

（二）后循环缺血的常见综合征

后循环 TIA、小脑梗死、延脑外侧综合征、基底动脉尖综合征、Weber 综合征、闭锁综合征、大脑后动脉梗死、腔隙性脑梗死（纯运动性轻偏瘫、共济失调性轻偏瘫综合征、构音障碍手笨拙综合征、纯感觉性卒中等）。

四、诊断标准

详细的病史、体格检查和神经系统检查是诊断的基础。

要仔细了解病史，特别是症状的发生、形式、持续时间、伴随症状、演变过程及可能的诱发因素；要注意了解各种血管性危险因素；要注重对脑神经（视觉、眼球运动、面部感觉、听觉、前庭功能）和共济运动的检查。对以头晕/眩晕为主诉者，一定要进行 Dix-Hallpike 检查以排除良性阵发性位置性眩晕。

对所有疑为后循环缺血的患者应进行神经影像学检查，主要是 MRI 检查。弥散加权成像对急性病变最有诊断价值。头颅 CT 检查易受骨伪影影响，诊断价值不大，只适用于排除出血和不能进行 MRI 检查的患者。

应积极开展各种血管检查，数字减影血管造影、CT 血管造影、MRI 血管造影和血管多普勒超声检查等有助于发现和明确颅内外大血管病变。各种检查各有特点，不同检查间的相关研究还缺乏。经颅多普勒超声（TCD）检查可发现椎动脉的狭窄或闭塞，但不能成为诊断后循环缺血的唯一依据。多种心脏检查有助于明确来自心脏或主动脉弓的栓塞。颈椎的影像学检查不是首选或重要检查。

五、单发性后循环缺血性眩晕（PCIV）鉴别诊断

（一）良性阵发性位置性眩晕（BPPV）

BPPV 是一种与体位变动明显相关的眩晕发作，持续数秒至 2 分钟，常伴眼震，多种手法复位试验可加以证实。BPPV 常为独立的疾病，但也可以继发于头部外伤、病毒性迷路炎，以及脑梗死、多系统萎缩、多发性硬化、脑萎缩、偏头痛、卡马西平中毒等中枢性病变。

（二）前庭神经炎

前庭神经炎是一种不伴听力障碍及神经系统定位体征的眩晕发作性疾病，约 50% 的患者起病前数周有上呼吸道不适病史。临床特点为常在眩晕好转后数月仍存在不稳定感。

（三）梅尼埃病（MD）

典型的 MD 以反复发作性眩晕、伴波动性耳鸣和耳聋为特点，眩晕发作持续 20 分钟至数小时不等，常伴自主神经功能紊乱和平衡障碍。

（四）偏头痛性眩晕（MV）

25% 的偏头痛患者可出现眩晕，临床容易漏诊。确定 MV 的标准包括反复出现前庭综合征；符合国际头痛协会的偏头痛诊断标准；在至少 2 次眩晕发作期间至少出现以下偏头痛综合征中的 1 项：头痛、畏声、畏光、闪光感或其他先兆症状；排除其他原因。

（五）其他原因

感染、耳毒性、退行性变、代谢性疾病、外淋巴瘘及外科手术后都可能引起周围性眩晕。感染性原因包括慢性中耳炎、浆液性迷路炎、化脓性迷路炎、腮腺炎等。

六、治疗及预防

（一）急性期治疗

目前仍缺乏专门针对后循环缺血的大样本随机对照研究结果，因此对后循环缺血急性期的处置与前循环缺血性卒中相同。应积极开展卒中单元的组织化治疗模式。对起病 3 小时内的合适患者可以开展重组组织型纤溶酶原激活物（rt-PA）静脉溶栓治疗；有条件者行动脉溶栓治疗，治疗时间窗可适当放宽；对所有不适合溶栓治疗且无禁忌证者，应予以阿司匹林

100～300 mg/d 治疗。

（二）预防

1. 急性期预防

急性期我们要叮嘱患者卧床休息，头部不要过度活动，要低枕卧位，这样脑部能够获得更多的血液供应，进而有效减轻脑部缺血；颈部和头部不要冷敷或使用冰袋，这样会减少血管收缩和脑部血流。

2. 积极控制各种血管性危险因素

鉴于栓塞多见，应积极开展病因检查。诊断明确者应进行抗栓治疗。单用或联合使用抗血小板制剂有重要的预防作用。血管支架术的疗效有待进一步明确。

3. 饮食指导

指导患者饮食要低盐、低脂，每天盐的摄入量不能大于 5 g，其中包括烹调用盐和其他食物中所含盐量，不要吃腌制品和火腿。还要严格控制能量的摄入，每天主食应小于 300 g，提倡多吃复合糖类，如淀粉和玉米；少吃糖果，这些属于单糖，能够导致血脂升高。还要限制脂肪的摄入量，烹饪时要选用植物油，每人一天植物油不能超过 30 g，可以多吃一些海鱼，海鱼中含有丰富的不饱和脂肪酸，严格控制猪油、奶油、动物内脏、油炸食物的摄入。多吃新鲜的蔬菜，每天不少于 1 斤，水果不少于半斤。戒烟限酒，少食多餐，不宜过多。

4. 生活指导

指导患者养成健康的生活习惯，保持积极乐观，避免烦躁、紧张和焦虑，保证每天睡眠时间充足，保持排泄通畅，睡前和早晨起床时要多喝热水。老年人夜间大小便和早晨起床时不要过急，要先在床上躺一会儿，再在床上坐一会儿，然后下地站片刻再迈腿行走，以防止脑血栓的形成。行走时要尽量缓慢。颈部动作不要过猛，睡觉时枕头不要过高，以自己拳头的高度为宜；洗澡时间不要过长；要适当参加体育锻炼，如散步、打拳等。

第四节　内分泌疾病性眩晕

内分泌功能障碍可引起非旋转性眩晕，但其机制尚未明了，可能与激素分泌紊乱引起内耳功能紊乱有关。

一、低血糖性眩晕

（一）定义

低血糖是多种因素引起血糖浓度 <2.8 mmol/L 的一组综合征，表现为神经缺糖及神经兴奋症状，包括心率加快、焦虑、出汗、乏力、眩晕、意识模糊等。

（二）临床表现及治疗

1. 临床表现

低血糖所致的眩晕常在饥饿或进食前发作，持续数十分钟至 1 小时，进食后症状很快缓解或消失，常伴有疲劳感，且常常引起衰弱或肢体出现抽搐样运动，发作时检查血糖可发现有低血糖存在。

2. 治疗

发作时轻症者应立即进食含糖食物或饮料，不能口服者应立即静脉注射 50% 葡萄糖 40 mL。对于重症者，立即帮助患者取平卧位，保持呼吸道通畅，必要时给予吸氧支持；指压患者合谷穴及人中，快速测量患者脉搏、血压、呼吸，并采用袖珍式毛细血管快速血糖仪监测血糖；明确诊断后，立即建立静脉通道，给予 50% 葡萄糖注射液 60～100 mL 静脉注射；注射后患者血糖仍未恢复或仍未清醒，可给予 100 mg 氢化可的松静脉注射，无效者可皮下注射胰高血糖素。若为胰岛素瘤则应及时手术治疗。

（三）护理

1. 环境护理

要保持安静、舒适，光线柔和，将窗户打开，保持空气新鲜，减少噪音等不良刺激，使患者能闭目养神。枕头不宜过高，以 15°～20°为宜，使颈部与躯干成一条直线。患者变换体位时动作要缓慢。

2. 病情观察

严密监测患者的血压、血糖，记录眩晕发作时间、持续时间及程度等。如果患者有头痛剧烈、血压升高、恶心、呕吐表现时，应提高脑干损伤警惕性，嘱患者不要做旋转、低头、久蹲等动作，立即到医院就诊。患者应穿防滑软底鞋，在沐浴、如厕时均应有人陪伴。

3. 饮食护理

患者饮食应以清淡、低盐、低脂、低胆固醇、易消化为主。

4. 血糖自我监测

患者坚持血糖自我监测，预防低血糖性眩晕发作。

5. 眩晕的应急处理指导

对于正在进行降糖药物治疗的患者，应随身携带急救卡及饼干、糖果等甜食。在出现乏力、出冷汗、心慌等表现时，应立即食用甜食，并就近休息。

二、糖尿病致眩晕

（一）糖尿病定义

糖尿病是一种由多种原因引起的以高血糖为特点的代谢性疾病。正常情况下，胰腺释放胰岛素，帮助身体储存和利用食物中的糖和脂肪。当胰腺分泌胰岛素减少，或身体对胰岛素反应敏感性降低时，就会导致糖尿病。

（二）糖尿病引起眩晕的原因

糖尿病典型临床表现是"三多一少"，即多饮、多食、多尿与消瘦，相当多的患者在发病一段时间之后会相继出现并发症，如心脑血管系统、消化系统、肾脏、神经系统、眼、皮肤等病变，几乎全身各系统都可以发生并发症。糖尿病患者早期即易并发血管病变，尤其是营养神经的小血管，包括动脉、毛细血管及静脉内膜上皮的肥大增生及脂质沉着，导致血管腔狭窄或闭塞，从而使神经发生缺血性改变而出现功能障碍。电镜还发现，另有血小板的聚集或纤维素的沉积，亦可使血管狭窄或闭塞。当此类病变发生于耳蜗、前庭等部位时，必然引起相应的症状，如耳鸣、耳聋、眩晕等。还可能因 Schiff 酸阳性物质定期沉积于内耳小血管，毛细血管扩张，内耳葡萄糖代谢紊乱，以及自身免疫反应或遗传因素等导致内耳缺血及功能障碍而引起眩晕和平衡障碍。

（三）糖尿病性眩晕的治疗

治疗以纠正血糖紊乱为主。

1. 基础疗法

在糖尿病性眩晕的治疗中，饮食疗法、运动疗法、自我监测、糖尿病教育属于基础疗法，主要内容有严格控制机体热量摄入总量，调整饮食结构，使碳水化合物、脂肪和蛋白质所提供的热量比为 60：25：15，并提高饮食中纤维素的含量，碳水化合物应以高碳水化合物为主，限制每日食盐摄入量在 10 g 以下，限制饮酒；坚持长期、适量、规律、持续的慢性运动；自我监测血糖、尿糖、体重、血脂等，血糖监测一般采用 4 次/日的方法；通过对一般人群、糖尿病患者及其家属、基层医务人员等的教育，可以做到早发现、早治疗，采取合适的预防措施，有利于糖尿病性眩晕患者的长期良好治疗。

2. 西药治疗

在糖尿病性眩晕患者中，绝大多数需要通过降血糖药物或胰岛素来控制血糖。临床上常用的口服降血糖药物为磺脲类降血糖药物，这是一类主要通过刺激胰岛素释放而产生药理和治疗作用的药物，主要用于 2 型糖尿病；另外，胰岛素是治疗糖尿病一个非常重要的手段，可以采用口服、皮下或肌内注射、静脉滴注等方法，适用于 1 型糖尿病、口服降血糖药物无效的 2 型糖尿病、糖尿病应急情况、继发性糖尿病等。临床应由医生根据病情合理选用普通胰岛素、中效胰岛素、长效胰岛素或预混胰岛素等。

3. 中医辨证论治

伴有眩晕的糖尿病患者，在中医学中属于"眩晕""消渴"的范畴，临床上应当在辨证论治的基础上予以充分注意。

（1）肾精不足，髓海失养型：见眩晕时作，精神萎靡，失眠健忘，腰膝酸软，遗精早泄，五心烦热，舌红苔薄，脉沉细。同时患者伴有"三多一少"的消渴症状。治则：补肾益精，滋阴潜阳。方药：耳聋左慈丸加减。常用药物有生地、山药、山萸肉、茯苓、泽泻、丹皮、五味子、磁石、石菖蒲、生龙骨、生牡蛎等。

（2）肝阳上亢，扰乱清窍型：见眩晕每因情绪波动而发作或加重，头痛，口苦咽干，面红目赤，急躁易怒，舌红苔黄，脉弦数。同时患者伴有"三多一少"的消渴症状。治则：平肝息风，滋阴潜阳。方药：天麻钩藤饮加减。常用药物有天麻、钩藤、石决明、牛膝、杜仲、桑寄生、黄芩、栀子、夜交藤、茯神、菊花、夏枯草等。

（3）痰瘀阻络，清窍闭阻型：见眩晕时作，头重闷不舒，胸脘满闷，形体肥胖，舌质紫黯或有瘀斑瘀点，苔白腻，脉沉涩等。同时患者伴有"三多一少"的消渴症状。治则：化痰开窍，活血通络。方药：涤痰汤加减。常用药物有姜半夏、竹茹、枳实、茯苓、橘红、郁金、生姜、川芎、路路通、胆南星、西洋参、石菖蒲等。

（4）脾肾阳虚，清窍失温型：见眩晕，伴见腰膝冷痛，四肢不温，夜尿清频量多，腹胀肠鸣便溏，舌淡，苔白润，脉沉细弱。同时患者伴有"三多一少"的消渴症状。治则：温补脾肾，通窍聪耳。方药：补骨脂丸加减。常用药物有补骨脂、胡芦巴、杜仲、菟丝子、肉桂、当归、巴戟天、川芎、石菖蒲、白芷、茯苓、白术等。

三、甲状腺功能紊乱致眩晕

（一）甲状腺功能紊乱概述

甲状腺功能紊乱最常见的是甲状腺功能减退症和甲状腺功能亢进症，有可能导致出现头晕的临床表现，临床表现以平衡障碍为主，根据相关症状和对甲状腺功能的相关检查可确诊。如患者是甲状腺功能亢进，会出现心慌、出汗增多、心率增快，也会出现食欲亢进、消瘦等临床表现，同时也有可能导致出现头晕的临床症状，临床上一定要注意鉴别。如果是甲状腺功能低下，患者整体的代谢率都是非常低的，心率是偏慢的，血液供应也是比较差的，也可能导致出现与头晕类似的表现，一定要多加注意。另外还有一些桥本甲状腺炎机体的抗体是非常高的，也有可能攻击到脑组织导致患者出现头晕，甚至有可能出现认识功能方面的障碍，一定要注意鉴别。

（二）甲状腺功能紊乱的治疗

如果出现了甲状腺功能减退症，则需要在医生的指导下，根据甲状腺激素水平的变化，给予不同剂量的左甲状腺素钠片替代治疗，并需要定期监测甲功。如果出现了甲状腺功能亢进症，也需要在医生的指导下，选择不同的抗甲状腺功能亢进治疗，有药物治疗、手术治疗和碘[131]的放射治疗等。

（三）甲状腺功能紊乱的护理

1. 甲状腺功能亢进症护理

（1）心理护理：首先要对患者进行心理疏导，消除患者的自卑心理。由于甲状腺功能亢进的发生，患者的自身形象改变，眼球突出、脖子增粗、外表消瘦，这些症状严重影响美观。加之病理的原因使患者容易出现激动、发怒、精神兴奋的情形。为了避免患者情绪激动影响治疗，要给予患者亲切的安慰、关心、体贴、鼓励，使其保持情绪稳定，有效配合治疗。

（2）生活护理：内分泌紊乱，机体代谢率增高，使患者严重消瘦、营养失调，很多患者出现营养不良症状。因此一定要加强患者的饮食护理。合理指导饮食，嘱咐患者吃一些热量高、蛋白质含量高和维生素丰富的饮食，补充足量水分，不要饮用浓茶、咖啡等刺激饮品，不要吃含碘的食品，如海鲜及海鲜制品等。保持环境安静，避免劳累和噪音干扰，适当活动，注意避免劳累，病情重者严格卧床休息。日常要加强眼球护理，合并严重突眼、恶性突眼者，积极采取保护措施，睡前抬高头部，不能闭合眼睑时需涂眼膏保护球结膜，必要时带眼罩，外出时带茶色眼镜保护眼睛。

（3）用药护理：耐心指导患者正确按疗程足量服药，嘱患者用药期间勿私自变更药物剂量或停药，指导和鼓励患者正规服药。定期复查甲状腺功能、血常规和肝肾功能。密切观察药物的不良反应，出现副作用时及时就诊处理。

2. 甲状腺功能减退症护理

（1）心理护理：甲状腺功能减退病情较为严重，很多患者需要长时间维持治疗，这就会导致患者的心理状态较差，要积极对患者进行心理干预，积极对患者进行安慰与鼓励，也可以采用转移注意力的方式来改善患者的负面心态，采取有效措施增强患者战胜疾病的信心和决心。

（2）营养护理：甲状腺功能减退的患者需要进行营养补充，在饮食上要坚持高蛋白、高热量、低盐、低脂、高纤维素、高维生素。嘱患者多摄入海带、紫菜等。指导患者烹饪时应用碘盐，平时要多注意补充水分等。

（3）皮肤护理：甲状腺功能减退患者大部分都存在皮肤干燥等情况，因此可用温水每日对皮肤进行擦拭，必要时涂抹油脂软膏，防止干裂等情况出现。

（4）健康宣教：向患者讲解甲状腺功能减退发病机制、危害、治疗药物、护理措施、注意事项等。通过采用面对面沟通的方式进行宣教，也可向患者发放健康教育量表，还可以通过微信客户端等发送健康教育的文章，以提升患者对甲状腺功能减退的认识，提高患者的治疗依从性。

（5）药物干预：需详细告知患者应用药物的必要性，嘱患者勿擅自更改药物的剂量和种类，遵医嘱定时、定量使用药物治疗。在清晨空腹状态下服用左甲状腺素钠片，若合并应用铁剂、维生素或钙类，为了防止影响药物的吸收效果，需在服用左甲状腺素钠片2小时后再应用药物治疗。在用药的同时要严格关注患者的相关情况，避免出现不良反应，影响用药效果。

第五节　颈源性眩晕

一、定义及概述

颈源性眩晕指由颈部病变引起椎动脉供血不足所致的眩晕，常有以下特征：头晕或眩晕伴随颈部疼痛；头晕或眩晕多出现在颈部活动后；部分患者颈扭转试验阳性；颈部影像学检查异常，如颈椎反屈、椎体不稳、椎间盘突出；颈部外伤史；排除了其他原因。通常与颈椎病有关，但不一定完全由颈椎病导致。

二、颈源性眩晕的 3 种分类及相应病理机制假说

（一）旋转椎动脉综合征（rotational vertebral artery syndrome，RVAS）

该假说的理论主要是颈部持续偏向一侧时，出现椎动脉缺血，并导致前庭系统缺血，进而引起眩晕。这种椎动脉缺血最常发生于寰椎水平，因为头部扭转时主要在 C_1 和 C_2 水平发生旋转。1978 由 Sorensen 等首先报道，一名患者练习箭术时出现眩晕症状，故又称 Bow-Hunter 综合征。而国内学者认为，颈椎退行性变引起椎动脉受压迫或刺激，椎动脉狭窄进而导致前庭系统缺血，从而造成眩晕等症状，然而这类患者是稀少的，总之引起椎动脉压缩最常见的原因是骨赘（56%），最常见的位置为 C_1。

（二）挥鞭样损伤相关疾病（whiplash-associated disorders，WAD）

汽车追尾时发生的挥鞭样损伤患者，一半有眩晕症状，由于 WAD 患者颈部有创伤并且同时合并内耳疾病的情况极为稀少，假定为颈源性眩晕，有学说认为，创伤影响了颈部的体感受器，导致传入前庭神经核的视觉与本体感受信号比例失调，进而引起眩晕的发生。

（三）颈椎退行性变与眩晕（degenerative cervical disorders and vertigo）

颈椎关节炎及退行性变、椎间盘疾病导致的颈源性眩晕，远比以上两类患者多得多，是最大的颈源性眩晕群体。事实上，这也是临床医生最困惑的一类颈源性眩晕。然而由于缺乏明确的颈源性眩晕诊断标准，临床工作者无法从既有颈源性眩晕又有其他类型眩晕的患者中区分出颈源性眩晕的患者。因此，时至今日，尚无这一群体的流行病学研究。对于颈椎病导致眩晕的病理机制，国内学者认为交感神经受刺激是颈源性眩晕发生的病理基础。此学说主要关注交感神经刺激对椎动脉系统血流动力学的改变，特别是颈椎不稳直接刺激交感神经，反射性引起椎 – 基底动脉供血不足，进而产生眩晕的交感神经症状。然而，临床上无明显颈椎不稳的颈源性眩晕病例，该学说难做出满意解释。同时，有文献表明：对颈椎不稳的伴有以眩晕为主的交感型颈椎病患者行椎间盘置换术，术后交感症状改善达 85.2%，与行融合术（改善颈椎不稳）的症状改善率并无显著差异。该研究说明颈椎不稳不是导致颈源性眩晕的唯一因素。研究表明刺激颈交感神经会引起脑皮质、下丘脑、脑干、网状结构、虹膜和耳蜗血流的减少，并由此可以解释头昏、头痛乃至恶心呕吐、视物模糊及耳鸣等较为复杂的临床症状。因此，有学者认为，在钩椎关节关节囊、后纵韧带、纤维环后部，甚至硬膜囊上大量分布的颈交感神经受刺激，是造成颈源性眩晕的中心环节。其中，顾韬等认为，颈椎后纵韧带与椎间盘及其周围结构有着密切的解剖学关系，继发于颈椎间盘退行性变的椎间盘突出、炎性因子释放、颈椎不稳、椎体后缘骨赘增生等因素都是直接刺激椎间盘 – 后纵韧带复合体的病理基础，而密集分布于后纵韧带上的交感神经则是直接感受这些刺激的生理基础。该学说由于能将椎动脉缺血及体液因子等假说结合，成为颈源性眩晕研究的一个新思路。

三、发病机制

颈源性眩晕的发病机制目前仍不明确，具体有以下几种观点，包括颈本体感受器学说、椎动脉机械压迫学说、神经体液因子学说、颈交感神经刺激学说和偏头痛相关性学说。

总的来说，颈源性眩晕主要通过两个途径产生：第一是各种原因导致椎 – 基底动脉供血不足，引起迷路动脉缺血，从而导致耳蜗前庭器官受到刺激向上经前庭神经核传至大脑皮层；第二是颈椎（主要是上颈椎）深部肌肉本体感受器受到伤害性刺激直接传递至前庭神经核。这两种途径最终将刺激传递至大脑颞上回产生眩晕感觉，同时向下经网状结构传导至各效应器产生恶心、耳鸣、视物模糊及胃肠道功能紊乱等交感症状。这两种途径最终都需要神经刺激通过前庭神经传导通路上传至大脑皮层产生症状。

四、临床表现

1. 眩晕

颈源性眩晕为发作性眩晕，有时伴有恶心、呕吐、耳鸣、耳聋、眼球震颤。当头部过度后仰或转动某一方位时发生，停止后仰或扭转时，症状消失或明显减轻，又称位置性眩晕。颈源性眩晕多发于 40 岁以上人群，男女无明显差别，血压基本正常。多突然发病，常于晨起或午休后起床或转头突然出现眩晕。

2. 头痛

多为后枕痛或偏头痛，可为隐痛、跳痛或放射痛。有人常年服用止痛药或疑为颅内有占位性病变。

3. 猝倒

4. 脑干症状

肢体麻木、感觉异常，严重者可出现对侧肢体的轻偏和对侧脑神经症状。还可以出现吞咽困难、反呛、咽反射消失、声音嘶哑、眼肌麻痹、复视、视物不清、Horner 征等。

五、诊断标准

（1）多于 40 岁以上发病。

（2）眩晕发病常与颈部体位改变有关。颈部做后仰、旋转动作时，可诱发眩晕或恶心感。

（3）可伴有神经根性症状。

（4）突然发病，常于起床或转头时突然出现眩晕，往往伴有眼球水平震颤。

（5）颈椎检查，颈部活动受限，患病椎体棘突偏歪，椎旁有压痛，颈 2 棘突偏歪多见，因椎动脉进入横突孔后，垂直上升，从第 2 颈椎到进入枕骨大孔之前椎动脉在此段发生多个弯曲，椎动脉血流受阻碍也多发生于此。

（6）脑血流图，枕乳导联，椎 – 基底动脉供血不足，扭颈试验阳性。

（7）颈椎 X 线片、正侧片、左右斜位及张口位片示，颈椎生理曲线变直，反张，成角或中断，骨质增生，寰椎后结节上翘，齿状突距两侧块距离不等宽。

六、鉴别诊断

（一）良性阵发性位置性眩晕

良性阵发性位置性眩晕即 BPPV，是最需要鉴别的疾病。其最典型的临床特点是伴发于体位变化而发作的眩晕。特征：①当头部运动到某一特定位置，由头部重心位置变化而诱发的眩晕，其发作时间短暂，常常仅几秒或十几秒；②BPPV 患者变位性眼震试验有特殊的眼震特点，并有潜伏期和疲劳性；③BPPV 患者无耳鸣症状；④BPPV 不伴有头颈肩痛、视觉障碍、上肢麻木、心悸等症状；⑤DixHallpike 试验、Side-lying 试验及滚转试验阳性。上述特点可与颈源性眩晕相鉴别。

（二）梅尼埃病

梅尼埃病表现为反复发作的旋转性眩晕，波动性感音神经性听力损失，耳鸣和（或）耳胀满感。其首要症状是耳鸣而不是眩晕，此外还伴有耳聋，无特殊的体位诱发，发作可持续时间数十分钟至数小时，前庭功能检查、听力检查均有异常，可与本病相鉴别。

（三）前庭神经炎

前庭神经炎可伴有眩晕，但其发作持续时间长，常持续数天，发病后多逐渐缓解，复发情况极少，可与颈源性眩晕鉴别。此外，前庭神经炎发病前常有上呼吸道感染病史，眩晕发作时常自发性眼震，无耳鸣、耳聋伴发，发作与头颈部及身体位置无相关性。由于平衡发生障碍，Romberg 试验向患侧倾倒，冷热试验患侧前庭功能明显减退或丧失。

（四）神经内科疾病

很多神经系统疾病（如小脑或脑干梗塞、椎－基底动脉供血不足、偏头痛性眩晕等）均可伴有眩晕，其眩晕发作与头颈部及身体位置改变无关，持续时间可达数月甚至更长。常为器质性病变所致，仔细查体多有阳性体征，严重者多出现意识障碍。其眼震呈自发性、粗大，各种前庭反应有分离现象。脑血流检查、TCD、头颅 CT、CTA、MRI 及 MRA 等可见异常。神经系统疾病伴有的眩晕与颈源性眩晕在发作持续时间、体征及影像学检查等方面明显不同，容易鉴别。

（五）更年期综合征

当更年期患者发生眩晕时，需要排除更年期症状中的眩晕。此时患者除眩晕外，还伴有潮热、多汗、烦躁、易怒、心悸、睡眠障碍等症状，可累及多个系统，但其眩晕发作无固定体位且与体位变换无关，无眩晕发作时也常有潮热、多汗、烦躁、易怒、心悸、睡眠障碍等症状。卵泡刺激素检查、Kupperman 或 Greene 评分有助于诊断。

（六）心血管疾病

临床常见颈源性眩晕发作时伴有的心悸，往往以症状为主，患者就诊时无心电图异常；

血压异常也以血压不稳为主。随着研究的深入，其机制将不断被揭示。

（七）其他

当颈源性眩晕患者伴有视物不适（视物模糊、眼干、胀、涩）等时，需要排除眼科相关疾病。此外，尚有因服用药物引起的眩晕，结合病史应不难甄别。

七、治疗

（一）非手术治疗

1. 颈椎牵引

对老年人，椎间隙变窄、骨质增生明显的患者可做颈椎牵引治疗。10 次为 1 个疗程。根据病情需要，间隔 3 ~ 5 天继续牵引。

2. 理疗

缓解肌肉痉挛，消除局部无菌性炎症。常用超短波、红外线等。

3. 针灸治疗

针灸为治疗颈源性眩晕常用手段，且疗效肯定。取穴一般以督脉、足太阳膀胱经、足少阳胆经、手少阳三焦经上穴位为主。常用穴位有颈夹脊、百会、天柱、风池、阿是穴等。治疗后椎动脉平均血流速度和血管搏动指数明显改善，极大改善了患者的眩晕等症状。

4. 推拿治疗

推拿手法可放松颈部肌肉，解除颈肌痉挛，促进局部血液循环，改善脑缺血。配合整脊手法可恢复小关节错位，纠正椎动脉第二段的骨性通道，减轻对椎动脉的刺激，改善眩晕症状。

5. 针刀治疗

针刀治疗一方面可直接松解颈部紧张的筋膜、肌肉，降低软组织内的压力，缓解其对椎动脉的压迫；另一方面可破坏颈椎的病理构架，重新恢复其动态平衡状态，达到治疗本病的目的。

6. 神经阻滞治疗

神经阻滞疗法基于交感神经受刺激学说，可阻断交感神经异常兴奋，解除因交感神经兴奋所致的椎动脉痉挛，改善脑供血，缓解眩晕症状。

7. 穴位注射

穴位注射能直接发挥药物的治疗作用，且药物的吸收可增强穴位刺激效应强度，穴位吸收又放大药物的治疗作用，减少用药量，充分发挥药物和穴位的协调作用。

8. 口服药物治疗

近年来报道口服药物治疗颈源性眩晕取得良好的效果，主要有盐酸氟桂利嗪胶囊、甲磺酸倍他司汀片及中药等。

（1）采用甲磺酸倍他司汀联合银杏滴丸治疗：前者为血管扩张剂，可扩张小动脉从而增加颅内的供血；后者可调节人体动脉微循环，降低血液黏稠度。二者联合应用可有效改善

椎 – 基底动脉的血流情况，而且无药物不良反应的发生。中药治疗主要体现在可改善微循环、调节神经系统兴奋性等方面。

（2）急性期适当用血管扩张剂：如倍他司汀（培他啶）氯化钠注射液 500 mL 加曲克芦丁（维脑路通）静脉滴注，10 天 1 个疗程，配合维生素类药物口服，如维生素 B_1、维生素 B_6 等。

9. 综合疗法

颈源性眩晕发病机制复杂，治疗方法较多，目前大多数学者更倾向于多元、综合疗法，且证实有良好的临床疗效。

（1）疏血通注射液 60 mL + 0.9% 氯化钠注射液 250 mL 静脉滴注，口服盐酸氟桂利嗪 5 mg，同时配合颈椎牵引中药熏蒸 1 次/日，连续治疗 2 周。

（2）电针配合拔伸整复手法治疗，穴位取风池、颈夹脊、百会、列缺，留针 20 分钟，针毕后行颈椎拔伸整复手法治疗，1 次/日，15 天为 1 个疗程，共治疗 2 个疗程。

（二）手术治疗

目前本病的治疗以非手术治疗为主，对于非手术治疗无效，症状严重难以忍受，反复发作，或非手术治疗 6 个月以上效果不佳者可考虑手术治疗。随着医疗水平的进步，微创手术的普及和发展，其临床效果可媲美开放性手术，同时具有创口小、痛苦少、风险性低等优点。

（1）颈前路减压植骨融合内固定术治疗本病。

（2）经皮激光椎间盘减压术治疗颈源性眩晕中期患者，通过激光汽化病变椎间盘髓核，降低盘内压力，缓解其对周围神经、血管的压迫。激光本身的热量可扩张血管，改善血供，取得满意的临床疗效。

第六节　眼源性眩晕

眼源性眩晕是指由于眼部疾病或视觉功能障碍引起的一种不稳感或定向障碍，为来自视觉系统与来自前庭和（或）本体感觉系统的信息互相矛盾或错误匹配所致，属于非前庭性眩晕，包括生理性视觉眩晕和病理性视觉眩晕。生理性视觉眩晕可由人眼视野前方缺乏稳定的视觉标志（视动性刺激）及缺乏近距离的视觉目的物（如登高性眩晕）引起。病理性视觉眩晕可发生于屈光不正（最常见）、振动幻视、急性眼外肌麻痹、由视网膜黄斑病变和各种先天性眼病导致的视力障碍、双眼视力不一致引起的双眼异像。不自主的眼球运动疾病如上斜肌纤维性肌阵挛、眼内疾病致视物模糊等疾病，皆可引起眼性眩晕。下面介绍导致病理性视觉眩晕的眼部疾病。

一、麻痹性斜视

眼源性的严重眩晕主要合并于眼肌的障碍，空间定位主要由眼和迷路产生。就眼本身而言，如果眼外肌发生周围性麻痹，破坏了两眼球长期以来固有的空间定位关系，就产生眩晕。当外感受器的视觉印象不能和本体感觉的迷路印象相协调时，亦可发生眩晕。

（一）病因

眩晕的原因主要是由复视和视混淆引起。当眼球运动时，斜视角不断地变化以致所视物体不能稳定，症状更明显。遮盖一眼后，症状即可消失。水平性复视和注视无背景的单一目标所引起的症状较轻。

旋转性复视和注视复杂背景的目标所引起的症状较明显。症状严重的会出现恶心和呕吐。由于突然的眼位偏斜，视觉定位功能被破坏。患者走路时步态不稳，常向某一方向偏斜。

先天和生后早期麻痹性斜视：由于先天性发育异常，包括中枢神经系统的神经核与核上联系发育异常，传导神经、肌肉及筋膜发育异常；产伤不仅可伤及眼外肌及其周围组织，也可因伤及颅骨或脑神经、胎头受压引起颅内压升高，导致眼外肌麻痹；生产早期疾病影响眼外肌，如传染性疾病、感染、外伤或肿瘤都可引起眼外肌麻痹而发生麻痹性斜视。

（二）临床表现

眼源性眩晕与复视，在斜视发生的早期出现，以后在向共同性斜视过渡的过程中，代偿头位不能发挥作用时也会出现。通过复视像的检查，有助于确定麻痹肌。遮盖一眼则复视、眩晕消失。

（三）检查

先天性麻痹性斜视，发病年龄多较早，检查多有一定困难，要耐心细致。除对眼位偏斜、代偿头位、眼球运动及复象的检查外，还应配合同视机、马氏杆加三棱镜、黑氏屏等专科眼肌检查。

（四）治疗

正前方无斜度，有双眼单视，代偿头位不明显，只在某一视野内有复视，可不必治疗。正前方有斜视度，虽可借代偿头位获得双眼单视，但因患儿年龄小，也应考虑手术。因头位长期存在到成年后将由于脊柱畸形而无法恢复，或由于肌肉间的续发改变取得共同性而失去代偿。早期手术给儿童创造发展双眼视觉的条件。

二、后天性麻痹性斜视

双眼视已经建立和充分巩固后，由于外伤、神经系统疾病、全身病等对下神经元的损伤所引起的眼外肌麻痹。

（一）病因

病因复杂，大致上可分为神经源性、肌源性、组织牵制性三大类。肌源性是肌肉的疾病导致眼外肌的功能丧失。组织牵制性是眼球周围或眼眶内有组织粘连或异常的牵制条带，引起眼球运动障碍，肌肉组织可能没有病变。大多数后天性麻痹性斜视为神经源性，病变分布的范围广泛，如传染病、炎症、血管性疾病、肿瘤、退行性变、内分泌及代谢障碍、维生素缺乏、外伤和中毒等。眼部手术：黄斑转位术后并发症，旋转性斜视与复视。

（二）临床表现

发病突然，成年人多见；双眼视功能正常；复视，眼位偏斜，第一、第二斜视角明显差别；轻度代偿头位。

（三）检查

同先天性眼外肌麻痹的检查方法，并需行神经科、耳鼻喉科的有关检查，进一步查明病因。

（四）治疗

首先查找病因，根据病因治疗。保守治疗，给予 B 族维生素、能量合剂、肌苷片等促进神经病变及肌肉功能的恢复。保守治疗半年以上仍有斜度，小于 10°则配三棱镜，大于 10°则手术矫正。

三、屈光不正

屈光不正的病例，一般不合并眩晕。除非视网膜的像突然发生改变，如初次戴眼镜，尤其是两眼的镜片度数相差较大，可以发生眩晕。较高度的斜散光若用镜片矫正，初戴眼镜更易产生眩晕。

四、成人视网膜病变

往往因突然起病、视力障碍、视物变形而发生眩晕，需仔细询问病史和眼部检查才能确诊。

五、某些眩晕与眼部有关的综合征

（一）Vogt - 小柳 - 原田综合征

突然发病，初期多有感冒症状如头痛、头晕、耳鸣，临床上表现为双眼弥漫渗出性葡萄膜炎，前节发展为肉芽肿性炎症；后部视乳头、黄斑部水肿，局限性视网膜脱离，以及"晚霞样"眼底，并伴有白发、脱发、白癜风等毛发、皮肤改变。

（二）Cogan 综合征

表现为眼痛，非病毒性角膜实质炎，发病后数周出现耳鸣、眩晕、发热、头痛、心脏受累及淋巴结肿大等。

（三）帕里诺综合征

为中脑上部病变，导致支配眼球运动的核上纤维受损，而出现眼肌麻痹、复视、眩晕或共济失调。

临床上眩晕可由多种疾病引起，病情复杂，确诊较为困难。详细询问病史是诊断的重要环节，不但能提供诊断的线索，甚至可以初步排除一些疾病。眼源性眩晕特有的一些临床特点有助于我们的诊断，如一般眩晕的表现较轻，无外境或自身在旋转的运动性错觉。遮盖试验后眩晕可减轻或消失。斜视的患者可有头颈部的偏斜注视姿势。眼部检查包括视力、屈光间质、眼底、眼肌功能等可发现异常改变。

第七节　精神性眩晕

一、概述

（一）定义

精神性眩晕是指与情绪有关的头晕病症，因心理压力与精神上的障碍，而导致反复性或长期性的平衡失调感。1986 年 Nedzelski 等提出精神性眩晕症的诊断标准，并把过度换气综合征和精神抑郁、焦虑、恐惧归于精神性眩晕症范围内；1990 年 Baloh 和 Honrubia 又把急慢性焦虑症、广场恐惧症和歇斯底里症等产生的眩晕归类成心理生理性眩晕症；由此可见，精神性眩晕症并不是一种特定的精神疾病，而是一类由多种精神心理疾病引起的头晕病症的总称。有过度换气综合征、恐慌症、焦虑症、抑郁症及人格疾病的患者，容易产生此类眩晕症。其病史、临床检查及实验室辅诊检查结果均与器质性的前庭疾病无直接关系。

（二）发病概况

Drachman 及 Hart 于 1972 年报道在神经内科门诊的 125 位头晕患者中，精神性眩晕症占 32%，其中过度换气综合征占 23%，精神疾病占 9%；1977 年 Kirk 等报道在 2716 例神经内科门诊患者中，有 13.2% 患精神性疾病，其中绝大多数以头痛和头晕为主诉；1986 年 Nedzelski 等报道眩晕门诊中，精神性眩晕高达 20%；1993 年林炯堃等报道在 1335 例耳鼻喉科眩晕门诊患者中，有 180 例精神性眩晕患者，占所有就诊患者的 13.5%；Sloane 等于 1994 年报道，在一个研究老年性（>60 岁）眩晕症的诊所，发现精神性疾病仅占 3%，但 24.5% 的眩晕发作是由精神因素引起的。

在耳科听力下降和眩晕的患者中，精神障碍的发生率要低得多；但在持久眩晕的患者中，精神因素的影响居第二位，10%~25% 的眩晕由精神因素引起；而在精神患者特别是恐慌症或焦虑症患者中，主诉眩晕和平衡功能下降者极为常见。精神性眩晕的发病年龄较轻，男性发病年龄多在 20~40 岁，女性在 20~50 岁者居多，女性发病率略高于男性，林炯堃等报道女性占 62.8%，都是个性急、求好心切、自我要求高的完美主义者。

（三）病因与发病机制

精神性眩晕的发作与紧张、恐慌、恐高、焦虑和抑郁等精神性因素有关，有人格疾病的患者也容易出现眩晕症状。在工作紧张、人际关系复杂、失业率高的现代工业社会中，常有因承受不了来自多方面的压力而产生心理障碍或精神疾病者。1990 年 Lempert 等报道在 4470 例神经内科住院患者中，9% 为精神性疾病，以疼痛、步态不稳和头晕为主诉者最多。Afzelius 等报道在耳鼻喉科会诊的头晕患者中，50% 为精神紧张。McKenner 等更指出在其神经耳科门诊的患者中，42% 需要心理学上的帮助。

精神性眩晕症的发病机制，一般认为由于患者的恐慌发作，引起过度换气，使血中二氧化碳大量排出体外，导致血管收缩、血管壁阻力加大、心跳加快、患者有心悸的感觉；脑血管收缩、脑组织局部缺血，造成头晕无力及注意力减退；另外，因体液偏碱性，血中游离钙降低，使肌肉发生强直及周围神经敏感皮肤发麻。患者感觉头晕，有的患者虽然有眩晕，却没有伴随眩晕而来的恶心呕吐。过度换气不仅仅是呼吸速率和深度的增加，而且主要是指呼吸的效果超过身体代谢所需，因此有些患者发病时并没有出现明显的呼吸加快现象，患者也未感觉到有过度换气的情形，反而以叹气的形式出现较常见。

（四）临床症状

1. 头晕、眩晕、头痛

90% 以上的患者主诉头晕，常有反复长期持续性头晕，但不能清楚地描述其头晕的确实感觉，每当处于如超市或百货公司等拥挤的场所，便会发生头晕。精神性眩晕的发作，不同于急性前庭系统病变引起的天旋地转似的眩晕，而是头内部转动或全身晃动感、步态不稳、虚幻不实感等。有的患者虽有眩晕，但却没有伴随眩晕而来的恶心呕吐。部分患者有转动性眩晕，但在 Frenzel 眼镜下并不能看到自发性眼震。约 60% 以上的患者有头痛症状，一般是比较轻的头痛和头部不适感。

2. 过度换气综合征

患者还可出现呼吸不顺畅、叹气、心悸、胸部闷痛、四肢麻木、脸发红等过度换气综合征的症状。

（五）诊断

1. 病史

精神性眩晕的诊断，主要来自问诊。首先要排除患者是否存在某种心理压力或是精神障碍。若患者不能清楚地描述其头晕的确实感觉，当头晕患者感到"什么都像，又什么都不是"时，此时就可以考虑精神性疾病的可能了。部分患者可伴随呼吸不顺畅、叹气、心悸、胸部闷痛、四肢麻木、脸发红等过度换气综合征。

2. 全身物理检查

一般不会发现阳性体征，患者虽有眩晕，但神经耳科学临床检查一般正常。

3. 眼震电图检查

在 Frenzel 眼镜下并不能看到自发性眼震，ENG 近一半患者会出现眨眼波或大而随意的眼球运动。冷热水实验：多数患者变温反应正常，部分患者有前庭过度反应性，可能由于过度换气时血中的二氧化碳含量降低，形成偏碱性的体液，游离钙流失，使神经元细胞膜的静息电位下降，造成神经元的兴奋性上升，产生了过强的反应。少部分患者可能出现半规管麻痹，但追问病史，这部分患者过去往往有眩晕、恶心和呕吐的病史，但后来的头晕发作不同于先前的眩晕情况，说明半规管麻痹是先前器质性眩晕的遗留征象，后来的头晕多由焦虑或恐慌发作造成。Trimble 等认为罹患过器质性前庭病变者，容易导致如神经症等精神疾病，尤其是强迫性格的患者，容易把器质性疾病转变成精神疾病，应排除可能的前庭疾病。

4. 过度换气试验

过度换气试验有助于精神性眩晕的诊断，为了引发与患者主诉相似的眩晕和恐慌发作等症状，可令患者随意地快速深呼吸，Bass 等建议让患者尽可能地快速呼吸 3 分钟，每分钟约 30 次，Monday 等建议快速深呼吸 90 秒，林炯堃则建议让患者尽可能地快速深呼吸 20 ~ 24 次，于 25 ~ 50 秒完成，大部分患者可诱发出与发病时相似的头晕或不舒服，少数正常人在过度换气后也可有面部发热、心跳加快、手麻、头晕眼花等症状。

5. 诊断标准

1986 年 Nedzelski 等提出，下列 6 项中具有 5 项者，便可诊断为精神性眩晕。

（1）患者描述其病史时，旋绕曲折，不能清楚地诉说出其真实头晕的感觉，甚至有情绪化的描述，使问诊的医生困惑不解，甚至不能顺利问诊。

（2）头晕发作的时间很长，持续数周甚至数月以上。

（3）缺少器质性前庭病变的症状。

（4）合并有关的精神性疾病的症状。

（5）神经耳科学检查、物理学检查及实验室检查均正常。

（6）令患者过度换气后，可诱发出相似的头晕或其他不舒服症状。

（六）鉴别诊断

诊断精神性眩晕之前，一定要先排除甲状腺功能亢进症、阵发性心动过速、低血糖状态、贫血或嗜铬细胞瘤等器质性疾病。因为上述病症易使患者产生焦虑不安的状态，所以甲状腺功能检查、空腹血糖测试和血红蛋白的检测非常重要；脑部 CT 或 MRI 检查以排除颅内器质性病变；并请精神科、神经科及内科等相关科室会诊，以免误诊。

（七）治疗

精神性眩晕的治疗与其他前庭疾病不同，主要靠良好的医患关系来减轻患者的焦虑不安，并借助于行为治疗法、抗焦虑或抗抑郁药物和生物反馈松弛法以解决基本的焦虑及失眠等问题，但要避免长期使用镇静药物，以免增加药物的耐受性和依赖性。

大部分患者在眩晕门诊就能处理，但对那些有明确精神或心理病症的患者或正在服用精神科药物的患者，则须请精神科医生会诊，以协助治疗。

二、与精神性眩晕有关的几种病症

（一）过度换气

因焦虑而伴发的过度换气可引起眩晕，往往是过度换气致脑部缺血而引起头晕。过度换气的主要症状包括呼吸困难、胸痛、轻微头痛、叹气、打哈欠及额外使用胸壁和辅助呼吸机呼吸，这是诊断的要点。典型病例可因肌肉组织低碳酸血症而导致肌肉痛和腕足痉挛；精神性表现包括焦虑、受恐吓、不真实情感，为明确诊断，可用过度换气试验，诱发出头晕、呼吸不顺畅等症状。

（二）焦虑症

容易引起平衡障碍的最常见的精神性疾病是焦虑症，主要症状是焦虑，包括非特异的恐惧，持续紧张不安、发抖，不容易放松，自发的活动过度（包括心悸、呼吸急促和口干），每次发作可持续数周。63% 的焦虑症患者有头晕，头晕是仅次于心悸、肌肉痛和头痛、出汗等的焦虑症常见症状。需要注意的是，这些症状在前庭疾病的患者中也比较常见，因此，前庭功能的检查是必要的，以排除器质性前庭疾病。

（三）恐慌症

恐慌症在平衡功能低下时也比较常见，其特征是反复发作的极度焦虑，而不是仅限于特殊场合。全身症状包括头晕、心悸、胸痛和不真实情感。精神方面的后遗症包括死亡恐惧和狂躁，1 个月之内可发作多次，发作间歇期可无焦虑症状。

（四）病态恐惧焦虑症

病态恐惧焦虑症是在特定情况下才可诱发的焦虑症，在这种特定的情况下也可避免或耐受恐惧。保证无助于摆脱焦虑，常常同时伴随抑郁症。由于害怕头晕发作，前庭疾病患者可发展为广场恐惧症或社会恐惧症，或者变得对公众和社会环境无法适应。为了避免本症的发作，特别是避免在公共场合发作，患者会限制自己的活动和生活方式，这样做又会使患者产生无助和遭遇挫折的感觉，因而加重病态恐惧焦虑症。对患者生活和环境（包括工作、家庭和社会活动）的影响比较明显，影响严重者会居家不出、严重沮丧和抑郁。

（五）抑郁症

抑郁症已被绝大多数临床医生所认识，其特点是患者具有以失落、悲观和痛苦为特点的情感抑郁，伴随身体和精神上持续的疲劳和头晕，即使努力，也无法克服，完全丧失对生活的兴趣。患者经常主诉对所有活动失去兴趣、注意力不能集中。本症与焦虑症相比，更容易与前庭器质性疾病区别。

三、精神心理性眩晕的发展

据统计，眩晕在人群中（10 岁以上）的患病率超过 3%，其中约 20% 与精神因素相关，眩晕与精神因素的交互影响有其解剖学和生理学的基础。器质性眩晕症患者中，40%~60%伴有精神症状或心理障碍，包括焦虑、抑郁、躯体化障碍和人格障碍等。眩晕/头晕可能是器质性眩晕症的症状，也可能是器质性眩晕伴发的精神心理障碍，或仅仅是精神心理障碍的表现形式。研究发现，眩晕的预后因其临床类型和疾病种类的不同差异很大，准确诊断和恰当处理尤为重要。眩晕的患者分散于神经内科、耳鼻喉科、骨科和心理科就诊，重视对精神心理性眩晕的认识有现实的需要。

（一）对精神心理性眩晕认识的历史沿革

2006 年有学者提出了恐惧性姿势性眩晕（phobic postural vertigo，PPV）的概念，症状为主观性站立不稳、错觉姿势晃动，通常伴有焦虑和自主神经兴奋，PPV 的提出是一个比精神心理性头晕更加特定的概念，但是并不能解释慢性头晕患者精神性症状的范围，而且并没有提出明确有效的干预措施。另一些研究者发现部分慢性头晕的患者对复杂视觉刺激不耐受（例如人流拥挤的商店、雨中开车），完成对视觉要求高的任务时有困难（例如阅读、滚动电脑图像），但患者无复视或振动幻视，视觉主诉并非来自于眼科疾病，因而研究者将上述视觉主诉定义为视觉性眩晕。基于对以上术语"恐惧症、精神障碍、恐惧性姿势性眩晕、视觉性眩晕"的研究，学者们为了更好地定义被称为"精神心理性眩晕"的疾病实体，描述疾病病因和相关发病机制，2004~2005 年引入了慢性主观性眩晕（chronic subjective dizziness，CSD）的概念。他们将 CSD 定义为一组慢性非旋转性头晕或伴有对环境刺激高度敏感的主观平衡障碍，以及对于复杂的视性刺激或精确的视觉任务耐受性差，通常没有明确的前庭功能障碍。

PPV、CSD 和视觉性眩晕有一些共同的特点，它们的差异可能反映了对一种疾病多层面的不同见解。2014 年 STAAB 和 RUCKENSTEIN 提出了持续性姿势－知觉性头晕（persistent postural-perceptual dizziness，PPPD）的概念，这一概念被纳入到了国际疾病分类（International Classification of Diseases，ICD）－11 中。PPPD 包含了过去 30 年内一些综合征中描述的核心特点，如 PPV 的站立不稳、CSD 的慢性非旋转性头晕、空间－运动不适和视觉性眩晕。

（二）CSD

1. 流行病学

CSD 患者的年龄范围为青春期到老年期，随着年龄增大，CSD 发病率逐渐升高，40~50 岁的患者症状较典型，且绝大多数（65%~70%）为女性。CSD 常发生于曾罹患过神经耳科疾病或其他可致眩晕、不稳感或头晕，以及患有精神障碍的患者，有过神经耳科疾病的患者 CSD 的发生率约为 25%。一项研究证实，在 189 例年龄为 19~64 岁的 CSD 患者中，68.2% 的患者有精神障碍（包括躯体化障碍、焦虑或抑郁障碍），16% 的患者同时患有前庭疾病和精神障碍，51.1% 的患者仅患有精神障碍。

2. 病因和发病机制

大多数（93%）CSD 原发于精神性因素。其中，焦虑症是最常见的精神疾病，包括急性焦虑和广泛性焦虑症。过度焦虑、强迫型人格或惊恐发作的患者可出现类似前庭障碍的头晕症状。CSD 的病理生理学机制与人类自身的威胁反应系统及焦虑气质有关。CSD 也可由器质性疾病演化而成。研究发现，CSD 经常发生在患有神经耳科疾病（如前庭神经炎或良性位置性眩晕）、神经系统疾病（如偏头痛、脑震荡后综合征）或其他全身性疾病（如心律失常）的患者。前庭系统及神经系统可通过边缘系统的活动影响焦虑程度。前庭神经核与脑干区域之间、交感神经与副交感神经之间，以及边缘系统的一些区域之间存在直接联系，来自前庭的平衡控制信息和其他平衡信息经过共同的上行通路到达中枢神经系统进行整合分析，而前庭的平衡控制信息对于形成条件性味觉厌恶和焦虑起关键作用。此通路可解释为何前庭疾病与精神障碍常伴随存在。自主神经功能紊乱是慢性非旋转性头晕的另一个原因。研究证明，慢性持续性头晕患者有 80% 至少伴有一种自主神经功能紊乱症状，表现为体位性低血压、体位性心动过速综合征及轻度心率增快伴舒张压下降等。自主神经功能紊乱包括交感神经功能下降和交感神经过度兴奋。交感神经功能紊乱引起 CSD 的机制可能是无论交感神经功能下降还是过度兴奋均会导致中枢神经系统低灌注，引起交感肾上腺素能系统失衡，最终导致头晕症状出现。

3. 分类

根据临床特征，CSD 有三种类型。

（1）耳源性 CSD：前庭神经急性损伤或其他类似的发作性眩晕症（如 BPPV、前庭神经炎、短暂性脑缺血发作等）之前，患者也无焦虑障碍病史，焦虑完全是神经 – 耳科疾病诱发的。

（2）心因性 CSD：患者无前庭疾病病史，在原发性焦虑障碍病程中出现头晕。

（3）交互性 CSD：出现头晕症状之前，患者已有焦虑障碍病史，或患者个性气质有焦虑易感性。

4. 诊断

CSD 是特定的临床综合征，它的基本特点是持续性非特异性头晕，且现有的医疗条件不能解释，它也并非排除性诊断。CSD 的诊断标准如下。

（1）持续性非旋转性头晕：持续（≥3 个月）感到非旋转性头晕，可能包括一种或几种症状。头昏；头重脚轻感；经常感觉不稳，但其他人感觉其症状不明显；感觉"头内部"旋转，对周围可见物体的运动没有任何感知；感觉地板从下往上移动；感觉自身与所处环境分离。上述症状的严重程度可出现波动。

（2）持续性运动刺激敏感：持续（≥3 个月）对自身运动高度敏感（无方向特异性）或对环境中物体移动高度敏感。

（3）视觉性眩晕：在复杂视觉刺激的环境中（如杂货店或购物中心）或完成精细的视觉任务（如操作电脑）时症状加重。

（4）既往病史：包括可能有真性眩晕或共济失调发作，好转后症状转变为上述（1）~（3）。

（5）影像学检查：颅脑影像学检查结果除外了神经耳科学重要的解剖病变。

（6）平衡功能检查：平衡功能检查结果在参考范围内或未发现有诊断意义的结果。此标准包括患者既往神经耳科学疾病已经达到临床康复、平衡功能试验提示前庭功能完全代偿，以及其他检查异常无法解释目前的症状。

5. 治疗

（1）心理治疗：心理治疗是治疗 CSD 的第一步，也是成功最关键的一步，对患者进行适当的教育是后续干预措施成功的关键。心理治疗中的一种方式就是自主性训练。一位德国精神病学家创立了自主性训练，它通过影响自主神经系统来缓解高度精神压力导致的精神障碍。自主性训练可改善难治性 CSD 患者（其他干预措施效果差）的主观症状。

（2）药物治疗：选择性 5 - 羟色胺再摄取抑制剂取代了三环类抗抑郁药、单胺氧化酶抑制剂、苯二氮䓬类药物的地位，成为大多数焦虑、抑郁障碍的一线治疗药。与传统药物相比，5 - 羟色胺再摄取抑制剂具有耐受性好、容易开具、过量服用更加安全、无须检测血清药物浓度、不良反应小、停药反应弱、无成瘾性等优点。Staab 等发现，5 - 羟色胺再摄取抑制剂的疗效与精神症状的严重程度无关，而与 CSD 病程长短有关，且病程为 3 ~ 31 个月的患者较病程为 36 ~ 336 个月的患者疗效显著。伴有非活动性的神经耳科学疾病（如 BPPV、前庭神经炎等）的患者单用 5 - 羟色胺再摄取抑制剂有效；伴有梅尼埃病、自身免疫性疾病、偏头痛的患者可联合使用相应疾病的维持治疗方案；伴有中枢神经系统疾病和心脏源性心律失常的患者则疗效较差，必要时可联合应用苯二氮䓬类药物。

（3）认知行为治疗：认知行为治疗是治疗焦虑症有效的方法，包括头晕的心理教育、关于过度关注头晕不良影响的教育、减少回避和安全行为的暴露练习、应对头晕的可选策略（如转移注意力和忽视头晕症状等）及无论症状存在与否，告诉患者"恢复了正常的生活方式"以鼓励。EJ Mahoney 等研究表明，认知行为治疗对焦虑相关的头晕也有效，可显著缓解患者焦虑、抑郁症状及头晕残障，且可在数天至数周内起效，但只能获得短期疗效（1 ~ 6 个月），因此干预的时间越长，收益就越大；且认知行为治疗对交互性 CSD 患者意义重大，因为这些患者对单用药物治疗效果不明显。

（4）前庭和平衡康复治疗：前庭和平衡康复治疗适用于焦虑抑郁障碍程度较轻、伴有慢性前庭功能缺陷、主诉不稳感和恐惧摔倒的患者，但这些患者并没有惊恐发作和广场恐惧症的表现。前庭和平衡康复治疗包括医院治疗和后续的家庭治疗。训练的执行和持续时间由治疗师根据每例患者的临床症状及功能障碍个性化制定，而且要教会患者在家如何进行康复训练。

（三）PPPD

持续性姿势 - 知觉性头晕是近来提出的，为的是与《精神疾病统计诊断手册》第 5 版（DSM-5）相容，将来用以取代 CSD。

（四）精神心理性眩晕的诊断和评估建议

1. 诊断要点

（1）躯体症状

1）主观性头晕和失衡：持续≥3 个月，非旋转性眩晕，头昏，头沉重感，主观性失衡。

2）运动敏感：持续（≥3 个月）自身运动敏感，没有方向性，对环境中物体移动敏感。

3）视觉性眩晕：在视觉纷乱的环境头晕症状加重。

（2）神经耳科学评价

1）病史与检查：无明确可以导致眩晕的疾病，或过去有眩晕症但已经治愈。

2）神经影像检查：头部正常。

3）前庭及平衡功能检查：正常或以往异常，但已完全代偿，或检查结果无法解释目前的临床症状。

（3）可以伴有其他精神心理症状。

2. 推荐的精神心理评估

慢性主观性眩晕排除或确定前庭功能状态后，需要进行相关精神心理症状的临床评价，评估可采用量表筛查和专业人员诊查相结合。主要筛查量表包括抑郁、焦虑，必要时可以进行躯体化和人格测查，有诊断疑问或治疗风险的患者建议与精神心理专业人员协同诊治。推荐选择使用筛查量表，包括患者 9 项健康问卷（PHQ-9）、焦虑自评量表（SA-S）、抑郁自评量表（SDS）、综合医院焦虑抑郁量表（HADRS）、症状自评量表（SCl-90）、汉密尔顿抑郁量表（H-AMD）、汉密尔顿焦虑量表（HAMA）及明尼苏达多项人格测查（MMPI）等。

3. 精神心理性眩晕的治疗建议

精神心理性眩晕的治疗包括疾病知识的宣教、行为治疗和心理治疗、支持治疗、药物治疗甚至转诊。

（1）疾病宣教成功治疗：精神心理性眩晕的第一步是进行疾病宣传教育工作。此类患者往往否认其症状来自精神因素，而对自己的躯体疾病诊断并不排斥。因此，在与患者交谈时，应向患者详细解释精神疾病会导致和产生持续的躯体症状的机制。宣教工作要求首先建立相互信任，最好由精通眩晕诊治同时又熟悉医学心理学的专家完成。对于伴有中重度焦虑、抑郁障碍患者，或病情反复发作、症状有慢性化趋势、存在明显的心理冲突、人际关系困难、人格缺陷、药物治疗依从性差者，或者单一治疗措施仅部分有效者，精神药物联合心理治疗更有帮助。

（2）药物治疗：选择性 5 - 羟色胺再摄取抑制剂（SSRI）是抑郁障碍的一线用药，也是焦虑、抑郁障碍的主要药物。多项开放前瞻性研究显示，SSRI 可改善精神心理性眩晕患者的头晕症状，有效治疗精神心理性眩晕。这些药物包括帕罗西汀、舍曲林、氟西汀、西酞普兰、马来酸氟伏沙明等。SSRI 治疗开始时可能出现焦虑加重，患者可能提前终止治疗，因此需告知患者症状加重一般是暂时的，给予咨询支持，解决的办法是开始小剂量治疗，几周内缓慢加量，可在一定程度上避免或减轻副反应。在开始的几周，SSRI 治疗需要联合苯二氮卓类药物。某些中成药如乌灵菌粉等对于轻症患者或部分中等程度的精神心理性眩晕患者有一定疗效，而且中药制剂安全、副作用较少。若患者存在明显精神障碍或有较高自杀自伤风险，建议转诊，由精神心理专业人员处理。

（3）心理治疗认知行为治疗（CBT）：通过改变患者错误的认知而改变异常行为，对焦虑障碍患者有明确的疗效。暴露疗法可用于恐怖症或惊恐障碍的治疗。心理治疗对精神心理性眩晕的疗效有待研究。精神心理性眩晕的临床评价与治疗有其特殊性。在临床实践中首先要正确识别这一疾病，减少误诊，同时要重视与患者的沟通，向患者详细解释眩晕症状的成因并给予必要的药物治疗。

参考文献

[1] 潘梅丽. 低血糖致眩晕的中西医结合护理体会 [J]. 中国中医急症, 2014, 23 (4)：780-781.

[2] 白桦. 耳鸣、耳聋、眩晕与糖尿病 [J]. 中国临床医生, 2005 (5)：12-14.

[3] 闫晗. 甲状腺功能亢进症患者的护理 [J]. 中国卫生标准管理, 2014, 5 (21)：28-29.

[4] 潘静. 甲状腺功能减退患者的临床治疗及护理体会 [J]. 中国医药指南, 2021, 19 (26)：174-175.

[5] 王艳玲, 赵露, 杨和均. 眼源性眩晕的诊断与治疗 [J]. 中国医刊, 2009, 44 (2)：13-14.

[6] 杨晓茹, 李新毅. 慢性主观性头晕研究进展 [J]. 医学综述, 2017, 23 (3)：515-518.

[7] 姜山, 肖辉, 陈隐漪. 持续性姿势-感知性头晕研究进展 [J]. 临床神经病学杂志, 2020, 33 (3)：233-236.

[8] 周瑞芝. 眩晕性癫痫 [J]. 中国社区医师, 1995 (3)：18-19.

[9] 戴琪, 唐安洲. 外淋巴瘘的研究进展 [J]. 听力学及言语疾病杂志, 2014, 22 (4)：423-425.

[10] 常丽英, 桑文文, 杨旭. 中枢血管源性孤立性眩晕 [J]. 中华老年心脑血管病杂志, 2021, 23 (7)：780-782.

[11] 梁喆盈, 刘菊妍, 雷英菊. 金元四大家论治眩晕思想探析 [J]. 新中医, 2008, 40 (1)：99-100.